Basiswissen Psychosomatische Medizin und Psychotherapie

Kurt Fritzsche
Michael Wirsching
(Hrsg.)

Basiswissen Psychosomatische Medizin und Psychotherapie

2. Auflage

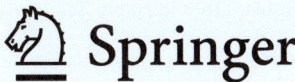

Hrsg.
Kurt Fritzsche
Klinik für Psychosomatische Medizin und
Psychotherapie
Universitätsklinikum Freiburg
Freiburg, Baden-Württemberg, Deutschland

Michael Wirsching
Klinik für Psychosomatische Medizin und
Psychotherapie
Universitätsklinikum Freiburg
Freiburg, Baden-Württemberg, Deutschland

ISBN 978-3-662-61424-2   ISBN 978-3-662-61425-9   (eBook)
https://doi.org/10.1007/978-3-662-61425-9

Die Deutsche Nationalbibliothek verzeichnet diese Publikation in der Deutschen Nationalbibliografie; detaillierte bibliografische Daten sind im Internet über ▶ http://dnb.d-nb.de abrufbar.

© Springer-Verlag GmbH Deutschland, ein Teil von Springer Nature 2006, 2020.
Das Werk einschließlich aller seiner Teile ist urheberrechtlich geschützt. Jede Verwertung, die nicht ausdrücklich vom Urheberrechtsgesetz zugelassen ist, bedarf der vorherigen Zustimmung des Verlags. Das gilt insbesondere für Vervielfältigungen, Bearbeitungen, Übersetzungen, Mikroverfilmungen und die Einspeicherung und Verarbeitung in elektronischen Systemen.
Die Wiedergabe von allgemein beschreibenden Bezeichnungen, Marken, Unternehmensnamen etc. in diesem Werk bedeutet nicht, dass diese frei durch jedermann benutzt werden dürfen. Die Berechtigung zur Benutzung unterliegt, auch ohne gesonderten Hinweis hierzu, den Regeln des Markenrechts. Die Rechte des jeweiligen Zeicheninhabers sind zu beachten
Der Verlag, die Autoren und die Herausgeber gehen davon aus, dass die Angaben und Informationen in diesem Werk zum Zeitpunkt der Veröffentlichung vollständig und korrekt sind. Weder der Verlag, noch die Autoren oder die Herausgeber übernehmen, ausdrücklich oder implizit, Gewähr für den Inhalt des Werkes, etwaige Fehler oder Äußerungen. Der Verlag bleibt im Hinblick auf geografische Zuordnungen und Gebietsbezeichnungen in veröffentlichten Karten und Institutionsadressen neutral.

Mit einem Beitrag von A. Schweickhardt
Umschlaggestaltung: deblik Berlin

Planung/Lektorat: Katrin Lenhart
Springer ist ein Imprint der eingetragenen Gesellschaft Springer-Verlag GmbH, DE und ist ein Teil von Springer Nature.
Die Anschrift der Gesellschaft ist: Heidelberger Platz 3, 14197 Berlin, Germany

Für Daniel

Vorwort

Die Medizin hat in allen Zeiten und allen Kulturen ein ganzheitliches Verständnis des Menschen, jedoch können die Gewichte durchaus unterschiedlich verteilt sein. Mit den großen Erfolgen der naturwissenschaftlichen Medizin seit Mitte des 19. Jahrhunderts fand eine Verlagerung auf die körperlichen Anteile statt, was natürlich nicht bedeutet, dass die psychischen oder sozialen Anteile deswegen verschwunden wären. Ihnen wurde lediglich weniger Aufmerksamkeit gegeben. Ein rein naturwissenschaftlich geprägtes Menschenbild, die Trennung von Körper und Seele wird den komplexen Wechselwirkungen zwischen Körper, Psyche und Umwelt nicht gerecht. Bei jeder Krankheit und beim Erhalt der Gesundheit haben somatische, psychosoziale, soziokulturelle und ökologische Aspekte Bedeutung (biopsychosoziales Modell). Bei der Interpretation von Symptomen und Befunden ist es unerlässlich, den Patienten, sein Krankheitskonzept, sein Umfeld und seine Geschichte zu würdigen. Die Persönlichkeit des Arztes hat entscheidenden Einfluss auf den Behandlungserfolg. Heute stehen chronische, viele Organsysteme umfassende Krankheitsbilder im Mittelpunkt der ärztlichen Tätigkeit. Wir behandeln bekannte Patienten mit bekannten Krankheiten, die sich nicht heilen, aber lindern lassen. Damit kehrt die Notwendigkeit eines umfassenden, ganzheitlichen Verständnisses des Patienten und seiner Krankheit zurück. Die meisten Patienten erwarten von ihrem Arzt, dass er naturwissenschaftlich bewandert ist, dabei auch zuhört und erklärt und sich für den kranken Menschen und dessen Angehörige interessiert. Die Beziehung zum Arzt muss vertrauenswürdig und hilfreich sein, wenn die volle Wirkung welcher Behandlung auch immer erreicht werden soll.

Neue, früher nicht denkbare Forschungen haben die Wechselwirkungen von Psyche, Genen, Gehirn und Immunsystem in einem komplexen biopsychosozialen System erhellt. Die Neurobiologie zeigt, dass das, was von Sigmund Freud noch als „mysteriöser Sprung vom Seelischen ins Körperliche" bezeichnet wurde, nachweisbare neurophysiologische und epigenetische Grundlagen hat. Wir können heute mit Verfahren der Bildgebung zeigen, wie psychische Störungen sich in Gehirnprozessen abbilden und wie Psychotherapie dysfunktionale neuronale Netzwerke verändert. Die Regulation der Genaktivität unterliegt in weitem Umfang psychosozialen Einflüssen. Genetische Reaktionsmuster können durch Erlebnisse und Erfahrungen gebildet werden. Organismus, Umwelt und Gene bilden eine Einheit. Die Aktivierung sogenannter Stressgene hat Auswirkungen auf das Herz-Kreislauf-System und das Immunsystem und kann bei fortdauerndem Stress eine direkte schädigende Wirkung auf Nervenzellen im Hippocampus ausüben. Diese Grundlagen der Psychosomatischen Medizin und der Psychotherapie, ihre Wirkungsweisen und Anwendungsformen werden im ersten Kapitel dargestellt.

Das Buch folgt dem Nationalen Kompetenzbasierten Lernzielkatalog Medizin (NKLM), der im Konsens der deutschen Medizinischen Fakultäten und zahlreicher weiterer Institutionen erstellt wurde. Jeder Arzt braucht eine gute kommunikative und psychosoziale Kompetenz, z. B. bei der Motivierung für gesundheitsförderndes Verhalten, und die Fähigkeit, auch schwierige Arzt-Patienten-Interaktionen zu erkennen und angemessen zu reagieren. In der geltenden Ausbildungsordnung für Ärzte sind die Gesprächsführung und der Erwerb kommunikativer Kompetenz obligatorisch.

Dieses Lehrbuch knüpft an das Lehrbuch *Psychosomatische Grundversorgung* (Fritzsche et al. 2016) an. Überschneidungen gibt es im ▶ Kap. 1 „Was ist Psychosomatische Medizin?", ▶ Kap. 4 „Die Gestaltung der Arzt-Patient-Beziehung", ▶ Kap. 5 „Ärztliche Gesprächsführung", ▶ Kap. 9 „Chronische Schmerzen" und ▶ Kap. 11 „Essstörungen".

Neu im Vergleich zur ersten Auflage von 2006 sind die Kapitel „Klassifikation und Diagnostik psychischer Störungen", das Kapitel „Sexuelle Funktionsstörungen" und das Kapitel „Schlafstörungen". Das Kapitel „Angststörungen" wurde um einen Abschnitt zu „Zwangsstörungen" und das Kapitel „Essstörungen" um einen Abschnitt zu „Binge Eating Disorder (BED)" ergänzt.

Nach 11-jähriger intensiver internationaler Entwicklungsarbeit hat die WHO im Juni 2018 die ICD-11 vorgestellt. Sie wurde im Mai 2019 auf der 72. Weltgesundheitsversammlung (World Health Assembly) verabschiedet. Insgesamt werden der notwendige Evaluationsprozess und die Einführung der ICD-11 in Deutschland mehrere Jahre in Anspruch nehmen. Als mögliches Datum für das Inkrafttreten ist der 1. Januar 2022 vorgesehen. Bei der Darstellung der Krankheitsbilder wurden in diesem Lehrbuch die jetzt noch gültigen ICD-10-Ziffern verwendet, an einigen Stellen ergänzt durch einen Ausblick auf geplante Veränderungen im ICD-11 ergänzt wird.

Psychosomatisches Denken und Handeln sind für alle klinischen Fächer in unterschiedlicher Gewichtung von Bedeutung. Psychosomatische Aspekte der verschiedenen Fachgebiete werden im Überblick dargestellt.

Nach der Darstellung der Krankheitsbilder entlang der diagnostischen Einteilung des ICD-10 haben wir in ▶ Kap. 20 des Buches Übungsfälle aufgenommen. Patienten kommen selten mit einem klaren Krankheitsbild zum Arzt, sondern mit vielfältigen Symptomen. Mithilfe der Übungsfälle hat der Leser die Möglichkeit, die Schritte von der Symptompräsentation über die psychosoziale Anamnese zur Diagnose und Therapie sowie den weiteren Verlauf nachzuvollziehen. Es handelt sich entweder um idealtypisch konstruierte erfundene Beispiele oder um reale Fälle, die grundlegend unkenntlich gemacht wurden. Entstehende Ähnlichkeiten mit realen Personen sind rein zufällig.

Das Buch ist als Vorbereitung für das Praktikum in Psychosomatischer Medizin und Psychotherapie und für die damit verbundenen Prüfungen sowie für das Staatsexamen geeignet. Aber auch Ärzten in Klinik und Praxis wird eine Orientierung geboten.

Unser Dank gilt den Medizinstudenten, die durch ihre kritischen Anmerkungen in Vorlesungen und Praktika wichtige Anregungen zur Überarbeitung gegeben haben. Der Dank gilt auch den Mitarbeiterinnen und Mitarbeitern der Freiburger Klinik für Psychosomatische Medizin und Psychotherapie, die seit Jahrzehnten engagiert im Studentenunterricht tätig sind und uns bei der Überarbeitung des Lehrbuchs sehr unterstützt haben. Eine unentbehrliche Hilfe bei der Erstellung des Manuskriptes und seiner Überarbeitung waren Johanna Löhlein und Sarah Thomas. Wir danken ihnen sehr für ihre gründliche und zuverlässige Arbeit.

Ganz besonders bedanken möchten wir uns bei den Mitarbeitern vom Springer-Verlag in Heidelberg, vor allem bei Frau Renate Scheddin, Direktorin der Abteilung Books & ePublishing GLS für Medizin und Gesundheitsfachberufe, Herrn Axel Treiber und der Lektorin Frau Dr. Martina Kahl-Scholz, die in allen Phasen der Entwicklung des Buches hilfreich waren.

Kurt Fritzsche
Michael Wirsching
Freiburg
April 2020

Inhaltsverzeichnis

I Grundlagen

1 Psychosomatische Medizin 3
Kurt Fritzsche
1.1 Was ist Psychosomatische Medizin? 4
1.2 Psychobiologie 9
1.3 Was macht uns krank? Was hält uns gesund? 13
Zitierte Literatur 22

2 Klassifikation und Diagnostik psychischer und psychosomatischer Störungen 23
Kurt Fritzsche und Johanna Löhlein
2.1 Der psychische Befund 24
2.2 Diagnostik psychischer Störungen in der Psychosomatischen Medizin und Psychotherapie 25
Zitierte Literatur 32

3 Psychotherapie 33
Michael Wirsching und Kurt Fritzsche
3.1 Grundformen der Psychotherapie 34
3.2 Allgemeine Wirkungen von Psychotherapie 41
3.3 Neurobiologische Korrelate 43
3.4 Wege zur Psychotherapie 44
3.5 Evidenzbasierte Psychotherapie 46
Zitierte Literatur 46

4 Die Gestaltung der Arzt-Patient-Beziehung 49
Kurt Fritzsche
4.1 Grundhaltung 50
4.2 Die Person des Arztes als diagnostisches Instrument und als Medikament ... 51
4.3 Formen der Arzt-Patient-Beziehung 52
4.4 Informierte und partizipative Entscheidungsfindung: Was ist „Shared Decision Making"? 55
4.5 Was macht einen guten Arzt aus? 55
Zitierte Literatur 55

5 Ärztliche Gesprächsführung 57
Kurt Fritzsche und Axel Schweickhardt
5.1 Häufige Mängel und Fehler im Arzt-Patient-Gespräch 58
5.2 Hauptziele der ärztlichen Konsultation 58
5.3 Arzt- und patientenzentrierte Gesprächsführung 58
5.4 Vier Ebenen einer Nachricht 67
5.5 Evidence Based Medicine 69
Zitierte Literatur 69

6	**Psychosomatisch-psychotherapeutische Versorgung in der Praxis**	71
	Kurt Fritzsche und Michael Wirsching	
6.1	Psychosomatische Grundversorgung	72
6.2	Allgemeinmedizin und hausärztliche Innere Medizin.............................	72
6.3	Gynäkologie und Geburtshilfe	73
6.4	Kinder- und Jugendmedizin...	73
6.5	Neurologie...	74
6.6	Dermatologie..	74
6.7	Orthopädie...	74
6.8	Hals-Nasen-Ohren-Heilkunde	74
6.9	Urologie	75
6.10	Chirurgie	75
	Weiterführende Literatur...	75
7	**Fort- und Weiterbildungsmöglichkeiten in Psychosomatischer Medizin und Psychotherapie**..	77
	Kurt Fritzsche und Michael Wirsching	
7.1	Fort- und Weiterbildungsmöglichkeiten im Bereich der Psychosomatischen Medizin und Psychotherapie	78
	Zitierte Literatur..	80

II Krankheitsbilder

8	**Depressive Störungen**	85
	Kurt Fritzsche	
8.1	Symptome..	87
8.2	Diagnostische Einteilung...	87
8.3	Häufigkeit	90
8.4	Biopsychosoziales Modell der Entstehung einer Depression....................	91
8.5	Behandlung	93
8.6	Psychosomatische Grundversorgung	93
8.7	Psychotherapie..	96
8.8	Psychopharmaka	97
8.9	Andere nicht-medikamentöse Therapieverfahren	98
8.10	Suizidalität	99
	Weiterführende Literatur...	100
9	**Angst- und Zwangsstörungen**	101
	Kurt Fritzsche	
9.1	Angststörungen	102
9.2	Zwangsstörungen	114
	Literatur	117

10 Funktionelle Körperbeschwerden ... 119
Kurt Fritzsche
- 10.1 Symptome ... 120
- 10.2 Diagnostische Einteilung und dazu gehörige Begriffe ... 120
- 10.3 Häufigkeit und Verlauf ... 124
- 10.4 Entstehung funktioneller Körperbeschwerden ... 124
- 10.5 Psychosomatische Grundversorgung ... 126
- 10.6 Psychotherapie ... 131
- Zitierte Literatur ... 133

11 Chronische Schmerzen ... 135
Kurt Fritzsche
- 11.1 Definition ... 136
- 11.2 Diagnostische Einteilung ... 136
- 11.3 Häufigkeit ... 137
- 11.4 Entstehung chronischer Schmerzen ... 138
- 11.5 Psychosomatische Schmerzanamnese ... 138
- 11.6 Psychosomatische Grundversorgung ... 140
- 11.7 Psychotherapie ... 142
- 11.8 Evidence Based Medicine ... 143
- Zitierte und weiterführende Literatur ... 143

12 Traumafolgestörungen ... 145
Kurt Fritzsche und Michael Wirsching
- 12.1 Symptome ... 146
- 12.2 Diagnostische Einteilung ... 146
- 12.3 Typologie von Traumata ... 148
- 12.4 Häufigkeit und Verlauf ... 148
- 12.5 Entstehungsbedingungen ... 149
- 12.6 Psychosomatische Grundversorgung ... 149
- 12.7 Psychotherapie ... 151
- Weiterführende Literatur ... 152

13 Essstörungen ... 153
Kurt Fritzsche und Daniela Wetzel-Richter
- 13.1 Anorexia nervosa ... 155
- 13.2 Bulimia nervosa ... 160
- 13.3 Binge-Eating-Disorder (BED) ... 162
- 13.4 Adipositas ... 164
- Weiterführende Literatur ... 165

14 Psychoonkologie ... 167
Kurt Fritzsche
- 14.1 Diagnose Krebs ... 169
- 14.2 Psychosomatische Grundversorgung ... 172
- 14.3 Psychotherapie bei Krebs ... 175
- 14.4 Sterbebegleitung ... 176
- Zitierte Literatur ... 176

15	**Psychokardiologie am Beispiel Herzinfarkt**	179
	Kurt Fritzsche	
15.1	Psychosoziale Faktoren bei Entstehung, Verlauf und Bewältigung eines Herzinfarktes	180
15.2	Diagnose Herzinfarkt	182
15.3	Psychosomatische Grundversorgung	183
15.4	Interventionen nach Herzinfarkt	184
15.5	Psychotherapie nach Herzinfarkt	185
15.6	Psychopharmaka	185
15.7	Weitere häufige Herzerkrankungen und ihre psychosozialen Aspekte	185
	Literatur	187
16	**Störungen der Sexualität**	189
	Melanie Büttner, Johanna Löhlein und Marika Dobos	
16.1	Störungsbilder	190
16.2	Ausblick auf die ICD-11	199
16.3	Gesprächsführung	199
16.4	Sexualanamnese	200
16.5	Behandlung	201
	Weiterführende Literatur	201
17	**Insomnie**	203
	Marika Dobos und Fabian Fachinger	
17.1	Unterschiede zwischen normalem und pathologischem Schlaf	204
17.2	Diagnostische Einteilung	204
17.3	Ursachen	205
17.4	Psychosomatische Grundversorgung	206
17.5	Psychotherapie	208
17.6	Medikamentöse Therapien	208
	Zitierte Literatur	209

III Prüfungsteil

18	**Übungsfragen**	213
	Kurt Fritzsche	
19	**Lösungen zu den Übungsfragen**	219
	Kurt Fritzsche	
20	**Übungsfälle**	239
	Kurt Fritzsche	
	Serviceteil	
	Stichwortverzeichnis	259

Herausgeber und Autorenverzeichnis

Über die Herausgeber

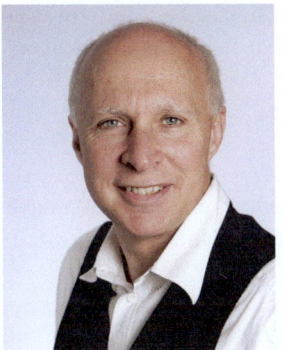

Prof. Dr. med. Kurt Fritzsche, geb. 1950.
Facharzt für Innere Medizin, Facharzt für Psychosomatische Medizin und Psychotherapie, Zusatzbezeichnung Psychoanalyse. Professor für Psychosomatische Medizin und Psychotherapie. Ehemaliger Leiter der Sektion Konsil- und Liaisonpsychosomatik der Klinik für Psychosomatische Medizin und Psychotherapie am Universitätsklinikum Freiburg.
Klinische und wissenschaftliche Schwerpunkte:
Psychosomatische Grundversorgung, somatoforme Störungen, Psychoonkologie, Psychokardiologie, transkulturelle Psychosomatik mit Schwerpunkt China.

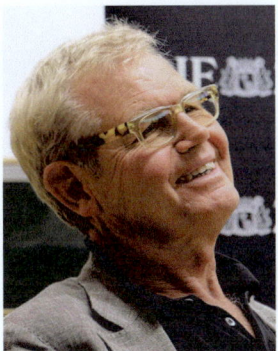

Prof. Dr. med. Michael Wirsching, geb. 1947.
Facharzt für Psychosomatische Medizin/Psychoanalyse.
Professor für Klinische Psychosomatik Universität Gießen 1982–1989, Lehrstuhl für Psychosomatische Medizin und Psychotherapie Universität Freiburg 1989–2016.
Gastprofessuren: Tongji Univ. Shanghai, Union Med. Coll. Beijing, Hanoi Med. Univ., Nat. Univ. Laos, Balkh Med. Univ. Afghanistan, Isfahan Med. Univ., Univ. Javeriana Bogota.
Leiter AG Global Mental Health im Global Health Hub Germany (BMZ und GIZ) seit 2019.
Gründer und Koleiter, Refugium Freiburg – Psychosoziale und medizinische Versorgung von Geflüchteten (Caritas und Refudocs Freiburg) seit 2018.

Autorenverzeichnis

Dr. med. Melanie Büttner Klinik und Poliklinik für Psychosomatische Medizin und Psychotherapie, Klinikum rechts der Isar der Technischen Universität München, München, Deutschland
m.buettner@tum.de

Marika Dobos (M.Sc. Psychologie) Klinik für Psychosomatische Medizin und Psychotherapie, Universitätsklinikum Freiburg, Freiburg, Baden-Württemberg, Deutschland
catharina.marika.dobos@uniklinik-freiburg.de

Fabian Fachinger Freiburg, Baden-Württemberg, Deutschland

Prof. Dr. med. Kurt Fritzsche Klinik für Psychosomatische Medizin und Psychotherapie, Universitätsklinikum Freiburg, Freiburg, Baden-Württemberg, Deutschland
kurt.fritzsche@uniklinik-freiburg.de

Johanna Löhlein (M.Sc. Psychologie) Klinik für Psychosomatische Medizin und Psychotherapie, Universitätsklinikum Freiburg, Freiburg, Baden-Württemberg, Deutschland
johanna.loehlein@uniklinik-freiburg.de

Axel Schweickhardt Freiburg, Baden-Württemberg, Deutschland

Dr. med. Daniela Wetzel-Richter Klinik für Psychosomatische Medizin und Psychotherapie, Kreiskrankenhaus Lörrach, Lörrach, Deutschland
praxis@wetzel-richter.de

Prof. Dr. med. Michael Wirsching Klinik für Psychosomatische Medizin und Psychotherapie, Universitätsklinikum Freiburg, Freiburg, Baden-Württemberg, Deutschland
Michael.wirsching@uniklinik-freiburg.de

Grundlagen

Inhaltsverzeichnis

1 **Psychosomatische Medizin – 3**
Kurt Fritzsche

2 **Klassifikation und Diagnostik psychischer und psychosomatischer Störungen – 23**
Kurt Fritzsche und Johanna Löhlein

3 **Psychotherapie – 33**
Michael Wirsching und Kurt Fritzsche

4 **Die Gestaltung der Arzt-Patient-Beziehung – 49**
Kurt Fritzsche

5 **Ärztliche Gesprächsführung – 57**
Kurt Fritzsche und Axel Schweickhardt

6 **Psychosomatisch-psychotherapeutische Versorgung in der Praxis – 71**
Kurt Fritzsche und Michael Wirsching

7 **Fort- und Weiterbildungsmöglichkeiten in Psychosomatischer Medizin und Psychotherapie – 77**
Kurt Fritzsche

Psychosomatische Medizin

Kurt Fritzsche

Inhaltsverzeichnis

1.1 Was ist Psychosomatische Medizin? – 4
1.1.1 Biopsychosoziales Systemmodell – 4
1.1.2 Beispiele – 5
1.1.3 Wissenschaftliche Grundlagen – 6
1.1.4 Psychosomatische Wechselwirkungen – 6
1.1.5 Forschungsrichtungen – 7
1.1.6 Psychosomatische Medizin im ärztlichen Alltag – 7

1.2 Psychobiologie – 9
1.2.1 Psychoneuroimmunologie – 9
1.2.2 Psyche und Immunsystem – 9
1.2.3 Psyche und Hormonsystem – 9
1.2.4 Psyche und Nervensystem – 11
1.2.5 Psyche und Gene – 12

1.3 Was macht uns krank? Was hält uns gesund? – 13
1.3.1 Stressmodell – 13
1.3.2 Beispiele – 15
1.3.3 Bindungserfahrungen – 16
1.3.4 Salutogenese – 17
1.3.5 Gelerntes Verhalten und Denkschemata – 18
1.3.6 Krankheitsverarbeitung (Coping) – 19

Zitierte Literatur – 22

© Springer-Verlag GmbH Deutschland, ein Teil von Springer Nature 2020
K. Fritzsche und M. Wirsching (Hrsg.), *Basiswissen Psychosomatische Medizin und Psychotherapie*,
https://doi.org/10.1007/978-3-662-61425-9_1

Einleitung Dass Körper und Seele zusammenhängen und sich wechselseitig beeinflussen, war zu jederzeit und in allen Kulturen bekannt. Dies gilt auch für die Ursprünge der westlichen, abendländischen Medizin im antiken Persien, Ägypten und Griechenland.

Der Begriff **„Psychosomatik"** wurde von Johann Christian August Heinroth (1773–1849) eingeführt. Dieser wurde 1811 in Leipzig auf die weltweit erste Professur für „Psychische Therapie" berufen. Er schrieb: „Die Person ist mehr als der bloße Körper, auch mehr als die Seele: Sie ist der ganze Mensch." Psychosomatische Medizin als Teil der Krankenversorgung und als wissenschaftliche Disziplin existiert seit den dreißiger Jahren des letzten Jahrhunderts. In seinem wegweisenden Aufsatz **„The Need for a New Medical Model: A Challenge for Biomedicine"** hat der Internist und Psychiater George Engel (1977) eine biopsychosoziale Medizin gefordert, die somatische, psychische und soziale Probleme des Kranken nicht nur additiv als Angelegenheit verschiedener Disziplinen versteht, sondern „integriert", als einander ergänzende Aspekte eines kranken Menschen.

> **Psychosomatische Medizin**
> beschäftigt sich mit den Wechselwirkungen zwischen körperlichen, seelischen und sozialen Prozessen in der Entstehung, im Verlauf und bei der Bewältigung von Krankheiten und Leidenszuständen. Bei jeder Krankheit sind diese körperlichen, psychischen und sozialen Faktoren individuell zu gewichten. Neben einer gründlichen somatischen Diagnostik klärt die Ärztin die psychosozialen Faktoren im Rahmen einer psychosozialen Anamnese.

1.1 Was ist Psychosomatische Medizin?

1.1.1 Biopsychosoziales Systemmodell

Wie bei einem **Teleskop** kommen unterschiedliche Teile des Gesamtsystems deutlicher ins Blickfeld, während andere verblassen, je nachdem, welcher Perspektive und welchen Methoden die Untersuchenden folgen (s. ◘ Abb. 1.1). Dies bedeutet nicht, dass eines der Teilsysteme weniger wichtig sei als die anderen. Entscheidend sind die Wechselwirkungen zwischen den verschiedenen Ebenen. Wie im Theater ist der Scheinwerfer zeitweise nur auf einen der Akteure gerichtet, während andere im Schatten bleiben. Zum Verständnis des Schauspiels ist jedoch wichtig, alle Personen in ihrem Zusammenwirken zu erkennen.

Thure von Uexküll (1908–2004), einer der Begründer der Psychosomatischen Medizin in Deutschland, definierte Psychosomatische Medizin als „Medizin für neugierige Ärzte", die nicht mit Teildiagnosen zufrieden sind, sondern wissen, dass eine rationale Therapie eine **„Gesamtdiagnose"** erfordert. Aus dieser geht hervor, welche körperlichen, psychischen und sozialen Faktoren mit welchem Gewicht zu der Erkrankung oder zur Gesundheit eines Menschen beitragen.

Körper und Seele sind zwei untrennbar miteinander verbundene Aspekte jedes Menschen, die nur aus methodischen Gründen oder zum besseren Verständnis unterschieden werden. Dies bedingt keine „lineare" Kausalität in dem Sinne, dass psychische Störungen körperliche Krankheiten verursachen. Solches würde zu einem **Dualismus** führen, bei dem es Krankheiten mit psychischer Genese und Krankheiten mit somatischer Genese gäbe.

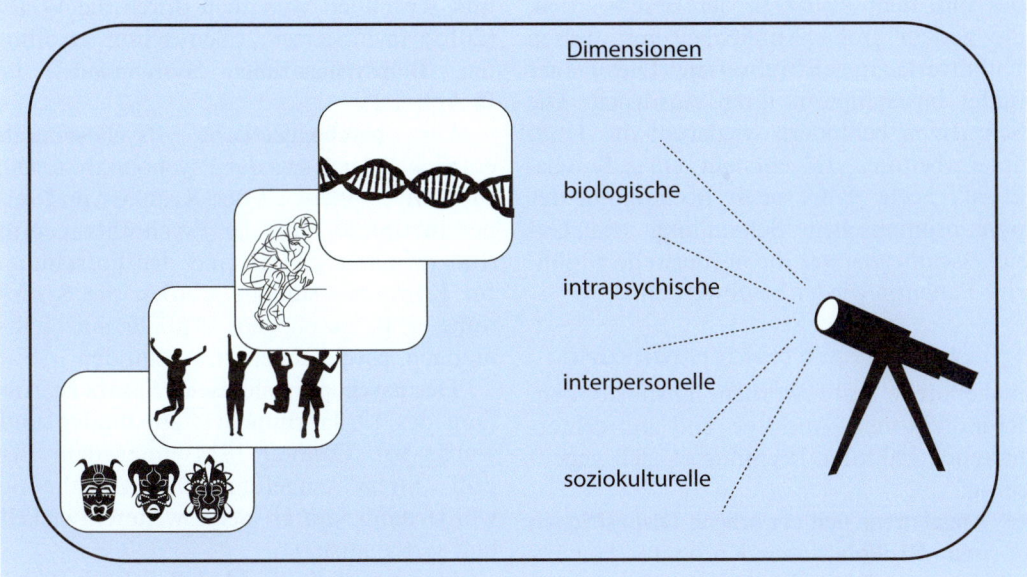

Abb. 1.1 Biopsychosoziales Modell

1.1.2 Beispiele

1.1.2.1 Asthma bronchiale

Bei einem allergisch bedingten Asthma bronchiale können psychosoziale Faktoren den Ausbruch eines Anfalls mitverursachen und umgekehrt hat die Asthmaerkrankung eines Kindes Auswirkungen auf die ganze Familie: Ein Geschwisterkind kann z. B. anorektisches Verhalten zeigen, um Beachtung zu erkämpfen, die Mutter kann durch Überforderung in eine depressive Erschöpfung geraten.

1.1.2.2 Ulcus duodeni

Das Ulcus duodeni wurde bis vor 40 Jahren als Folge von Stressbelastung und spezifischen Persönlichkeitsmerkmalen verstanden. Mit der Entdeckung des Helicobacter pylori wurde eine biologische Erklärung für die Entstehung und Chronifizierung des Ulcus duodeni und eine Behandlung mit Antibiotika gefunden. Tatsächlich sind aber 60 % der über 60-jährigen Menschen Helicobacter-pylori-positiv, von denen nur 2 % ein Ulcus duodeni entwickeln. Dass aus der Infektion ein Ulcus duodeni wird, kann auch durch psychosoziale Belastungen mitbedingt sein.

1.1.2.3 Gesichtsschmerz

Eine 53-jährige Frau leidet seit 10 Jahren an Gesichtsschmerzen. Diese traten auf, nachdem ihr Sohn nach schweren, durch einen Unfall erlittenen Gesichtsverletzungen verstorben ist. Die Trauer ist allgegenwärtig geblieben. Von verschiedenen Behandelnden wurden ihre Schmerzen als Trigeminusneuralgie, als Craniomandibuläre Dysfunktion oder Myoarthropathie (Costen-Syndrom) oder als Okklusionsproblem (fehlerhafter Zahnreihenschluss) diagnostiziert.

Bei psychosomatischer Betrachtung kommen wir zur Diagnose einer Konversionsstörung (s. ▶ Kap. 8 „Funktionelle Körperbeschwerden"). Diese ergibt sich aus der Konfliktdynamik der Symptombildung: Es besteht ein enger und plausibler Zusammenhang zwischen dem Tod des Sohnes und dem Auftreten der Beschwerden, die zudem große Ähnlichkeit mit dessen Unfallverletzungen aufweisen. Die Trauer findet im Symptom ihren Ausdruck. Die Schmerzen behindern wiederum die Trauerverarbeitung. Es entsteht ein „Teufelskreis". Sechs Jahre nach Beendigung der psychosomatischen Behandlung des Gesichtsschmerzes war die mittlerweile 60-jährige Patientin wieder beschwerdefrei.

1.1.2.4 Koronare Herzerkrankung

Angeborene und erworbene Dispositionen, Risikofaktoren, Auslöser und aufrechterhaltende Faktoren beeinflussen sich gegenseitig:

- **Angeborene und erworbene Dispositionen und Risikofaktoren:** Koronare Herzerkrankungen in der Familie, kardiovaskuläre Risikofaktoren wie Rauchen, erhöhte Blutfette, Hypertonie
- **Auslöser:** Angst vor Arbeitsplatzverlust, Beziehungskonflikt mit akutem Ärger, vitale Erschöpfung
- **Aufrechterhaltende Faktoren:** fehlende soziale Unterstützung, Depression

Depression ist als eigenständiger Risikofaktor sowohl für die Entwicklung eines Herzinfarktes als auch für die erhöhte Mortalität nach Herzinfarkt gesichert (s. ► Kap. 15 „Psychokardiologie am Beispiel Herzinfarkt").

1.1.3 Wissenschaftliche Grundlagen

Ein einheitliches Modell für die Wechselwirkungen zwischen Körper, psychischen Prozessen und Umwelt existiert nicht. Meist werden Teilaspekte beschrieben, die von unterschiedlichen Theorien aufgenommen werden.

Jede Krankheit kann neben biologischen auch psychosoziale Anteile haben. Heute sprechen wir bei Gesundheit und Krankheit vom auch durch die WHO (2015) favorisierten, oben schon erwähnten, **Biopsychosozialen Systemmodell** (s. ◘ Abb. 1.1).

Die **psychogenetische Psychosomatik** entwickelte sich aus der Psychoanalyse. Die subjektive Innenwelt des Kranken und seiner Interaktion mit der Psychotherapeutin sind primärer Gegenstand der Forschung. Im Konversionsmodell werden die Symptome, z. B. psychogene Anfälle und Lähmungen, psychogenetisch verstanden.

Der **psychophysiologische Ansatz** ist Anfang des 19. Jahrhunderts entstanden und wurde von Cannon 1914 unter dem Begriff „Stress" eingeführt. Die Stresstheorie wurde dann von H. Selye weiterentwickelt und systematisiert.

Im **integrativen Modell,** dem dieses Lehrbuch folgt, werden Erkenntnisse der Psychoanalyse, der Verhaltensmedizin, der Psychobiologie und der Systemtheorie zusammengeführt.

1.1.4 Psychosomatische Wechselwirkungen

Die **neurobiologische Forschung** kann zeigen, wie sich seelisches Erleben und Beziehungserfahrungen in neuronalen Mustern abbilden. Mithilfe bildgebender Verfahren wie z. B. der Positronenemissionstomografie (PET) oder der funktionellen Magnetresonanztomografie (fMRT) kann gezeigt werden, wie Psychotherapie dysfunktionale neuronale Netzwerke verändert. Emotionale Erfahrungen haben u. a. Einfluss auf die epigenetische Genregulation.

Die **Bindungsforschung** belegt die Bedeutung der frühen Erfahrungen für die körperliche und seelische Gesundheit des Menschen. Unsichere, gestörte frühe Bindungserfahrungen entscheiden darüber, ob Menschen auch schwerwiegenden Belastungen standhalten können **(Resilienz)** oder erkranken **(Vulnerabilität).**

Die **Psychoneuroimmunologie** kann die Wechselwirkung zwischen psychischen Prozessen und Nervensystem, Immunsystem oder Endokrinium nachweisen und liefert wichtige Erkenntnisse bei Autoimmunerkrankungen, Krebs und Koronarer Herzerkrankung.

Die **psychotherapeutische Wirkforschung** zeigt, wie die heute zur Verfügung stehenden psychotherapeutischen Verfahren nach den Kriterien der **Evidence Based Medicine** (EBM) sichere und vorhersagbare Heilerfolge bei einem breiten Spektrum psychischer Erkrankungen erzielen.

1.1.5 Forschungsrichtungen

In der Psychosomatischen Medizin werden unterschiedliche Forschungsrichtungen eingeschlagen:

1.1.5.1 Beziehungen zwischen Körper und Psyche

Wechselwirkungen zwischen körperlichen Krankheiten sowie seelischem und sozialem Wohlbefinden, z. B. bei Krebs, bei der koronaren Herzerkrankung oder funktionellen Körperbeschwerden.

Einfluss internistischer und chirurgischer Behandlungsmaßnahmen auf den psychischen Gesundheitszustand (z. B. Dialyse, Bypass-Operation, Organtransplantation).

1.1.5.2 Ursachenforschung

Zusammenhänge zwischen Kindheitsentwicklung und Anfälligkeit oder Widerstandskraft gegenüber körperlichen und seelischen Krankheiten.

Zusammenhänge zwischen Genetik, Umwelt und psychosozialen Einflussfaktoren beim Entstehen und im Verlauf von Krankheiten.

1.1.5.3 Psychobiologie

Zusammenhänge zwischen physiologischen, biochemischen und psychosozialen Parametern und ihren Übermittlern (Mediatoren), z. B. Hormonsystem, Immunsystem, Nervensystem.

1.1.5.4 Epidemiologie

Häufigkeit psychischer und psychosomatischer Störungen in der Allgemeinbevölkerung, in der Primär-, Sekundär- und Tertiärversorgung sowie geschlechts-, alters- und kulturspezifische Unterschiede.

1.1.5.5 Versorgungsforschung

Bedarf, Angebot und Inanspruchnahme psychotherapeutischer Interventionen. Effizienz diagnostischer und therapeutischer Verfahren bei psychischen und psychosomatischen Störungen in ambulanter und stationärer Versorgung.

1.1.5.6 Untersuchung der Wirksamkeit psychotherapeutischer Methoden

Unter anderem wird die Wirksamkeit folgender Interventionen untersucht: Psychoanalytische/Psychodynamische Psychotherapie, Kognitive Verhaltenstherapie, Systemische Paar- und Familientherapie, Klientenzentrierte Gesprächspsychotherapie und Entspannungsverfahren (Progressive Muskelentspannung, Biofeedback, Autogenes Training, Hypnotherapie) sowie neue Methodenentwicklungen, wie derzeit z. B. die Achtsamkeitsbasierte Psychotherapie oder die Akzeptanz-und Commitment-Therapie (ACT).

1.1.6 Psychosomatische Medizin im ärztlichen Alltag

Psychosomatische Medizin kommt im Gesundheitssystem auf drei Ebenen zum Einsatz (s. ▶ Kap. 6 „Psychosomatisch-psychotherapeutische Versorgung in der Praxis").

1.1.6.1 Psychosomatische Grundversorgung in der Allgemein- und Facharztpraxis

Ein unverzichtbarer Bestandteil der ärztlichen Aus- und Weiterbildung sind die Inhalte und Ziele der psychosomatischen Grundversorgung:
- das möglichst frühzeitige Erkennen psychosozialer Anteile, auch bei komplexen Krankheitsbildern **(Differenzialdiagnostik)**,
- unterstützende, klärende oder begleitende Gespräche und Entspannungsverfahren **(Basistherapie)**,
- Indikationsstellung und Weitervermittlung zur Einleitung einer Fachpsychotherapie **(Differenzialindikation)**.

Alle niedergelassenen Ärzte, die Leistungen der psychosomatischen Grundversorgung (psychodiagnostisches Gespräch, psychotherapeutische Intervention, Entspannungsverfahren) als Kassenleistung erbringen wollen, brauchen eine Qualifikation, die in einem 80-stündigen Kurs erworben wird. Für die Facharztweiterbildung in Allgemeinmedizin sowie in Gynäkologie und Geburtshilfe ist dieser Kurs obligatorisch.

1.1.6.2 Psychosomatischer Konsil- und Liaisondienst im Krankenhaus

Der Konsildienst wird auf Anfrage der zuständigen Ärztin tätig. Im psychosomatischen Liaisondienst ist eine psychotherapeutisch ausgebildete Ärztin oder Psychologin Teil des somatischen Behandlungsteams. Sie nimmt an den Visiten oder Teambesprechungen teil, betreut die Patienten im Rahmen der Regelversorgung und führt Fortbildungen zur Verbesserung der psychosomatischen Kompetenz des Teams durch.

1.1.6.3 Ambulante und stationäre Fachpsychotherapie

Die Durchführung einer Fachpsychotherapie ist an eine geregelte Aus- oder Weiterbildung gebunden:

Zusatz-Weiterbildung Psychotherapie für Internistinnen, Kinderärzte, Gynäkologinnen, Hautärzte und andere Fachärztinnen. Die Ärztin behandelt ihre Patienten weiterhin in ihrem Fachgebiet, bezieht aber in ihr Denken und Handeln psychosomatische und psychotherapeutische Kenntnisse und Fertigkeiten mit ein. Sie integriert die Psychosomatische Medizin in ihre Facharzttätigkeit.

Zusätzlich arbeiten die folgenden approbierten (d. h. zur Ausübung der Heilkunde befugten) Berufsgruppen im Bereich der Psychosomatischen Medizin und Psychotherapie:
- Facharzt für Psychosomatische Medizin und Psychotherapie
- Facharzt für Psychiatrie und Psychotherapie
- Facharzt für Kinder- und Jugendpsychiatrie und -psychotherapie
- Psychologischer Psychotherapeut
- Kinder- und Jugendlichenpsychotherapeut

Die psychosomatischen und psychotherapeutischen Tätigkeitsfelder zeigt die ◘ Abb. 1.2. Der Übergang vom mehr somatischen zum psychotherapeutischen Behandeln ist fließend.

> **Wichtig**
> **Psychosomatisch ausgebildete Ärzte** verfügen über eine kommunikative Kompetenz, sind in der Lage, Gesprächsangebote zur Unterstützung bei der Krankheitsbewältigung, in Krisensituationen und zur Beratung und Information bei häufigen psychischen Störungen und Problemen anzubieten, und kennen die therapeutische Wirksamkeit einer guten Arzt-Patient-Beziehung.

Psychosomatische Medizin

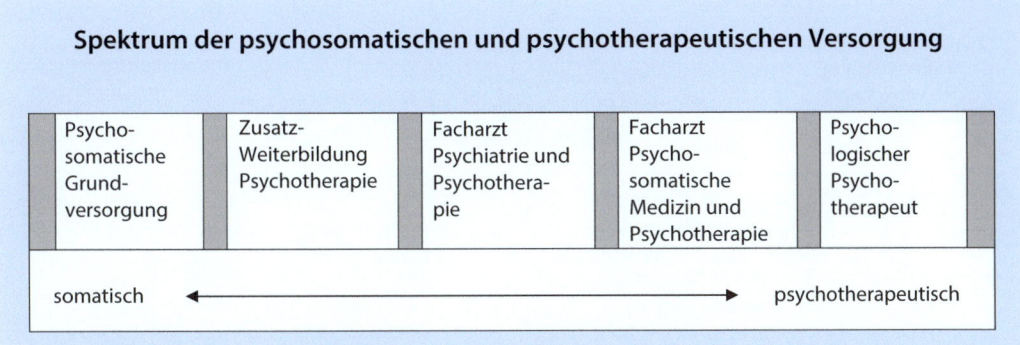

○ **Abb. 1.2** Spektrum der psychosomatischen und psychotherapeutischen Versorgung

1.2 Psychobiologie

Die Psychobiologie beschreibt die Zusammenhänge zwischen psychischen und körperlichen Prozessen, z. B. bei Stimmungszuständen wie Angst, Freude, Trauer, beim Sexualverhalten, beim Schmerzempfinden, bei Stressreaktionen oder bei psychischen und psychosomatischen Erkrankungen wie Depression und Essstörungen. Die Psychobiologie ist eine **interdisziplinäre Fachrichtung**, die biologische und psychologische Teildisziplinen verbindet. Dazu zählen u. a. die Evolutionsbiologie, die Verhaltensforschung, die Genetik, die Molekularbiologie, die Biochemie und die Neurobiologie.

1.2.1 Psychoneuroimmunologie

Beispiele für die Zusammenhänge zwischen Nervensystem, endokrinem System und Immunsystem zeigt ○ Abb. 1.3.

1.2.2 Psyche und Immunsystem

Der Tod eines nahestehenden Familienmitglieds, Trennungen oder Scheidungen können zu vorübergehender Vereinsamung, Depressivität oder Angst führen, die als Stressoren das Immunsystem beeinflussen. Das Immunsystem sendet Rückmeldungen an das Nervensystem in Form von **Zytokinen**, z. B. Interleukin 1 (IL-1) und 6 (IL-6), Interferon oder Tumornekrosefaktor (TNF). Diese Zytokine aktivieren die **HPA-Achse**, um die Immunaktivierung wieder einzudämmen. Dabei entsteht auch das von einem grippalen Infekt bekannte **Krankheitsgefühl** (sog. **Sickness Behaviour**) in Form von Müdigkeit, Unlust, Appetitlosigkeit und Gliederschmerzen.

Das Immunsystem wird vom zentralen Nervensystem gesteuert. Dieses hat über die Aktivierung der Hypothalamus-Hypophysen-Nebennierenrinden-Achse und des autonomen Nervensystems und die damit verbundene Aussendung von Neurotransmittern und Neurohormonen Einfluss auf das Immunsystem.

Psychosozialer Stress (s. ▶ Abschn. 1.3 „Was macht uns krank? Was hält uns gesund?") führt zu einer Reduktion der T-Lymphozyten und zu einer Herabsetzung der Aktivität von natürlichen Killerzellen sowie von Monozyten und Makrophagen (s. ○ Abb. 1.4).

1.2.3 Psyche und Hormonsystem

Regulationsprozesse im Hypothalamus und in der Hypophyse steuern die Hormonfreisetzung im Körper und passen

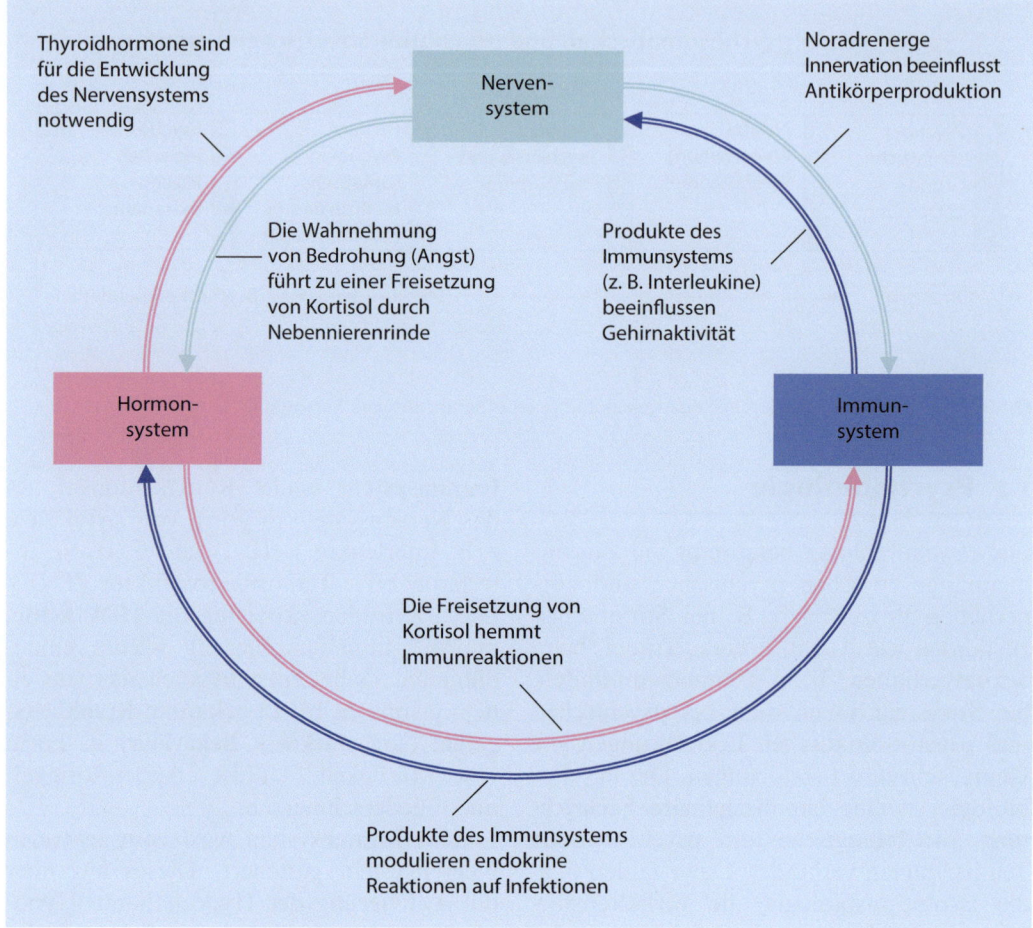

◻ Abb. 1.3 Zusammenhang Nerven- Immun-Hormonsystem

sie an die aktuelle Situation an. Psychosoziale Belastungen wirken über sensorische Neurone auf das Gehirn. Sie werden dort mit bisherigen Erfahrungen verglichen und emotional bewertet. Wird eine Situation als bedrohlich erlebt, so werden das neuroendokrine System und das autonome Nervensystem aktiviert, um Energieressourcen für **Kampf oder Flucht** bereitzustellen. Primäre Störungen des Hormonsystems, z. B. eine Hyperthyreose, können mit Angstgefühlen, kognitiven Defiziten und depressiver Stimmung einhergehen. Morbus Cushing (Überangebot an Glukokortikoiden) ist von Angst, depressiver Stimmung und kognitiven Störungen begleitet, während von Morbus Addison (Nebennierenrindeninsuffizienz) Betroffene unter Müdigkeit leiden.

Bei einer **Depression** (s. ▶ Kap. 8 „Depressive Störungen") kommt es durch die Aktivierung der Hypothalamus-Hypophysen-Nebennierenrinden-Achse zu einem Hyperkortisolismus, was das kardiovaskuläre Erkrankungsrisiko erhöht (s. ▶ Kap. 15 „Psychokardiologie am Beispiel Herzinfarkt"). Ein Mangel an Kortison und damit eine Reduktion der immunmodulierenden Effekte ist bei der Entstehung des chronischen Erschöpfungssyndroms (s.

Psychosomatische Medizin

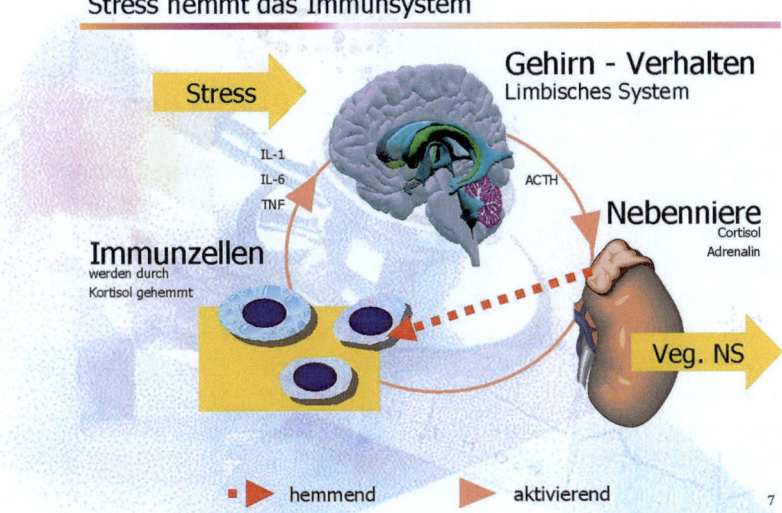

◻ Abb. 1.4 Stress hemmt das Immunsystem

▶ Abschn. 14.1.6 „Problem Fatigue") und der Fibromyalgie beteiligt.

1.2.4 Psyche und Nervensystem

Bei emotionaler Belastung wirkt das Gehirn über zwei Wege sowohl auf das Endokrinium als auch auf das Immunsystem.

1.2.4.1 Hypothalamus-Hypophysen-Nebennierenrinden-Achse (HPA-Achse)

Der Hypothalamus setzt CRH frei, ein Neurohormon, das in der Hypophyse die Bildung von ACTH anstößt. Dies wiederum bewirkt die Freisetzung des Nebennierenrindenhormons Kortisol, welches die Bildung der Interleukine 1, 2 und 12 durch die Immunzellen hemmt. Die Beziehung zwischen Gehirn und Immunsystem ist wechselseitig: Einerseits wirken die Immunzellen mit ihren Interleukinen über den afferenten Vagus auf das Gehirn (**Bottom-up**), andererseits reagiert das Gehirn auf diesen Reiz mit einer Reaktion der Hypothalamus-Hypophysen-Nebennierenrinden-Achse (**Top-down-Regulationen**). Durch diesen Feedback-Mechanismus kann eine überschießende Immunreaktion gezügelt bzw. eine Entzündung eingedämmt oder sogar beendet werden. Versagt der Mechanismus, etwa wenn von der Nebennierenrinde zu wenig Kortisol ins Blut abgegeben wird, entfaltet sich die Immunreaktion ungebremst, sie schießt über. Deshalb werden Autoimmunerkrankungen mit Kortisol behandelt.

1.2.4.2 Vegetatives autonomes Nervensystem

Viel schneller als über das Stresshormon Kortisol kann das Nervensystem über efferente Bahnen des Sympathikus die zelluläre Immunaktivität steigern und über den Nervus vagus mit dem Neurotransmitter Acetylcholin die Immunzellen hemmen. Die Drosselung der Entzündungsprozesse durch den Vagus wird als **cholinerger antiinflammatorischer Reflex** bezeichnet. Dies erklärt, warum Hypnose, Meditation oder auch Akupunktur, die die Vagusfasern aktivieren, eine entspannende, gesundheitsfördernde Wirkung haben.

Die im Rahmen der neurophysiologischen Stressreaktion ausgeschütteten Hormone Kortisol, Adrenalin und Noradrenalin bewirken im Gehirn Blockaden von Schaltkreisen bis hin zur Entfaltung **neurotoxischer Wirkungen.** Diese Blockade der Verbindung zentraler neuronaler Netzwerke kann funktionell oder reversibel sein, sie kann jedoch auch zur Degeneration ganzer Areale durch morphologische Schädigung der Zellen führen. Dies geschieht insbesondere, wenn Stress chronifiziert (z. B. durch anhaltende frühkindliche Traumatisierung) und über die beschriebene Stressachse dauerhaft Kortisol ausgeschüttet wird. Diese Degeneration von Neuronen durch **dauerhafte Kortisolerhöhung** konnte in Form einer Hippocampus-Schrumpfung nachgewiesen werden. Hierdurch entfällt die Vorwärtshemmung des Hypothalamus, sodass Stressreaktionen jetzt ungebremst gebahnt werden und damit eine lebenslange Empfindlichkeit für äußere und innere Belastungen entsteht. Diese potenzielle schädigende Wirkung von chronischem Stress entfaltet sich verstärkt in frühen Lebensphasen, während sich die Gehirnstrukturen entwickeln und verschalten.

> **Wichtig**
> Die **Psychoneuroimmunologie** untersucht die Zusammenhänge zwischen Denken, Fühlen, Wahrnehmen, Verhalten und dem Nervensystem, dem endokrinen System und dem Immunsystem. Nervensystem, Hormonsystem und Immunsystem informieren sich gegenseitig durch die Bildung und Freisetzung von Botenstoffen über mögliche krankmachende Faktoren und ergreifen Gegenmaßnahmen. Da der menschliche Organismus wie jeder Organismus stark von seiner Umwelt geprägt wird, wird verständlich, dass auch soziale Faktoren wie Armut, Umweltkatastrophen und Gewalterfahrungen Einfluss auf das Nerven- und Immunsystem haben.

1.2.5 Psyche und Gene

1.2.5.1 Gene und Umwelt

Die Regulation der Genaktivität unterliegt in weitem Umfang psychosozialen Einflüssen. Genetische Reaktionsmuster können durch Erlebnisse und Erfahrungen gebildet werden. Organismus, Umwelt und Gene bilden eine Einheit. Die Frage „Gene oder Umwelt?" hat keinen Sinn: Beide beeinflussen sich gegenseitig. Psychische Gesundheit oder Krankheit sind nicht vorgegeben, sondern entwickeln sich zu einem wesentlichen Teil aus unseren zwischenmenschlichen Beziehungen und deren Einfluss auf die Regulation der Genaktivität.

1.2.5.2 Genregulation

Die Regulation der Genaktivität und damit die Produktion von Proteinen ist die entscheidende Regelgröße für Herz- und Kreislaufsystem, Hormonsystem, Immunsystem und Nervensystem. Die Regulation der Genaktivität erfolgt für jedes Gen getrennt durch regulatorische Sequenzen, die dem Gen vorgeschaltet sind. Sogenannte **Transkriptionsfaktoren** binden an diese regulatorischen Sequenzen, wodurch die Aktivität des Gens und des nachgeschalteten Gens reguliert wird. Ob über Transkriptionsfaktoren Gene aktiviert werden, hängt somit von Signalen ab, die das Gen von außerhalb erreichen. Diese Signale können aus der Zelle selbst, aus dem Gesamtorganismus oder aus der Umwelt kommen. Auch im Gehirn unterliegt die Regulation zahlreicher Gene einem permanenten Einfluss von Signalen aus der Außenwelt, die Nervenzellnetzwerke der Großhirnrinde modulieren. Das limbische System verbindet diese Informationen mit emotionalen und kognitiven Erfahrungen, bewertet sie und wandelt sie in biologische Signale um. Seelisches Erleben wird also in biologische Signale „übersetzt", wobei im Rahmen der so angestoßenen Signalketten u. a. auch Transkriptionsfaktoren aktiviert und Gene reguliert werden. Beispielsweise verwandelt das Gehirn **Gefahrensituationen** in spezifische biologische Signale, die Gene in den Alarmsystemen des Hirnstammes und des Hypothalamus aktivieren und so Angst hervorrufen. Die Aktivierung sogenannter Stressgene hat Auswirkungen auf das Herz-Kreislauf-System und das Immunsystem und kann bei fortdauerndem Stress, wie oben beschrieben, direkte schädigende Wirkung auf Nervenzellen im Hippocampus ausüben.

1.3 Was macht uns krank? Was hält uns gesund?

Gesundheit und Krankheit bilden keine entgegengesetzten Pole, sondern bewegen sich auf einem **Kontinuum.** Zahlreiche Untersuchungen an repräsentativen Stichproben aus der Allgemeinbevölkerung bestätigen, dass viele Menschen ernsthafte gesundheitliche Beeinträchtigungen haben, von denen sie nichts wissen oder unter denen sie nicht leiden, weil z. B. das betroffene Organ keine Schmerzen macht oder die Beschwerden im Alltagsleben ignoriert werden. Umgekehrt leidet eine große Gruppe von Menschen unter vielfältigen körperlichen Beschwerden und sucht deswegen vermehrt ärztlichen Rat auf, wird ambulant und stationär eingehend untersucht, manchmal auch operiert, ohne dass sich eine körperliche Krankheit finden lässt. Die Wahrscheinlichkeit, dass jemand eine Krankheitsdiagnose erhält, ist umso höher, je intensiver und technisch aufwendiger er oder sie untersucht wird. Krankheit und Gesundheit hängen von einem komplexen **Wechselspiel** zwischen Lebensgeschichte der Betroffenen, ihren Bindungserfahrungen und der daraus entstehenden Stressvulnerabilität, ihrer aktuellen Lebenssituation, ihrer subjektiven Bewertung der Krankheitssymptome, den zur Verfügung stehenden Bewältigungsressourcen und dem klinischen Befund ab.

1.3.1 Stressmodell

Unter **Stress** versteht man den Zustand einer bedrohten biologischen Homöostase bzw. Allostase, der sowohl durch körperliche Schädigungen als auch durch psychosoziale Belastungen herbeigeführt werden kann. Unter Stressantwort oder Stressreaktion versteht man das Bemühen des Körpers, die biologische Homöostase bzw. Allostase durch Veränderungs- und Anpassungsprozesse auf neuronaler und endokriner Ebene sowie im Verhalten wiederherzustellen. Wenn der Stress vorüber ist, werden die Anpassungsvorgänge wieder abgeschaltet.

Homöostase bezeichnet die Aufrechterhaltung eines Gleichgewichts in einem engen Rahmen, z. B. Sauerstoff im Blut, pH-Wert, Körpertemperatur.

Allostase bezeichnet die Aufrechterhaltung eines Gleichgewichtes innerhalb breiterer Grenzen wie z. B. die Fähigkeit, bestimmte extreme Belastungen wie längeren Schlafentzug, Isolation, Hunger oder extreme Temperaturschwankungen zu bewältigen (s. Abb. 1.5).

Die Stressbewältigungsprogramme des Körpers sind genetisch determiniert und können durch frühkindliche traumatische Erfahrungen und Verlusterlebnisse gestört werden.

1.3.1.1 Tierexperiment

Tierexperimentelle Untersuchungen an Rattenbabys zeigten, dass eine 15-tägige Trennung von der Mutter als Stressor zu einem Abfall der Katecholamine, einer verminderten Synthese von Proteinen

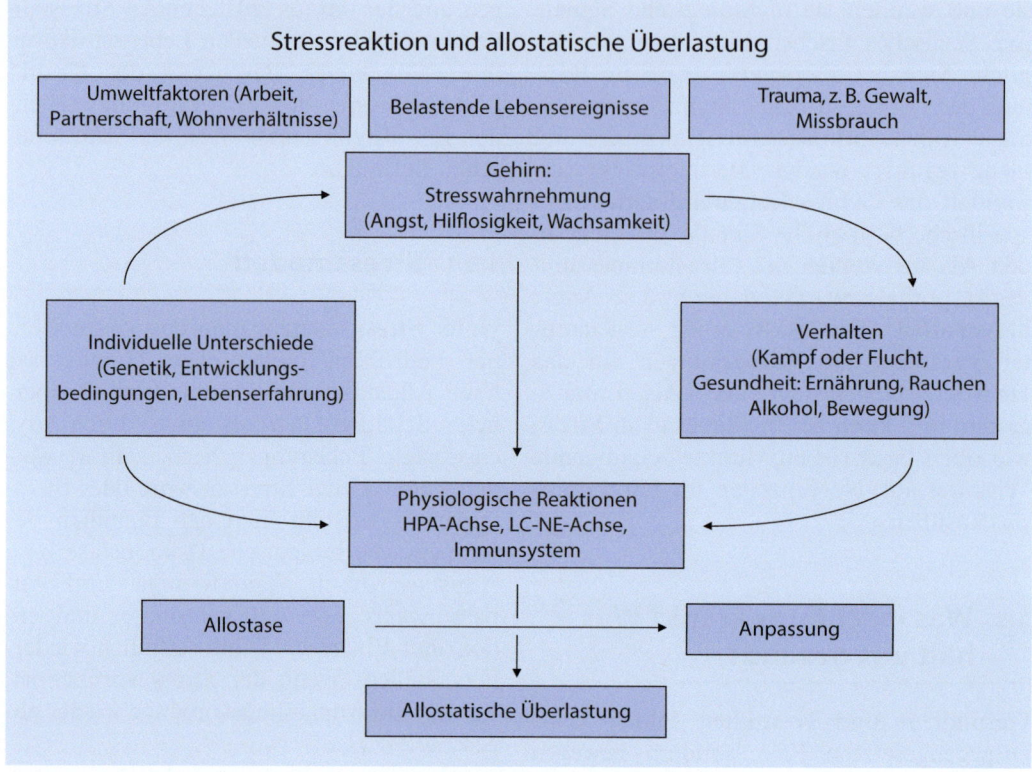

Abb. 1.5 Stressreaktion und allostatische Überlastung

und Nukleoproteinen, einer reduzierten Herz- und Atemaktivität, einer reduzierten Bildung und Ausschüttung von Wachstumshormonen, einer Verzögerung in der Hirnreifung, einer Beeinträchtigung des Schlafes sowie einer insgesamt erhöhten motorischen Aktivität führte. Körperkontakt und Streicheln in der ersten Zeit nach der Geburt führten bei Ratten im späteren Leben zu einer wesentlichen Dämpfung der Stressantwort.

Die Hypothalamus-Hypophysen-Nebennierenrinden-Achse (HPA-Achse) und die Locus-coeruleus-Norepinephrin-Achse (LC-NE-Achse) sind die zentralen Säulen des **Stressverarbeitungssystems** (s. Abb. 1.5).

1.3.1.2 Stress und Immunsystem

Stress kann das Immunsystem sowohl fördern als auch unterdrücken. Kurzfristige Stresssituationen steigern die angeborene Immunantwort. Befriedigende zwischenmenschliche Beziehungen, körperliches Wohlbefinden und persönliche Wertschätzungen stärken das Immunsystem. Dauerstress wie Verlust des Arbeitsplatzes oder naher Bezugspersonen, ein Unfall mit Spätfolgen, chronischer Ärger oder eine chronische Erkrankung haben negative Effekte auf die angeborene wie auch die erworbene Immunität.

1.3.1.3 Stress und Krankheit

Es gilt inzwischen als gesichert, dass psychische Stressbelastungen den Ausbruch und den Verlauf vieler Krankheiten beeinflussen, weil sie die Immunlage verändern. Der negative Effekt von Stress auf Atemwegsinfekte wurde belegt, ebenso wie der Einfluss von Stress auf Multiple Sklerose, Asthma bronchiale, rheumatoide Arthritis, koronare Herzkrankheit und Allergien. Ein tage- oder wochenlang anhaltender Stress führt zu anhaltend erhöhter Aktivität auf der LC-NE-Achse und der HPA-Achse und zunächst zu funktionellen und im weiteren Verlauf auch zu strukturellen Schädigungen im Gehirn, im Herz-Kreislauf-System und im Immunsystem. Eine entscheidende Rolle dabei spielt der Hippocampus. Eine dauernde Überlastung dieser Region führt zu Dysregulation der HPA-Achse und zu kognitiven Beeinträchtigungen.

1.3.2 Beispiele

1.3.2.1 Pflege eines Familienmitglieds

Personen, die ein an Alzheimer erkranktes Familienmitglied pflegen, bilden bei einer Grippeimpfung auffallend weniger Antikörper und sind noch Jahre danach krankheitsanfälliger. Interleukin 6 (IL-6) zirkuliert dabei in vielfacher Menge im Blut. IL-6 aktiviert die Hypothalamus-Hypophysen-Nebennierenrinden-Achse, Kortisol wird ausgeschüttet und das Immunsystem weiter gehemmt.

1.3.2.2 Stress und Herzstillstand

Im Volksmund heißt es, dass „das Herz vor Schreck stehen bleibt" oder dass „es einem das Herz bricht". Dieses Phänomen wurde in Studien mit Patienten, die nach starker Aufregung mit infarktähnlichen Symptomen in die Klinik eingeliefert wurden, bestätigt. Die Patienten hatten plötzlich vom Tod einer nahestehenden Person (Partner, Kind oder Freund) erfahren, sie waren überfallen worden oder hatten massive finanzielle Verluste erlitten. Allen gemeinsam war das Gefühl extremer Ohnmacht und Hilflosigkeit. Die Katecholamine im Blut waren über 30-mal höher als bei Gesunden. Die kardiale Pumpfunktion war massiv eingeschränkt. Derzeit wird dieses Bild als „Stressbedingte Kardiomyopathie" oder „Tako-Tsubo-Kardiomyopathie" eingeordnet (s. ▶ Abschn. 15.7 „Weitere häufige Herzerkrankungen und ihre psychosozialen Aspekte").

1.3.2.3 Autoimmunerkrankungen

Wie in ▶ Abschn. 1.2 dargestellt, bilden Nervensystem, endokrines System und Immunsystem eine Einheit. Wenn ein System nicht adäquat auf einen Stressor antwortet, reagiert ein anderes System im Sinne einer Gegenregulation. Wenn beispielsweise die Kortisolausschüttung auf einen Stressor nicht mehr möglich ist, steigen kompensatorisch die Entzündungsparameter wie Zytokine an, welche normalerweise durch Kortison gehemmt werden. Die negative Konsequenz einer anhaltenden überschießenden Entzündungsantwort ist eine größere Anfälligkeit für Autoimmunerkrankungen. Beispiele für Reaktionen auf eine Unterregulierung auf der HPA-Achse sind Betroffene mit Fibromyalgie, chronischem Müdigkeitssyndrom oder atopischer Dermatitis.

> **Wichtig**
> Empfehlungen für den Umgang mit Stressbelastungen:
> – Die eigenen körperlichen und seelischen Belastungsgrenzen kennen und akzeptieren.
> – Chronischen Stress vermeiden.
> – Körpereigene Abwehrsysteme durch Ernährung, Sport und ausreichenden Schlaf fördern.
> – Einsatz von Entspannungsverfahren zur Beeinflussung der psychophysiologischen Stressantwort.
> – Förderung zwischenmenschlicher Beziehungen als wichtiger Schutzfaktor gegen überschießende Stressreaktionen.

1.3.3 Bindungserfahrungen

Bowlby (2006) sagt: „Das Kleinkind hat ein inhärentes Bedürfnis, mit einem menschlichen Wesen in Berührung zu kommen und sich an dieses anzuklammern. Demnach gibt es ein Bedürfnis nach Objekt, unabhängig vom Bedürfnis nach Nahrung, ein Bedürfnis, das ebenso primär ist wie das Bedürfnis nach Nahrung und Wärme."

Das Bedürfnis nach **emotionaler Bindung** ist angeboren. Das Ziel ist die Herstellung emotionaler Nähe und Sicherheit, vor allem, wenn das Kind sich müde, krank, unsicher oder verlassen fühlt. Für Bindungserfahrungen entscheidend sind die ersten drei Lebensjahre.

Positive Bindungserfahrungen haben Einfluss auf die **Mentalisierung** des Gehirns. Mentalisierung umfasst das Verstehen von Gefühlen, Gedanken, Wünschen und Fantasien einer anderen Person. Es beinhaltet aber auch gleichzeitig die Wahrnehmung der eigenen mentalen Zustände in der Interaktion mit anderen Menschen.

> **Mentalisierung**
> Mentalisierung bedeutet die Fähigkeit, emotionale Prozesse in sich und anderen wahrzunehmen, zu verstehen, zu unterscheiden und in einen sinnhaften Zusammenhang zum eigenen Verhalten und zur Beziehung zum anderen zu setzen. Mentalisierung ist eine komplexe sowohl kognitive als auch affektive Kompetenz, von deren Entwicklung die seelische Gesundheit und die Fähigkeit zu reifen Beziehungen abhängt. Die Fähigkeit zu mentalisieren entwickelt sich während der ersten Lebensjahre im Austausch mit den Hauptbezugspersonen. Die Entwicklung der Mentalisierungsfähigkeit basiert auf spezifischen präverbalen Erfahrungen zwischen dem Säugling und der Mutter. In dieser Beziehung erkennt das Kind den eigenen Zustand in der Bezugsperson wieder, erlebt aber auch die Anwesenheit des anderen, der ihn reflektiert. Dies ist die Grundlage für die spätere Affektregulation.

1.3.3.1 Bindungsverhalten

Trifft der Säugling oder das Kleinkind auf eine Mutter oder andere Hauptbezugspersonen, die mit Mimik und Gestik **feinfühlig**, d. h. schnell und angemessen auf die Reaktionen des Kindes antworten, so kommt es zur Ausschüttung von Oxytocin, welches den Säugling soziale Interaktionen und die damit verbundenen Gefühle als angenehm erleben lässt. Ein **sicheres Bindungsverhalten** wird auf diese Weise gefördert. Das Gehirn, vor allem die Amygdala, der Hippocampus und der präfrontale Kortex, werden vor Schädigungen als Folge überschießender Glukokortikoidausschüttung in Stresssituationen geschützt. Eine sichere Bindung trägt zu einer Erhöhung der Stressschwelle und zu einer Dämpfung der Stressantwort bei.

Reagiert die Mutter hingegen zurückweisend auf die Bindungsbedürfnisse des Kindes, so resultiert daraus ein **unsicher-vermeidender** Bindungsstil des Kindes. Sind die mütterlichen Antworten auf die kindlichen Signale sehr widersprüchlich und wenig vorhersagbar, dann entwickelt das Kind häufig eine sogenannte **unsicher-ambivalente** Bindung.

1.3.3.2 Negative Bindungserfahrung und erhöhte Stressvulnerabilität

Eine Mutter, die nach der Geburt ihres Kindes eine schwere Depression erleidet, kann auf das Bindungsbedürfnis des Kindes nicht adäquat reagieren und sich in die Bedürfnisse ihres Kindes nicht ausreichend einfühlen. Das Fehlen einer solchen **Feinfühligkeit** führt in der Folge zu Störungen bei der Entwicklung des kindlichen Stressverarbeitungssystems. Die Aktivierung der HPA-Achse durch verstärkte CRH-Aus-

◻ **Tab. 1.1** Psychosoziale Schutzfaktoren und Belastungsfaktoren in der Kindheit

Psychosoziale Schutzfaktoren	Psychosoziale Belastungsfaktoren
Dauerhaft gute Beziehung zu primären Bezugspersonen	Dauerhafte emotional schlechte Beziehung zu primären Bezugspersonen
Großfamilie	Berufliche Belastung beider Eltern von klein auf
Adäquate frühkindliche Eltern-Kind-Bindung	Dauerhafte familiäre Disharmonie/mit Gewalt
Gutes Ersatzmilieu nach Verlust der Eltern, z. B. Großmutter	Häufige Misshandlung (z. B. Prügel)/sexueller Missbrauch
Überdurchschnittliche Intelligenz	Scheidung/Trennung der Eltern
Robustes aktives Temperament	Mutter oder Vater körperlich krank/behindert
Weibliches Geschlecht	Mutter oder Vater psychisch krank/Suchtproblem
Soziale Förderung	Tod eines Elternteils

schüttung oder fehlende Hemmung führt zur Erhöhung von Kortisol und zu dadurch bedingten Schädigungen des Hippocampus. Kinder, die körperlich oder psychisch stark traumatisiert wurden, entwickeln mit einer höheren Wahrscheinlichkeit eine Hyperreagibilität von HPA- und LC-NE-Achse.

1.3.3.3 Langzeitfolgen

Psychosoziale Belastungen in der Kindheit können auf diesem Wege zu einer Dysfunktion des Stressverarbeitungssystems mit erhöhter **Stressvulnerabilität** in Konfliktsituationen führen. Zur Bewältigung der Stressbelastung werden Alkohol, Drogen, aggressives Verhalten und sozialer Rückzug eingesetzt. Die damit verbundenen Risikoverhaltensweisen wie Rauchen, Bewegungsmangel, Fehlernährung, wenig Schlaf, häufiger Partner- und Arbeitsplatzwechsel führen im Langzeitverlauf gehäuft zu körperlichen und seelischen Krankheiten. Langzeitstudien zeigen, dass die Wahrscheinlichkeit, im Erwachsenenalter eine psychische oder psychosomatische Erkrankung zu entwickeln, durch das Einwirken psychosozialer Belastungen in der Kindheit um das 5- bis 20-fache erhöht wird. Je mehr ein Kind den in ◻ Tab. 1.1 aufgeführten Belastungsfaktoren, die mit negativen Bindungserfahrungen einhergehen, ausgesetzt ist, desto höher ist das Risiko, im Erwachsenenalter psychisch oder körperlich zu erkranken. Ein einzelner Faktor erhöht die Wahrscheinlichkeit nicht.

Ob ein Mensch erkrankt, hängt von den Wechselwirkungen zwischen Belastungsfaktoren und Schutzfaktoren ab. Die in der ◻ Tab. 1.1 aufgeführten Schutzfaktoren können die negativen Erfahrungen in der Entwicklung eines Kindes auffangen und zur Stärkung der psychischen Widerstandskraft **(Resilienz)** führen. Da die neuronale Verknüpfung im Gehirn unmittelbar mit der Erziehung und Sozialisation zusammenhängt, die das Kind in den ersten drei Lebensjahren macht, können auf diese Weise auch Defizite in der Gehirnentwicklung ausgeglichen werden.

1.3.4 Salutogenese

Der Begriff „Pathogenese" geht von der Vorstellung aus, dass Gesundheit ein Besitz ist, der verloren geht und wiedergewonnen werden kann. Demgegenüber vertritt das Salutogenesemodell die Ansicht, dass Gesundheit kein Kapital ist, das man aufzehren kann. Gesundheit wird in jedem Augenblick neu erzeugt. Bei der Erforschung der **Gesundheitsentstehung** (Salutogenese) suchte Antonovsky (1987) nach Bedingungen, die dazu führen, dass es Menschen gelingt, in schwierigen Lebenssituationen, z. B. nach dem Tod einer nahen Bezugsperson, einem Unfall oder einer anderen traumatischen Erfahrung, körperlich und psychisch gesund zu bleiben oder wieder gesund zu werden. Durch Untersuchungen von Holocaust-Überlebenden kam Antonovsky zu der Überzeugung, dass Salutogenese von einem „Sense of Coherence" **abhängt, d. h., dass belastende Lebensereignisse von der betreffenden Person als verstehbar, handhabbar und sinnhaft empfunden werden.**

> **Wichtig**
> Sense of Coherence umfasst:
> - die Fähigkeit, auch belastende Ereignisse als verstehbar zu erleben **(Comprehensibility)**,
> - die Fähigkeit, sie als beeinflussbar bzw. kontrollierbar zu erleben **(Manageability)**, und
> - die Fähigkeit, solchen Belastungen Bedeutung und Sinn zu verleihen **(Meaningfulness)**.

Den **Sense of Coherence** hält Antonovsky für eine grundlegende lebenserhaltende Ressource, die der Mensch im Rahmen seines Lebens bei der Bewältigung von Problemen entwickelt. **Ressourcenaktivierung** knüpft an die positiven Eigenarten, Fähigkeiten und die Motivation der Patientin zur Gestaltung ihres Lebens und ihrer zwischenmenschlichen Beziehungen an. Wenn z. B. in der Anamnese frühere oder aktuelle traumatische Ereignisse berichtet werden, kann der Arzt unmittelbar auf Ressourcen der Patientin zu sprechen kommen, die ihr in der Vergangenheit die Bewältigung solcher Ereignisse ermöglicht haben bzw. zukünftig noch ermöglichen könnten. Dabei ist die Frage nicht nur „Was hat Sie krank gemacht?", sondern vor allem „Was fehlt Ihnen jetzt, um die schwierige Situation zu bewältigen bzw. um gesund zu werden?" und Fragen wie „Warum sind Sie erst jetzt erkrankt bzw. was hat Sie bis zum aktuellen Zeitpunkt vor einer Krankheit geschützt?".

1.3.5 Gelerntes Verhalten und Denkschemata

1.3.5.1 Lernen am Modell

Wenn Kinder erleben, dass sich ein Elternteil Problemen und Verpflichtungen bedingt durch Magenschmerzen oder Migräne entzieht, so können diese Erfahrungen den eigenen Umgang mit Konflikten prägen. Auch die Erfahrung, dass ein Geschwisterkind, z. B. bei frühkindlichem Asthma bronchiale oder angeborener Herzerkrankung, vermehrte Aufmerksamkeit und Zuwendung der Eltern erfährt, kann untaugliches Krankheitsverhalten verstärken. Ebenso kann aber auch eine positive Erfahrung mit Menschen, die trotz schwerer körperlicher oder seelischer Erkrankung ihr Leben gemeistert haben, als Modell dienen, um eigene schwierige Lebensphasen in Beruf und Privatleben auszuhalten und zu bewältigen.

1.3.5.2 Unterdrückung von Emotionen

Durch ein familiäres Klima, in dem Gefühle und Konflikte nicht ausgedrückt werden, haben manche Patienten gelernt, Ärger, Wut, Enttäuschung und Traurigkeit nicht auszudrücken oder nicht einmal wahrzunehmen. Die Affekte gehen „nach innen", sie aktivieren die dazugehörigen psychophysiologischen Prozesse (s. ▶ Abschn. 1.2 „Psychobiologie"), wobei der Patient äußerlich passiv und zurückgezogen wirkt **(unsicher-vermeidender Bindungsstil)**. Die psychophysiologischen Reaktionen führen jedoch zu einer Aktivierung der Hypothalamus-Hypophysen-Nebennierenrinden-Achse mit vermehrter Kortisonausschüttung, Hemmung des Immunsystems und Aktivierung seiner Rückkopplungsprozesse zum zentralen Nervensystem. Die Unterdrückung des emotionalen Erlebens und die damit zunächst verbundene Vermeidung von Konflikten hat eine kurzfristige Entlastungsfunktion, längerfristig werden die Entstehung von Angst und Depression, körperlichen Beschwerden ohne Organbefund bis hin zu chronischen Schmerzzuständen begünstigt.

1.3.5.3 Denkschemata

Bei den **Kognitionen** sind neben den alltäglichen Gedanken vor allem fundamentale Überzeugungen und Grundannahmen über sich selbst und die Welt wichtig. Jeder Mensch hat bestimmte Grundüberzeugungen, sogenannte Schemata. Diese Schemata haben ihren Ursprung in frühkindlichen Beziehungserfahrungen und werden später durch kulturelle und familiäre Einflüsse ebenso wie durch persönliche Erfahrungen weiter geformt.

Gedanken und Überzeugungen sind nicht nur eine Folge des emotionalen Befindens, sondern Gedanken und Überzeugungen können selbst auch positive oder negative Emotionen auslösen. Es besteht eine hohe Interdependenz. Dies wurde in Studien zur Rolle der Kognitionen bei länger dauernder Depression gezeigt. Im Mittelpunkt der kognitiven Theorie steht die Annahme, dass die Überzeugungen des Patienten von Bedeutung für sein Verhalten, seine Emotionen und auch seine körperlichen Reaktionen sind. Die therapeutische Arbeit mit dem Patienten besteht darin, die kognitiven Muster zu evaluieren, die zu dem störenden Verhalten, den belastenden Emotionen und den damit verbundenen krankhaften körperlichen Reaktionen führen, und sie dann durch adäquatere Muster zu ersetzen (s. ▶ Kap. 3 „Psychotherapie").

1.3.6 Krankheitsverarbeitung (Coping)

> **Definition**
> **Coping** (*to cope* = bewältigen, meistern) ist ein aktiver, nicht immer bewusster Prozess der Auseinandersetzung der Betroffenen mit ihrer Krankheit. Nach Lazarus und Folkman (1984) umfasst Coping alle kognitiven, emotionalen und verhaltensorientierten Aktivitäten eines Menschen, die dazu dienen, bereits bestehende oder erwartete (krankheitsbedingte) Anforderungen, Belastungen und Probleme zu überwinden, zu lindern oder zu tolerieren. Das Verhalten kann dabei helfen, Gefühle der Bedrohung, der Selbstwertbeeinträchtigung und des Kontrollverlustes in Grenzen zu halten.

Der Ausgang einer Erkrankung oder Lebenskrise wird nicht nur durch die Art und die Schwere eines belastenden Ereignisses bestimmt, sondern auch dadurch, wie die Patientin die Krankheit bewertet und welche Möglichkeiten der Krisen- und Krankheitsbewältigung ihr zur Verfügung stehen (s. ◘ Abb. 1.6).

Drei Hauptformen der Krankheitsverarbeitung sind zu unterscheiden:

Kognitive Verarbeitung:
Erklärungsversuche für die Krankheit finden; in Büchern, Zeitschriften und im Internet nachlesen; Minimalisierung von Bedrohung durch Sätze wie „Es wird schon nichts Schlimmes sein, andere haben das auch überlebt"; aber auch übertriebene Eigenbeobachtung und maximale Aufmerksamkeit für alle Symptome.

Affektive Verarbeitung:
Stimmungen, Affekte und Emotionen von der normalen Angst- oder Trauerreaktion bis hin zu schweren psychopathologischen Zuständen wie Panikattacken, depressivem Rückzug mit Suizidalität und aggressivem Verhalten.

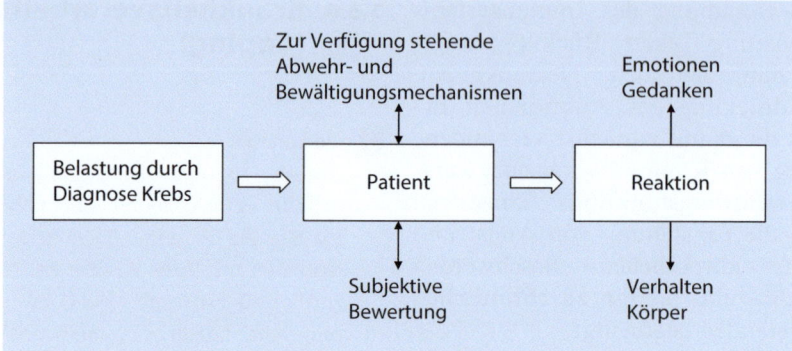

Abb. 1.6 Einfluss des Coping-Stils am Beispiel einer Krebsdiagnose

Verarbeitung auf der Verhaltensebene:
Zupacken, nach vorne schauen, aktiv ärztliche Hilfe suchen und auf andere Menschen zugehen oder Kapitulation und Vermeidung sowie Rückzug.

Auf die Krankheitsverarbeitung **einflussnehmende Faktoren** können sein:
- Die **Schwere der körperlichen Erkrankung** und die daraus resultierenden Beeinträchtigungen.
- Die **Persönlichkeit der Betroffenen.** Günstig ist, wenn das eigene Leben und die darin vorkommenden Ereignisse und Belastungen als verstehbar, bedeutsam und bewältigbar angesehen werden (s. ▶ Abschn. 1.3 „Salutogenese").
- Das **Konzept der Kontrollüberzeugungen.** Die Person hat die Überzeugung, dass sie durch das eigene Verhalten Einfluss auf Lebensereignisse nehmen kann (interne Kontrolle) oder die Lebensereignisse werden vorwiegend als von außen bestimmt erlebt (externe Kontrolle).
- Früher erworbene **Krisenbewältigungsmuster.** Erfolgreiche Bewältigung früherer lebensbedrohlicher Ereignisse oder Krankheiten erhöht, „erlernte Hilflosigkeit" (s. ▶ Kap. 8 „Depressive Störungen") verringert die Fähigkeit zur Stressbewältigung.
- Die **soziale Unterstützung**. Wichtig ist die von Betroffenen **wahrgenommene** soziale Unterstützung, z. B. durch nahe Bezugspersonen, in der Arzt-Patient-Beziehung oder durch die Pflege im Krankenhaus.

Bei den Strategien der Krankheitsbewältigung wird nach der psychodynamischen Theorie zwischen bewussten und unbewussten Strategien unterschieden:

Bewusste Strategien sind z. B. Informationssuche, Suche nach sozialer Unterstützung, Sinnsuche, Religiosität oder Spiritualität, Gespräche führen, Spazierengehen, Ablenkung z. B. durch Kino, Theater oder Sport, Rückzug und Resignation.

Unbewusste Strategien werden als **Abwehrmechanismen** bezeichnet und sollen das Bewusstwerden von Vorstellungen und Gefühlen, die unvereinbar sind mit bewussten Wert- und Verhaltensmaßstäben, verhindern. Die abgewehrten Gedanken und Gefühle tauchen jedoch in Form von Träumen, Zwangsgedanken, plötzlich auftretenden Angstgefühlen und Depressionen und für Außenstehende zunächst nicht nachvollziehbaren, scheinbar inadäquaten Verhaltensweisen wieder auf.

Die wichtigsten Abwehrmechanismen sind:

Verleugnung

Bei diesem „Notfallmechanismus" werden die Realität der Erkrankung und die damit verbundenen Folgen partiell oder total aus-

Psychosomatische Medizin

Tab. 1.2 Verleugnung bei lebensbedrohlicher Erkrankung

Form der Verleugnung	Beispiele
Kognitive Verleugnung der Krankheit	Verleugnung der Diagnose Verleugnung der Prognose Minimalisieren der Krankheit
Verleugnung der Auswirkungen auf die Zukunft	Verleugnung der Verletzbarkeit Unrealistische Zielsetzungen
Unrealistische Erwartungen bezüglich der Behandlung	Mangel an Vertrauen in die Behandlung Unzufriedenheit mit der Behandlung
Verleugnung der Notwendigkeit der Behandlung	Behandlungsabbruch Non-Compliance
Affektive Verleugnung	Verleugnung von Depression Verleugnung von Todesangst

geblendet. Verleugnung ist der wichtigste Abwehrmechanismus bei lebensbedrohlichen Erkrankungen. Sie spielt vor allem zu Beginn einer Erkrankung und bei Diagnosemitteilung eine entscheidende Rolle.

Die Formen der Verleugnung zeigt Tab. 1.2.

Eine Verleugnung der Diagnose liegt z. B. bei einer Patientin mit fortgeschrittenem Zervixkarzinom vor, die sich gegenüber dem ärztlichen und pflegerischen Personal verhält, als wisse sie nichts über ihre Krankheit, sich jedoch bestürzt zeigt über ein Ulcus duodeni, welches bei ihrem Ehemann festgestellt wurde. Eine Verleugnung der Verletzbarkeit liegt vor, wenn ein Patient, nachdem ihm die Diagnose „Krebs" mitgeteilt wurde, sagt: „Ich habe keine Angst, ich komme gut damit zurecht."

Bei Betroffenen, die die Schwere ihrer Erkrankung verleugnen, müssen die Behandelnden erwägen, ob dies in Anbetracht der zur Verfügung stehenden psychischen und sozialen Ressourcen eine adäquate Reaktion ist oder ob die Verleugnung **negative Folgen** mit sich bringen kann. Eine zu lang andauernde Verleugnung einer schon fortgeschrittenen Krebserkrankung kann einen notwendigen Verarbeitungsprozess und die dazugehörige Trauerarbeit behindern.

Vermeiden die Behandelnden ein Informations- und Aufklärungsgespräch und tragen so über längere Zeit zur Aufrechterhaltung der Verleugnung bei, kann im Verlauf der Erkrankung ein Punkt erreicht werden, an dem die Realität der Erkrankung so übermächtig wird, dass der Verleugnungsprozess zusammenbricht und der Patient das Vertrauen in die Behandelnden verliert und sich abwendet.

Dissoziation

Das Erleben des eigenen Körpers und der eigenen Person als fremd und unwirklich. Fantasien über die Unverletzlichkeit des eigenen Körpers können eine bedrohliche, potenziell unerträgliche Situation erträglicher machen.

Regression

Rückkehr auf eine unreife Entwicklungsstufe, z. B. sich von anderen sehr umsorgen zu lassen, zu Hause oder im Krankenhaus keine Verantwortung mehr zu übernehmen und sich so in Abhängigkeit anderer zu begeben.

Weitere Angst-Abwehr-Mechanismen werden von F. Meerwein (1998) bei Krebskranken beschrieben:

Projektion
Verlagern der Angst in die Außenwelt: „Meine Frau macht sich über meinen Zustand große Sorgen. Ich bitte Sie, ihr beizustehen, denn ihre Angst belastet mich mehr als alles andere."

Intellektualisierung
Emotionales wird in formaler, rein kognitiver, emotionsloser Art behandelt: „Meines Wissens beträgt die Gefahr der Erkrankung der zweiten Brust nach Brustkrebs etwa 15 %. Ich schlage vor, dass Sie mir sofort beide Brüste amputieren, damit ich mich als endgültig geheilt betrachten kann."

Rationalisierung und Verschiebung
Sekundäre Rechtfertigung von Verhaltensweisen durch Scheinmotive. Abkopplung emotionaler Reaktionen von ihren ursprünglichen Inhalten und die Verknüpfung mit anderen, weniger wichtigen Situationen oder Gegenständen: „Die Krankheit als solche macht mir keine Angst. Hingegen fürchte ich die Einnahme der Medikamente. Wenn ich gelegentlich Angst verspüre, so sind die starken Medikamente daran schuld."

Verkehrung ins Gegenteil
Angsterzeugende Impulse werden durch Entwicklung entgegengesetzter Gefühle abgewehrt. „Noch nie fühlte ich mich so gut, wie seitdem ich krank bin. Mein Leben ist intensiver und reicher geworden."

Einen günstigen Einfluss auf das emotionale Befinden und die Lebensqualität haben:
- eine aktive, problemorientierte Krankheitsverarbeitung,
- Unterstützung durch das soziale Umfeld,
- Vertrauen in die ärztliche Behandlung.

Als ungünstig haben sich erwiesen:
- Resignation,
- Hilf- und Hoffnungslosigkeit,
- sozialer Rückzug,
- starke psychische Belastungen, z. B. Depression.

In einigen Studien waren Patienten mit depressiven Coping-Strategien wie sozialem Rückzug, fehlendem Kampfgeist und Fatalismus anfälliger für Krankheitsrezidive und hatten eine erhöhte Mortalität.

Zitierte Literatur

Engel GL (1977) The need for a new medical model: a challenge for biomedicine. Science 196(4286):129–136
Lazarus RS, Folkman S (1984) Stress, appraisal and coping. Springer, New York
Meerwein F (1998) Einführung in die Psychoonkologie. Huber, Bern

Weiterführende Literatur
Bauer J (2005) Das Gedächtnis des Körpers. Wie Beziehungen und Lebensstile unsere Gene steuern, 3. Aufl. Pieper, München
Bowlby J (2006) Bindung und Verlust. Mutterliebe und kindliche Entwicklung. Ernst Reinhardt, München
Ehlert U (2003) Verhaltensmedizin. Springer, Berlin
Rüegg JC (2003) Psychosomatik, Psychotherapie und Gehirn. Neuronale Plastizität als Grundlage einer biopsychosozialen Medizin, 2. Aufl. Schattauer, Stuttgart
v. Uexküll T (2018) Psychosomatische Medizin. Theoretische Modelle und klinische Praxis, 8. Aufl. Elsevier, München

Quellenverzeichnis
Abbildung 1.3 Ehlert U (2003) Verhaltensmedizin. Springer, New York
Abbildung 1.5 McEwen BS (1998) Protective and damaging effects of stress mediators. New Engl J Med 338:171–179

Klassifikation und Diagnostik psychischer und psychosomatischer Störungen

Kurt Fritzsche und Johanna Löhlein

Inhaltsverzeichnis

2.1 Der psychische Befund – 24

2.2 Diagnostik psychischer Störungen in der Psychosomatischen Medizin und Psychotherapie – 25

2.2.1 Die biopsychosoziale Anamnese – 25
2.2.2 Diagnostik in der Kognitiven Verhaltenstherapie – 30
2.2.3 Diagnostik in der Psychodynamischen Psychotherapie – 30

Zitierte Literatur – 32

Einleitung Die Klassifikationssysteme ICD und DSM wurden mit dem Ziel entwickelt, eine gemeinsame Sprache über Störungen zu schaffen, die fachübergreifend im klinischen wie auch im Forschungskontext gültig ist. Klassifikationssysteme sollen klinisch tätigen Ärzten überhelfen, den Krankheitsverlauf, die Prognose sowie den Behandlungsbedarf einzuschätzen. In der Forschung dienen Klassifikationssysteme der Fallidentifikation in epidemiologischen Studien und bilden eine Grundlage für die Erforschung der Ätiologie und des Verlaufs von Krankheiten sowie für die Kommunikation von Forschungsergebnissen.

Es wird zwischen einem kategorialen und einem dimensionalen Diagnosesystem unterschieden.

In einem kategorialen Diagnosesystem ist eine psychische Störung entweder vorhanden oder nicht vorhanden. Die Diagnose wird operationalisiert anhand festgelegter Diagnosekriterien. In einem dimensionalen **Diagnosesystem** bilden Symptome ein Spektrum ohne klare Trennung zwischen gesund und krank. Ein kategoriales System hat eine klare Struktur, die die Kommunikation vereinfacht. Die Komplexität einer psychischen Störung wird jedoch nur unzureichend abgebildet. Im dimensionalen Ansatz wird die Komplexität besser abgebildet, es ist aber auch komplizierter, dieses System anzuwenden.

Bei der Diagnostik psychischer Störungen sind zwei Klassifikationssysteme besonders verbreitet:
1. Die internationale Klassifikation psychischer Störungen (ICD), herausgegeben von der Weltgesundheitsorganisation (WHO). Diese ist in Deutschland maßgeblich.
2. Das diagnostische und statistische Manual psychischer Störungen (DSM) von der American Psychiatric Association (APA), das auch in deutscher Übersetzung vorliegt. Das DSM wird vor allem in den USA eingesetzt, in Deutschland wird es nur in der Forschung verwendet, meist zusätzlich zur ICD.

ICD und DSM sind kategoriale Systeme.

Zur Objektivierung der Diagnosen werden in der Forschung Erhebungsinstrumente wie **strukturierte oder standardisierte Interviews** (z. B. SCID, CIDI) und **Checklisten** verwendet.

Strukturierte oder standardisierte Interviewdiagnostik erhöht die Validität und Reliabilität der ICD- und DSM-Diagnostik. Die Voraussetzung dafür ist ein aufwendiges Interviewertraining. Neben den Interviews werden auch **Fragebogen-Persönlichkeitstests** und Fragebögen zur Selbstbeurteilung psychischer Symptome (Symptomchecklisten) eingesetzt. Die Tests und Fragebögen werden auch zur Verlaufsdiagnostik eingesetzt, z. B. für Prä- und Postmessungen sowie Katamnesen.

2.1 Der psychische Befund

Die Arbeitsgemeinschaft für Methodik und Dokumentation in der Psychiatrie (ADMP 2018) hat zur Dokumentation des psychischen Befundes für den deutschsprachigen Raum das **AMDP-System** entwickelt. Das AMDP-System fokussiert die systematische Analyse und Dokumentation der beobachteten Symptome sowohl im Querschnitt als auch im Verlauf. Es ist sehr gut geeignet für die Primärversorgung in der Hausarzt- und Facharztpraxis.

Die Symptome des psychischen Befundes sind in zwölf Merkmalsgruppen unterteilt (s. Tab. 2.1).

Für eine ausführliche Beschreibung des psychischen Befundes nach dem AMDP-System möchten wir auf die Lehrbücher der Psychiatrie verweisen.

Klassifikation und Diagnostik psychischer und psychosomatischer …

Tab. 2.1 Zwölf Merkmalsgruppen mit Formulierungsbeispiel für einen Normalbefund

Merkmalsbereich	Normalbefund
Bewusstseinsstörung	Der Patient/die Patientin ist klar,/bewusstseinshell, wach, örtlich, zeitlich, zur Person und situativ voll orientiert
Orientierungsstörungen	
Aufmerksamkeits- und Gedächtnisstörungen	Auffassung, Konzentration, Merkfähigkeit und Gedächtnis sind nicht beeinträchtigt
Formale Denkstörungen	Der formale Gedankengang ist geordnet
Abnorme Befürchtungen und Zwänge	Es bestehen keine Ängste, Phobien oder Zwänge
Wahn	Es fallen keine inhaltlichen Denkstörungen oder Störungen des Ich-Erlebens oder der Wahrnehmung auf
Sinnestäuschungen	
Ich-Störungen	
Störungen der Affektivität	Die Stimmungslage ist ausgeglichen, die affektive Schwingungsfähigkeit ist voll erhalten
Antriebs- und psychomotorische Störungen	Das Verhalten ist sozial und situativ adäquat, keine Beeinträchtigung von Antrieb oder Psychomotorik
Zirkadiane Besonderheiten	Es bestehen keine zirkadianen Besonderheiten
Andere Störungen	Es liegen keine Hinweise auf Suizidalität, Selbstgefährdung, Aggressivität oder andere Störungen vor

2.2 Diagnostik psychischer Störungen in der Psychosomatischen Medizin und Psychotherapie

2.2.1 Die biopsychosoziale Anamnese

Die Anamnese ist die häufigste Gesprächsform in Krankenhaus und Praxis. In der Notfallambulanz einer Klinik ist ein anderer Ablauf gefragt als in der Hausarztpraxis. Die hier vorgestellten Phasen beziehen sich auf einen Fall mit wenigen Vorinformationen über den Patienten und keinen unmittelbaren Handlungsbedarf (wie etwa bei akuten Schmerzen). Die einzelnen Phasen sind in Tab. 2.2 dargestellt. Je nach Aufgabenstellung ist die Ärztin gezwungen, einzelne Phasen vorzuziehen oder ganz auszulassen und später nachzuholen.

2.2.1.1 Begrüßung

Bei der Begrüßung zeigt sich, wie zugewandt und interessiert der Arzt ist. Begrüßt er den Patienten mit Handschlag und Namen und schaut ihm in die Augen, wirkt er einladend und herzlich. Versteckt er sich hinter einer Akte oder dem Computerbildschirm und liest den Namen des Patienten von einer Karteikarte ab, wirkt er unnahbar. Für den Arzt ist die Begegnung eine professionelle Routine, für den Patienten jedoch verbinden sich vielfältige Hoffnungen und Befürchtungen mit dem Termin. Der Blutdruckanstieg beim Arzttermin („Weißkittel-Hypertonie") ist ein eindrückliches Beispiel dafür. Ein kurzer Small Talk erleichtert den ersten Kontakt. Ein, zwei Sätze über die Familie, das Wetter, die Anfahrt überbrücken die Unsicherheit. Zur Begrüßung gehört auch, dass der Arzt sich und seine Funktion vorstellt.

◼ **Tab. 2.2** Gesprächsphasen im Anamnesegespräch nach Köhle (2005)

1. Vertrauensvolle und hilfreiche Beziehung aufbauen

1.1 Begrüßung und Vorstellung
– Blickkontakt aufnehmen
– Begrüßung
– Mit Namen ansprechen, Hand geben
– Sich mit Namen vorstellen
– Funktion erklären

1.2 Für eine ungestörte, ruhige Gesprächsatmosphäre sorgen
– Evtl. Schild „Bitte nicht stören" an die Zimmertür
– Wenn möglich, Mitpatienten hinausbitten
– Fernseher oder Radio ausschalten
– Auf evtl. Störungen durch Piepser, Kollegen oder Pflegepersonal hinweisen

1.3 Für angenehme Gesprächsatmosphäre sorgen
– Gespräch im Sitzen führen (Stuhl am Krankenbett)
– Evtl. Bett hochstellen
– Nähe/Distanz abstimmen
– Körperhaltung des Patienten beachten

1.4 Gesprächsinhalt und Rahmen abstecken
– Gesprächsziele verdeutlichen
– Zeitrahmen mitteilen

2. Dem Patienten zuhören, um etwas über ihn und seine Erkrankung zu erfahren

2.1 Gespräch offen beginnen
– Angebot „Was kann ich für Sie tun?"
– Konsultationsanlass „Was führt Sie zu mir?"
– Befindlichkeit „Wie geht es Ihnen im Moment?"

2.2 Erzählen fördern – Rückmeldung geben
– Hörersignale „Hm, ja", Nicken
– Blickkontakt
– Patient nicht unterbrechen
– Pausen tolerieren
– Freie Themenentfaltung zulassen

2.3 Aktiv zuhören – verbal unterstützen
– Offen fragen „Wie kam das?"
– Zum Weitersprechen ermutigen
– Äußerungen wörtlich wiederholen
– Äußerungen paraphrasieren

2.4 Verständnis sichern
– Rückfragen „Verstehe ich richtig, dass…?"
– Zusammenfassen

2.5 Beziehungsverhalten reflektieren
– Wie geht der Patient auf das Gesprächsangebot ein?
– Welches Beziehungsmodell sucht der Patient? Paternalismus, Dienstleistung, Partnerschaft?

2.6. Emotionen zulassen und verstehen
– Nonverbal (z. B. Gestik, Mimik)
– Ansprechen „Nehme ich richtig wahr, dass…?"
– Benennen „Das macht Sie dann traurig…"
– Klären „Wie fühlen Sie sich dann?"

◘ **Tab. 2.2** (Fortsetzung)

2.7. Eigene Emotionen als diagnostischen Wegweiser benutzen
– z. B. Abneigung, Ärger
– Langeweile, Traurigkeit, Leere
– Behüten, schützen wollen

3. Selbst- und Familienanamnese vervollständigen

– Vegetative Anamnese
– Medikamente
– Frühere Erkrankungen, Vorbehandlungen
– Familiäre Erkrankungen, Risikofaktoren
– Biografie mit typischen Schwellensituationen wie Schulzeit, Pubertät, Auszug aus dem Elternhaus, Berufswahl, Heirat, Berentung
– Aktuelle Lebenssituation, z. B. Beruf, Familie
– Auf Lücken zurückkommen „Sie ließen bisher unerwähnt…"

3.1 Subjektive Krankheitsvorstellungen
– Konzepte „Was stellen Sie sich selbst darunter vor?"
– Erklärungen „Sehen Sie selbst Ursachen dafür?"

4. Detail der Beschwerden

4.1 Beschwerdedimensionen erfragen
– Lokalisation und Ausstrahlung
– Qualität „Welchen Charakter haben die Schmerzen, z. B. brennender oder stechender Schmerz?"
– Intensität „Wie stark sind die Schmerzen?" (Skala 0-10)
– Funktionsstörung/Behinderung „Wie weit sind Sie dadurch beeinträchtigt?"
– Begleitsymptome „Haben Sie dabei auch…?"
– Zeitliche Zusammenhänge (Zeitpunkt des Auftretens, Verlauf, z. B. periodisch, anfallsartig, Dauerschmerz)
– Begleitumstände: „In welcher Situation tritt das auf?", „Welche Einflüsse verstärken die Beschwerden oder erleichtern sie?"

5 Zusammenfassen und weiteres Vorgehen gemeinsam abstimmen

5.1 Gespräch zusammenfassen
– Konsultations- oder Aufnahmegrund
– Beschwerden
– Bisherige Diagnosen
– Therapievereinbarungen

5.2 Erwartungen klären
– Vorstellungen, Wünsche, Hoffnungen klären „Was haben Sie sich vorgestellt?", „Was könnte Ihrer Meinung nach helfen?"
– Kontrollüberzeugungen erkunden „Was könnten Sie selbst ändern?"

5.3 Klärung offener Fragen anbieten
– Information „Haben Sie noch Fragen?"
– Zufriedenheit „Kommen Sie damit erstmal zurecht?"

5.4 Diagnostik/Therapieplan und Folgetermine vereinbaren
– Präferenz für Entscheidungsmodell beachten: Paternalismus – Dienstleistung – partnerschaftliche Kooperation
– Vorschläge und Risiken besprechen
– Reaktionen berücksichtigen
– Konsens anstreben
– Untersuchungstermine vergeben
– Nächsten Gesprächstermin festlegen
– Notfallmaßnahmen regeln

5.5 Patient verabschieden

2.2.1.2 Patientenzentrierte Phase

Der Patient schildert sein Anliegen. Mit der patientenzentrierten Gesprächsführung unterstützt der Arzt die Darstellung. Er sollte in dieser Phase nicht unterbrechen, es sei denn für Verständnisfragen.

Diese Phase hat das Ziel, den Patienten kennenzulernen. Der Arzt erhält Informationen zu den Beschwerden, den Lebensumständen des Patienten und der Lebensqualität und wie diese sich durch die Erkrankung verändert hat. Schließlich kann der Arzt die persönlichen Vorstellungen über die Entstehung und Aufrechterhaltung der Erkrankung erfragen sowie die Ressourcen des Patienten in der Bewältigung der Erkrankung.

Der Arzt kann beispielsweise fragen:
- „Was glauben Sie, woher Ihre Beschwerden kommen?"
- „In welcher Lebenslage sind Sie erkrankt?"
- „Haben Sie Befürchtungen in Bezug auf die Krankheit?"
- „Haben Sie schon an bestimmte Behandlungsmaßnahmen gedacht?"

Dadurch gelingt es, eigene Vorstellungen über Diagnostik und Therapie in Einklang mit denen des Patienten zu bringen oder auch Diskrepanzen festzustellen und zu benennen.

Macht der Patient in dieser Phase Andeutungen über psychosoziale Belastungen, ohne sie weiter auszuführen, ist er wahrscheinlich unsicher, ob er diese Informationen geben darf.

> ▶ **Fallbeispiel**
>
> **Arzt:** „Sie haben gerade angedeutet, dass es für Ihre Kinder nicht einfach ist, mit Ihrer Krankheit umzugehen. Da ich denke, dass es auch zu Ihrem Wohlbefinden gehört, wie Ihre Kinder damit fertig werden, würde es mich interessieren, darüber mehr zu erfahren."
>
> Möglicherweise ist der Patient irritiert, weil er bislang die Erfahrung gemacht hat, dass Ärzte solche Themen ausgeklammert haben. Er könnte etwa so reagieren:
>
> **Patient:** „Ich weiß nicht, ändern lässt sich daran wohl sowieso nichts."
>
> Der Arzt kann dann erklären, warum es ihn interessiert, und es dem Patienten überlassen, ob er weiter darüber sprechen möchte.
>
> **Arzt:** „Ich weiß nicht, ob wir daran etwas ändern können. Aber mir ist wichtig, dass Sie durch die Behandlung so wenige Belastungen wie möglich haben. Wenn Sie möchten, können Sie mir gerne mehr erzählen." ◀

2.2.1.3 Psychosoziale Anamnese

In einer zunächst somatisch ausgerichteten Anamnese können Daten zur Lebensgeschichte, z. B. schwere Krankheiten oder Krankenhausaufenthalte in der Kindheit oder Belastungen durch Krankheit oder Tod eines Elternteils, zur Sprache kommen. Diese Informationen ermöglichen es dem Arzt, schon erste Hypothesen über einen Zusammenhang von früheren Belastungen und aktuellen Beschwerden herzustellen.

Weitere psychosoziale Themen sind:
- Typische Schwellensituationen wie Schulzeit, Pubertät, Auszug aus dem Elternhaus, Berufswahl, Heirat, Berentung
- Aktuelle Lebenssituation, z. B. Beruf, Familie
- Veränderungen im Arbeits- und Berufsleben
- Formen der Krankheitsbewältigung, z. B. aktives oder depressives Coping, Verleugnung der Schwere der Symptomatik
- Subjektives Verständnis der Krankheitsursache
- Folgen, Erwartungen in Bezug auf die Behandlung und den Verlauf
- Emotionale Belastungen wie Ängste, depressive Symptome

2.2.1.4 Arztzentrierte Phase

In der arztzentrierten Phase der Anamnese stellt der Arzt geschlossene Fragen, um die Informationen zu ergänzen, die er für eine

Diagnose benötigt. Die vielfach eingesetzten Anamnesebögen helfen, alle notwendigen Fragen zu stellen, und signalisieren dem Patienten den geänderten Gesprächsstil. Sollte ein Patient in dieser Phase noch sehr weitschweifig erzählen, ist es hilfreich, dem Patienten die geänderte Gesprächsform transparent zu machen (s. ▶ Abschn. 5.3.5 „Arztzentrierte Gesprächsführung").

> ▶ **Fallbeispiel**
>
> **Arzt:** „Mir fällt auf, dass Sie meine Fragen sehr ausführlich beantworten. Ich habe noch einige Fragen an Sie und möchte Sie bitten, diese kurz und knapp zu beantworten. Wenn es dann noch etwas gibt, worüber Sie mit mir sprechen wollen, dann möchte ich mir dafür gerne Zeit nehmen, wenn wir mit dem Bogen am Ende sind. Sind Sie damit einverstanden?" ◀

2.2.1.5 Körperliche Untersuchung

Auch bei der körperlichen Untersuchung gibt es zwischen Arzt und Patient eine verbale und eine nonverbale Kommunikation. Das Berühren bei der körperlichen Untersuchung ist eine oft intime Annäherung an einen Fremden. Zum Beispiel bei der Untersuchung des Abdomens ist das Maß an notwendiger Entspannung abhängig von der Feinfühligkeit des Untersuchers.

> **Praxistipps**
>
> Die **Wahrnehmung** und **Rückmeldung** körperlicher Reaktionen an den Patienten können helfen, dass der Patient sich entspannt, Vertrauen gewinnt und sich vom Arzt verstanden fühlt:
> „Ich merke, dass sich Ihr Bauch verkrampft. Ist Ihnen die Berührung unangenehm?"

2.2.1.6 Behandlungsplanung

Das Ziel ist, mit dem Patienten gemeinsam eine Behandlungsstrategie zu finden, die die Vorstellungen des Patienten so weit wie möglich mit dem medizinisch Notwendigen harmonisiert („Shared Decision Making"). Die Erkenntnisse zur Compliance sind ernüchternd. In der hausärztlichen Praxis nehmen nur 33 % der Patienten ihre Medikamente wie verordnet ein. Es ist also wichtig, dass der Patient der Behandlung folgen kann und möchte.

> ▶ **Fallbeispiel**
>
> **Arzt:** „Es gibt verschiedene Behandlungsansätze, die denkbar sind. Wenn Sie möchten, informiere ich Sie darüber, und wir entscheiden anschließend gemeinsam, was für Sie das Beste ist. Wenn Sie möchten, kann ich die Entscheidung aber auch aus meiner Sicht für Sie treffen."
> Die Antwort könnte lauten:
> **Patient:** „Sie sind doch der Experte, entscheiden Sie das."
> Oder:
> **Patient:** „Ja, das wäre mir schon lieb, erstmal zu hören, was es für Alternativen gibt." ◀

2.2.1.7 Abschluss

Die Abschlussphase dient dem Resümee. Dazu nutzt der rzt erneut das Mittel der Zusammenfassung, mit der die Thematik des Gesprächs und die wichtigsten Punkte aufgegriffen werden.

> ▶ **Fall**
>
> **Arzt:** „Wir haben heute über Ihre weiterhin bestehenden Beschwerden gesprochen. Wir haben vereinbart, noch einmal Blut abzunehmen, und wenn bei den Blutwerten nichts dagegen spricht, mit der medikamentösen Behandlung anzufangen. Sie haben auch über die Probleme mit Ihrer Frau gespro-

chen. Um darauf einzugehen, machen wir einen neuen Termin in den nächsten Tagen aus. Bei der Gelegenheit werden wir dann auch die Blutwerte besprechen. Gibt es noch Fragen, die wir vergessen haben?" ◂

Der Patient bekommt auch hier die Möglichkeit, Wichtiges zu ergänzen. Der Arzt entscheidet dann, ob Ergänzungen sofort oder in einem weiteren Termin geklärt werden können. Nur wenn die neue Information diagnose- oder behandlungsentscheidend ist oder sehr schnell geklärt werden kann, sollte der Arzt sofort darauf eingehen. Andernfalls ist es sinnvoller, den Zeitplan einzuhalten und einen neuen Termin zu vereinbaren.

2.2.2 Diagnostik in der Kognitiven Verhaltenstherapie

Zu Beginn einer verhaltenstherapeutischen Behandlung stehen die Verhaltens- und Problemanalyse. Anhand konkreter Situationen werden die Probleme der Patientin in Abhängigkeit von den auslösenden und aufrechterhaltenden Bedingungen und im Hinblick auf die daraus resultierenden Verhaltensweisen untersucht. Besonderes Augenmerk gilt den „dysfunktionalen Kognitionen" der Patientin, welche dem Verhalten in der Regel vorausgehen und auf zugrunde liegende Denkmuster schließen lassen, die aus der Biografie der Patientin resultieren. Aus der Problemanalyse werden die therapeutischen Ziele und Interventionen abgeleitet.

Die Verhaltensanalyse wird nach dem sogenannten **SORKC-Modell** durchgeführt. **S** für **Stimulus** steht für die auslösenden externen oder internen Reize (z. B. nicht bestandene Prüfung, Tod eines Elternteils, nächtliche Ängste). **O** für **Organismus** steht für eine individuelle Anfälligkeit für bestimmte Krankheiten, aber auch Persönlichkeitseigenschaften, emotionale und kognitive Muster, Überzeugungen und Glaubenssätze. **R** steht für die **Reaktion**, also das Verhalten, das auf mehreren Ebenen (emotionale, physiologische, kognitive und Handlungsebene) beschrieben wird. **K** steht für **Kontingenz** und gibt an, wie häufig und regelmäßig kurz- und langfristig Konsequenzen auf das Verhalten folgen. **C** steht für die positiven und negativen **(C)-Konsequenzen**, die sich aus dem Verhalten, den Emotionen, den Körperreaktionen und den Gedanken ergeben. Sie tragen zum Abbau, Aufbau oder zur Aufrechterhaltung des Verhaltens, Denkens und Fühlens bei.

Neben der Untersuchung von Stimulus-Reaktions-Zusammenhängen **(Mikroanalyse)** werden in der Regel auch die Einflüsse des erweiterten Umfelds der Patientin wie beispielsweise das Verhalten von Familienangehörigen, Arbeitskollegen, Freunden und Bekannten einbezogen **(Makroanalyse)**. Auch die therapeutische Beziehung wird Gegenstand der Analyse.

2.2.3 Diagnostik in der Psychodynamischen Psychotherapie

„Eine Diagnose ist nur der Name für ein unbekanntes Drama" (von Uexküll).

Die Diagnosen nach ICD oder DSM ersetzen nicht den diagnostischen Prozess einer biopsychosozialen Anamnese und das daraus abgeleitete **Verständnis** der Ursachen und der Entwicklung der Beschwerden.

Auch bei den psychodynamischen diagnostischen Methoden erfolgt zunächst eine Erhebung des psychischen Befunds mit einer Beschreibung und Klassifikation der Symptome nach ICD oder DSM. Daran schließt sich die Erfassung von **unbewussten Prozessen, Strukturmerkmalen der Persönlichkeit, Konflikten und interpersonellen Beziehungserfahrungen** in Gegenwart und Vergangenheit an. Die Symptome, mit denen der Patient in die Ambulanz der Psychosomatischen Klinik oder in die Praxis der niedergelassenen Psychotherapeutin kommt, sollen auf Grundlage des aktuellen und vergangenen **lebensgeschichtlichen Hintergrunds** verstanden werden. Hierzu dient die oben beschriebene biopsychosoziale Anamnese.

Die Dauer eines solchen diagnostischen Gespräches beträgt ca. 60 min.

Eine strukturierte Erfassung von interpersonellen Beziehungen, Grundkonflikten und strukturellen Beeinträchtigungen ist mithilfe der **Operationalisierten Psychodynamischen Diagnostik (OPD)** möglich.

2.2.3.1 Operationalisierte Psychodynamische Diagnostik (OPD)

Was ist die OPD?

Die OPD wurde vorwiegend für psychoanalytisch und tiefenpsychologisch fundiert arbeitende Psychotherapeuten entwickelt. In einem ein- bis zweistündigen halbstrukturierten Erstgespräch kann der Kliniker Aspekte der Krankheitsverarbeitung, der Beziehungs- und der Konfliktdiagnostik erfassen. Ein Interviewleitfaden liegt vor.

Warum OPD?

Das Diagnosemodell des ICD-10 fokussiert die Beschreibung von international vergleichbaren diagnostischen Kategorien, die aber für den Bereich der psychischen Störungen aus Sicht der psychodynamisch arbeitenden Behandelnden zu oberflächlich bleiben. Ihrer Meinung nach lassen sich damit sowohl die Psychotherapieindikation als auch die Prognose der psychischen Störung nicht valide abbilden. Von psychodynamischer Seite besteht neben der Unzufriedenheit mit dem deskriptiven Klassifikationssystem auch Kritik an der fehlenden wissenschaftlichen Übereinstimmung und geringen Kommunizierbarkeit psychodynamischer Befunde und der uneinheitlichen Beschreibung von psychischen Störungen.

Ziele der OPD

In der OPD wird die symptomzentrierte, deskriptiv orientierte **ICD-10-Klassifikation** psychischer und psychosomatischer Störungen um relevante psychodynamische Dimensionen erweitert und operationalisiert. Die OPD liefert die notwendigen Informationen für die **Indikationsstellung** zur Psychotherapie, die **Therapieplanung** sowie die Evaluation von therapeutischen Prozessen. Darüber hinaus kann die OPD im Rahmen der psychotherapeutischen Aus- und Weiterbildung eingesetzt werden und fördert die Kommunikation über Diagnostik und Therapieplanung zwischen psychotherapeutischem Fachpersonal.

Wie ist die OPD aufgebaut?

Das OPD-System basiert auf fünf relevanten diagnostischen Achsen:

Achse I: Krankheitserleben und Behandlungsvorraussetzung

Diese Achse erfasst Schwere und Dauer der **Symptomatik,** den **Leidensdruck,** das **subjektive Krankheitskonzept** des Patienten, seine **Veränderungsmotivation** sowie seine **Veränderungsressourcen.**

Achse II: Beziehungen

Die **Beziehungsdynamik** wird mithilfe einer Item-Liste jeweils aus der Eigen- und Fremdperspektive erfasst:
- Wie erlebt die Patientin andere in ihrem Verhalten und ihren Gefühlen?
- Wie reagiert sie (nach ihrem eigenen Erleben) auf das Verhalten und die Gefühle anderer?
- Welches Beziehungsangebot macht sie anderen mit ihren Reaktionen?
- Wie reagieren andere darauf?
- Wie erlebt es die Patientin, wenn andere ihr auf diese Weise antworten?

Achse III: Konflikt

Es werden sieben lebensbestimmende **intrapsychische Konflikte** unterschieden:
1. Individuation vs. Abhängigkeit
2. Kontrolle vs. Unterwerfung
3. Versorgung vs. Autarkie
4. Selbstwertkonflikt

5. Schuldkonflikt
6. Ödipaler Konflikt
7. Identitätskonflikt

Achse IV: Struktur

Über welche **psychischen Funktionen** verfügt die Patientin, um sich selbst und ihre Beziehungen zu anderen regulieren zu können?

Vier Dimensionen werden unterschieden:
1. Die Wahrnehmung von sich selbst und von anderen
2. Die Steuerung von Affekten bei sich selbst und im Bezug zu anderen
3. Die Fähigkeit zur emotionalen Kommunikation mit sich selbst und mit anderen
4. Die Bindung an verinnerlichte Personen und an andere Menschen

Auf jeder Dimension wird das Integrationsniveau beurteilt nach: **gut, mäßig, gering integriert** oder **desintegriert**. Abschließend wird das strukturelle Gesamtniveau eingeschätzt.

Achse V: Psychische und psychosomatische Störungen und körperliche Erkrankungen nach ICD-10

Anwendung

Die OPD ist im System der psychotherapeutischen Versorgung in Deutschland fest etabliert. Sie ist Teil des Gegenstandskatalogs für psychologische Psychotherapeuten aller Ausrichtungen, wird in der Antragsstellung zur Richtlinienpsychotherapie und dem Gutachterwesen verwendet und in Kliniken und Seminaren systematisch gelehrt. In der Supervision von Behandlungen in Klinik und Praxis sowie für die Formulierung der Psychodynamik im **Gutachterantrag** wird häufig nur die Beziehungs-, Konflikt- und Strukturachse verwendet.

Zitierte Literatur

Köhle K (2005) Ärztliche Gesprächsführung und Mitteilung schwerwiegender Diagnosen. AG Medizindidaktik. Institut und Poliklinik für Psychosomatik und Psychotherapie Universität Köln

Arbeitsgemeinschaft für Methodik und Dokumentation in der Psychiatrie (Hrsg) (2018) Das AMDP-System. Manual zur Dokumentation psychiatrischer Befunde, 10. überarb. u. erw. Aufl. Springer, Berlin

Weiterführende Literatur

Ebert D (Hrsg) (2016) Psychiatrie systematisch, 9. Aufl. UNI-MED, Bremen

Arbeitsgemeinschaft für Methodik und Dokumentation in der Psychiatrie (Hrsg) (1995) Das AMDP-System, 5. Aufl. Springer, Berlin

Senf W, Broda M, Voss D, Neher M (2020) Praxis der Psychotherapie: Ein integratives Lehrbuch. Thieme, Stuttgart

Psychotherapie

Michael Wirsching und Kurt Fritzsche

Inhaltsverzeichnis

3.1 Grundformen der Psychotherapie – 34
3.1.1 Psychodynamische Psychotherapieverfahren – 35
3.1.2 Kognitive Verhaltenstherapie – 36
3.1.3 Systemische (Paar- und Familien-) Therapie – 38
3.1.4 Klientenzentrierte Gesprächspsychotherapie und andere humanistische Verfahren – 41

3.2 Allgemeine Wirkungen von Psychotherapie – 41

3.3 Neurobiologische Korrelate – 43

3.4 Wege zur Psychotherapie – 44
3.4.1 Wer darf Psychotherapie ausüben? – 44
3.4.2 Behandlungsformen (Settings) – 44
3.4.3 Anlaufstellen und Beratung – 45

3.5 Evidenzbasierte Psychotherapie – 46

Zitierte Literatur – 46

© Springer-Verlag GmbH Deutschland, ein Teil von Springer Nature 2020
K. Fritzsche und M. Wirsching (Hrsg.), *Basiswissen Psychosomatische Medizin und Psychotherapie*,
https://doi.org/10.1007/978-3-662-61425-9_3

◼ **Einleitung**

Die einfachste Definition für Psychotherapie ist die Lösung psychologischer Probleme mit psychologischen Mitteln.

Psychotherapie ist Beziehungsarbeit, basierend auf der Interaktion von Therapeutin und Patient. In Mehrpersonensettings wie der Paar- und Familientherapie oder der Gruppentherapie werden die Interaktionen komplexer. Die Qualität der Beziehung zur Therapeutin ist entscheidend für das Gelingen der Behandlung. Wenn die Therapeutin nicht als hilfreich und vertrauenswürdig erlebt wird, ist ein positives Behandlungsergebnis nahezu ausgeschlossen. Dies ist vergleichbar zur Bedeutung der Arzt-Patient-Beziehung in der Medizin.

Eine differenziertere, bis heute gültige Beschreibung hat der Wiener Psychiater und Psychoanalytiker Strotzka (1972) gegeben:

Psychotherapie ist
- ein bewusster und geplanter **interaktioneller** Prozess
- zur Beeinflussung von körperlichen und seelischen Leidenszuständen, die in einem Konsens, möglichst zwischen Patient, Psycho therapeut und Bezugsgruppe, für behandlungsbedürftig gehalten werden, in Richtung auf
- ein **definiertes,** nach Möglichkeit gemeinsam erarbeitetes **Ziel,** z. B. Symptomminderung oder Änderung der Persönlichkeitsstruktur,
- die Erarbeitung neuer Verhaltensweisen und neuer Einsichten bezüglich der Lebensgeschichte, der gegenwärtigen Lebenssituation und der Beziehungen zu anderen Menschen,
- die systematische Förderung der Nachentwicklung und der Erweiterung der Persönlichkeit
- mithilfe von
- **psychologischen Mitteln,** also durch Kommunikation meist verbal oder auch nonverbal,
- lehr- und lernbaren Techniken

auf der Basis einer Theorie des normalen und pathologischen Verhaltens.

In der Regel ist dazu eine tragfähige **emotionale Bindung** notwendig.

Als professionelle Hilfe unterscheidet sich die Psychotherapie von der **Selbsthilfe,** wie sie in Selbsthilfegruppen von Betroffenen lange etabliert ist.

Alternative Formen professioneller psychosozialer Hilfe sind:
- die Ehe-, Familien- und Lebensberatung, Schwangerschaftskonfliktberatung, Suchtberatung,
- die hausärztliche psychosomatische Grundversorgung.

3.1 Grundformen der Psychotherapie

Als wissenschaftlich fundiert, also evidenzbasiert, gelten heute (s. ◻ Tab. 3.1):
- psychodynamische Psychotherapieverfahren wie die Analytische Psychotherapie (Psychoanalyse) und die tiefenpsychologisch fundierte Psychotherapie,
- die Kognitive Verhaltenstherapie,
- die Systemische Psychotherapie,
- humanistische Verfahren wie die Klientenzentrierte Gesprächspsychotherapie.

In Deutschland gibt es derzeit vier Richtlinienverfahren für Psychotherapie, deren Kosten durch Krankenkassen erstattet werden:
1. Analytische Psychotherapie (Psychoanalyse) und tiefenpsychologisch fundierte Psychotherapie,
2. Verhaltenstherapie,
3. Systemische Therapie.

Weitere häufig angewendete Verfahren sind:
- suggestive und autosuggestive Verfahren (Hypnose, Autogenes Training),

Tab. 3.1 Psychotherapeutische Verfahren (Grundorientierungen)

Verfahren	Grundansatz	Anwendungsform
Analytische Psychotherapie (Psychoanalyse) und tiefenpsychologisch fundierte (Psychodynamische) Psychotherapie[a]	Aufdeckung unbewusster Konflikte und „Nachreifung"	1x wöchentlich im Gegenübersitzen, 50–80 h 2–4x wöchentlich im Liegen, 240–300 h
Kognitive Verhaltenstherapie[a]	Verändern von Verhaltens- und Denkschemata	1x wöchentlich, 30–50 h
Systemische Psychotherapie[a]	Änderung zwischenmenschlicher Beziehungen	1x wöchentlich 30–50 Sitzungen. Als Paar- oder Familientherapie: 2- bis 4-wöchentliche Abstände, 15–20 gemeinsame Gespräche
Klientenzentrierte Gesprächspsychotherapie	Selbsterfahrung und „inneres Wachstum"	1x wöchentlich, 30–50 h

[a]Wird von gesetzlichen und privaten Krankenkassen erstattet

- körperorientierte Verfahren (z. B. Konzentrative Bewegungstherapie, Bioenergetik),
- Kunst- oder Musiktherapie,
- achtsamkeitsbasierte Verfahren,
- Gestalttherapie.

3.1.1 Psychodynamische Psychotherapieverfahren

Die Psychoanalyse wurde von Sigmund Freud Ende des 19. Jahrhunderts in Wien entwickelt. Im Mittelpunkt steht die Vorstellung, dass jederzeit nur ein geringer Teil unserer neuronalen Aktivitäten dem Bewusstsein zugänglich ist. Gleichwohl haben unbewusste psychische Prozesse einen wesentlichen Einfluss auf unser Denken, Fühlen und Handeln. Sigmund Freud führte dafür den Begriff des **dynamischen Unbewussten** ein.

Die neurobiologische Forschung der letzten Jahrzehnte hat diesen Befund grundlegend bestätigt, was eine erneute und anhaltende Debatte über das Ausmaß menschlicher Willensfreiheit auslöste. Der Therapeut erkennt die Wirkung unbewusster Einflüsse in den Symptombildungen, z. B. in Form irrationaler Ängste, in den Träumen, den sogenannten Fehlleistungen, also dem Versprechen oder Vergessen, und im Witz.

3.1.1.1 Freie Assoziation, Übertragung, Widerstand

Mit der Methode der freien Assoziation (alles, was der Patientin durch den Kopf geht, soll ausgesprochen werden) wird ein Zugang zum Unbewussten gewonnen. Gedanken und Gefühle, die der Patientin sonst verboten oder verpönt erscheinen, kommen zur Sprache.

Durch die Traumdeutung, den „Königsweg zum Unbewussten", werden verborgene Bedürfnisse und Wünsche, aber auch Ängste sichtbar.

Eine weitere Methode ist die Analyse von Übertragungen bzw. Gegenübertragungen, d. h. der unbewussten Beziehungsmuster, die sich zwischen Therapeuten und Patientinnen einstellen, sowie die Berücksichtigung der Widerstände, welche gegen die Aufdeckung peinlicher, schuldhafter oder ängstigender Konflikte gerichtet sind.

3.1.1.2 Unbewusste Konfliktmuster

Als dynamisch relevante, d. h. verhaltens- und erlebensbestimmende unbewusste Prozesse, werden vor allem diejenigen erkannt, die auf traumatischen oder konflikthaften Erfahrungen in frühen Lebensjahren beruhen.

Auch hier liefert die Grundlagenforschung gute Belege. Die Entwicklungspsychologie zeigt, dass unzulängliche, d. h. instabile, unterbrochene oder widersprüchliche **Bindungserfahrungen** nachhaltig negative Wirkungen entfalten (s. ▶ Abschn. 1.2 „Psychobiologie"). Des Weiteren zeigt die Neurobiologie, dass die **Plastizität,** also die Wandelbarkeit neuronaler Prozesse, höchst unterschiedlich ist. Traumatische Erfahrungen in frühen Jahren bleiben lebenslang erlebens- und verhaltensbestimmend. Ängste, Verletzlichkeiten, überschießende emotionale Reaktionen und mangelndes Vertrauen in andere Menschen sind im sogenannten **prozeduralen** oder **impliziten Gedächtnis** im Hippocampus gespeichert, bewusstseinsfähige Erinnerungen im **episodischen Gedächtnis.** Durch Aufdeckung und Auflösung unbewusster Konflikte und durch korrigierende kompensatorische emotionale Neuerfahrung, u. a. durch Erfahrung von Vertrauen, Geborgenheit und Verständnis, werden eine Symptomminderung und eine Nachreifung möglich.

3.1.1.3 Persönlichkeitsstörungen

Bei Betroffenen mit Persönlichkeitsstörungen arbeitet die Psychotherapeutin mehr stützend an aktuellen Konflikten. Das Ziel ist, die vorhandenen psychischen Ressourcen zu stärken, um der Patientin einen besseren Umgang mit ihren destruktiven Impulsen und eine befriedigendere Beziehungsgestaltung zu ermöglichen. Die Übertragungs-Gegenübertragungs-Dynamik wird beachtet, aber nicht gedeutet.

> Im Prozess der **Psychoanalytischen Psychotherapie** wird die Patientin durch das Bewusstwerden des zuvor Unbewussten befähigt, Schritt für Schritt ihre inneren Konflikte und Ängste zu verstehen, ihre geheimen Fantasien gegenüber anderen Menschen zu erkennen und so auch ihre persönlichkeitstypischen Wahrnehmungsverzerrungen und Fehlhaltungen zu korrigieren.

Ziel der psychoanalytischen Therapie ist es, die inneren Konflikte und Ängste der Patientin zu lösen oder zumindest abzumildern, ihre Defizite so weit als möglich auszugleichen. Dadurch wird ihre Gemütsverfassung stabilisiert, was ihr zu einem für sie passenden Leben verhelfen soll. Die **tiefenpsychologisch fundierte Psychotherapie** hat sich aus der Psychoanalyse entwickelt und baut auf einigen der gleichen theoretischen Annahmen auf. Die tiefenpsychologisch fundiert Psychotherapie fokussiert jedoch stärker die unbewussten Konflikte in den aktuellen Lebensumständen und die Gestaltung von interpersonellen Beziehungen. Des Weiteren gibt es zwischen den beiden psychodynamisch fundierten Verfahren auch Unterschiede im Setting und in der Therapiedauer.

3.1.2 Kognitive Verhaltenstherapie

Mit ihrer Orientierung am **beobachtbaren Verhalten** war die Verhaltenstherapie zunächst das Kontrastprogramm zur hermeneutischen Psychoanalyse. Angeregt vom angelsächsischen Behaviorismus, daher auch der Name *Behavioral Therapy,* und vom Positivismus steht die Verhaltenstherapie der am verifizierenden oder falsifizierenden Experiment ausgerichteten empirischen Psychologie nahe.

Auch hier geht der Beginn der Entwicklung auf das Ende des 19. Jahrhunderts zurück. Die bis heute bekannten Tierversuche des Petersburger Physiologen Ivan Pawlow (1849–1936, Nobelpreis 1904) sind paradigmatische Beispiele einer experimentellen Konditionierung, also der Entwicklung bedingter Reflexe: Der Speichelfluss des Hundes setzt bereits beim Glockensignal ein, wenn dieses vorher, als mit der Fütterung verbunden, erlernt wurde. Eine theoretische Fundierung finden diese Verhaltensexperimente in der Lerntheorie der amerikanischen Psychologie der 30er-Jahre des letzten Jahrhunderts.

Von einer Verhaltenstherapie wird seit den 1950er-Jahren gesprochen, nachdem die Arbeitsgruppen von Skinner (Harvard) und Eysenck (London) begonnen hatten, ihre experimentell gewonnenen Erkenntnisse auf die therapeutische Behandlung von psychisch erkrankten Personen anzuwenden.

3.1.2.1 Systematische Desensibilisierung

Am Anfang ging es um den **Abbau von Ängsten** durch systematische Desensibilisierung: Im Rahmen einer detaillierten Verhaltensanalyse wird zunächst eine Hierarchie der angstauslösenden Reize erstellt. Was macht am meisten Angst, wodurch wird die Angst am häufigsten hervorgerufen? Gegen die psychischen und körperlichen Begleitsymptome der Angst werden Entspannungsmethoden eingesetzt, meist die Progressive Muskelrelaxation nach Jacobson. Im Wechsel von Entspannung und Vorstellung der Ängste, beginnend mit den schwächsten Reizen, wird ein stufenweiser Angstabbau erreicht.

In der Praxis wird die mentale Vorstellung häufig mit einer realen Konfrontation der angstauslösenden Situation kombiniert, in Form der sogenannten **Exposition.**

3.1.2.2 Operante Konditionierung

Nach der Desensibilisierung ist die operante Konditionierung eine weitere Methode der frühen Verhaltenstherapie.

Hier geht es um die **Verhaltensmodifikation,** z. B. um die Veränderung des Essverhaltens, oder um den Aufbau neuer Verhaltensmuster, etwa die Entwicklung sozialer und kommunikativer Kompetenzen. Dabei wird mit positiven und negativen Verstärkungen, also mit Belohnung und Bestrafung, gearbeitet. Mit der Ausweitung der Konditionierung auf vegetative Funktionen wie Blutdruck, Hautwiderstand, Atmung unter Zuhilfenahme sogenannter Biofeedback-Apparate (s. ▶ Kap. 11 „Chronische Schmerzen") werden auch körperliche Symptome behandelbar. Weitere verbreitete verhaltenstherapeutische Methoden sind die Selbstbeobachtung, meist in Form von Tagebüchern, oder schriftliche Behandlungsvereinbarungen, z. B. zur Behandlung der Magersucht.

In der Verhaltenstherapie geht es vor allem um die Veränderung sekundärer autonom gewordener Symptomzirkel, wie sie z. B. im „Teufelskreismodell der Angst" auch dem Patienten anschaulich gemacht werden können (s. ▶ Kap. 9 „Angst- und Zwangsstörungen").

3.1.2.3 Kognitionen

Mit der sogenannten kognitiven Wende der 1970er-Jahre erfuhr die Verhaltenstherapie eine wichtige Ausweitung in Richtung der Beeinflussung von Gedanken, Gefühlen und Wahrnehmungen. Nicht nur Verhaltensmuster, sondern kognitive Prozesse sollen verändert werden.

Die Verbindung mit pathogenen Denkstilen wurde wegweisend durch die Arbeiten Aaron T. Becks zur Behandlung der Depression geleistet. Unter dem Oberbegriff des **negativen Denkens** geht es hier um die gewohnheitsmäßige Vorwegnahme des Scheiterns, um die selektive Fokussierung auf Negatives (das Glas ist immer halb leer statt halb voll). Mechanismen des negativen Denkens sind die Übertreibung, das Schwarz-Weiß-Denken oder die generalisierende Ausweitung. Die Änderung dieser meist automatisch ablaufenden dysfunktionalen Denkmuster erfolgt schrittweise durch Aufdeckung, Erklärung und Übung von alternativen Mustern: Wie könnte man anders denken oder reagieren?

3.1.2.4 Die „dritte Welle"
Die Verhaltenstherapie wird mittlerweile in drei Phasen oder Wellen eingeteilt:
1. die behaviorale Phase,
2. die kognitiv-behaviorale Phase und
3. die „dritte Welle" seit den 1990er Jahren, die durch eine stärkere Beschäftigung mit den Gefühlen und Beziehungen und eine zunehmende Berücksichtigung anderer Therapieschulen wie Achtsamkeitsverfahren charakterisiert ist.

Beispiele für die „dritte Welle" sind:
- die Schematherapie nach Jeffrey Young, der interpersonelle und psychodynamische Behandlungselemente integrierte,
- die Dialektisch-Behaviorale Therapie (DBT) nach Marsha Linehan, die Achtsamkeit und Akzeptanz in ihre Behandlung von Patienten mit Borderline-Persönlichkeitsstörung aufnahm,
- die Akzeptanz- und Commitmenttherapie (ACT) nach Steven C. Hayes, der klassische verhaltenstherapeutische Techniken mit achtsamkeits- und akzeptanzbasierten Strategien und mit einer Ausrichtung des eigenen Handelns auf selbstgewählte Werte kombiniert,
- Achtsamkeitsbasierte Stressreduktion (engl. Mindfulness Based Stress Reduction, MBSR) nach Jon Kabat-Zinn, die u. a. zur Behandlung bei chronischen Schmerzen eingesetzt wird,
- Achtsamkeitsbasierte Kognitive Therapie nach Segal, Williams und Teasdale zur Rückfallprofilaxe bei chronischer Depression.

In der Praxis werden behaviorale und kognitive Methoden meist kombiniert, weshalb der Begriff **Kognitive Verhaltenstherapie** heute ein Oberbegriff für eine Vielzahl kognitiver und behavioraler Techniken geworden ist. Verhaltenstherapien sind am besten empirisch untersucht und ihre Wirksamkeit wurde in zahlreichen randomisierten kontrollierten Studien nachgewiesen. Im Behandlungsalltag werden sie oft ergänzt durch psychodynamische, humanistische oder systemische Elemente.

> **Wichtig**
> Die Kognitive Verhaltenstherapie nutzt Erkenntnisse der experimentellen Psychologie.
> In dieser Psychotherapieform wird **symptomorientiert** gearbeitet. Störungen des Verhaltens, des Denkens und des Körpers werden mit speziellen Interventionen verlernt (z. B. in der Exposition), aufgebaut (z. B. über Belohnung), eingeübt (z. B. im Training) oder modifiziert und neu bewertet (z. B. in der kognitiven Umstrukturierung).

3.1.3 Systemische (Paar- und Familien-) Therapie

Hierbei handelt es sich um eine relativ neue, bahnbrechende Entwicklung der Psychotherapie, die erst seit ca. 30 Jahren zum festen Bestand zählt. Die Bewegung entwickelte sich in den 1950er-Jahren in den USA und in den 1960er-Jahren in Europa, hier besonders in Deutschland und in Italien (Levold und Wirsching 2016). Eine der zentralen Thesen war, dass auffälliges, „verrücktes" Verhalten keineswegs nur als Ausdruck innerseelischer Konflikte verstehbar ist, sondern als eine passende Reaktion im Zusammenhang mit den Umweltbedingungen, beispielsweise mit der Familienstruktur. Im Mittelpunkt standen hier anfangs die **Beziehungen** zwischen den **Mitgliedern einer Familie,** z. B. den Ehepartnern oder den Eltern und ihren Kindern, auch die Beziehungen über mehrere Generationen hinweg, mit allen Vermächtnissen und Traditionen, die eine Familie von anderen Grup-

Psychotherapie

pen unterscheiden. In den USA waren u. a. Gregory Bateson, Paul Watzlawick, Virginia Satir und Salvador Minuchin Wegbereiter, in Deutschland Horst-Eberhard Richter und Helm Stierlin und in Italien Mara Selvini Palazolli.

Mit Blick auf die wechselseitige Beeinflussung der Beteiligten spricht man hier von einem **interaktionellen Ansatz** in der Psychotherapie. Im Zusammenleben der Menschen entstehen durch einen Prozess der Selbstorganisation Regeln und Muster. Es entsteht ein organisiertes Ganzes, das mehr ist als die Summe seiner Teile, also ein System. Deshalb sprechen wir heute von systemischer oder **systemtheoretisch begründeter Psychotherapie,** welche auch als wissenschaftlich begründetes Verfahren seit 2008 wird in Deutschland anerkannt ist. Seit 2018 werden die Behandlungskosten für Systemische Therapie von den gesetzlichen und privaten Krankenkassen übernommen.

> **Wichtig**
>
> Grundregeln der systemischen Paar- und Familientherapie
> **Allparteilichkeit.** Versuchen Sie, die Sicht, die Gedanken und Gefühle eines jeden Familienmitgliedes, auch die der Außenseiterinnen und der Sündenböcke, aktiv in Erfahrung zu bringen, sich in die Position der Einzelnen hineinzuversetzen und von dieser Position ihr Verhalten zu verstehen, statt sich auf neutrale Weise herauszuhalten oder gar zum Schiedsrichter machen zu lassen.
> **Ressourcenorientierung.** Versuchen Sie, auch die intakten, positiven Anteile des Familienlebens ins Blickfeld zu bringen. Versuchen Sie, in den Symptomen und Problemen den Lösungsversuch zu erkennen.
> **Hypothesengeleitete,** aktive und fragende **Gesprächsführung.**

Die folgenden Gesprächstechniken sind für die systemische Therapie charakteristisch.

3.1.3.1 Frageformen

Üblich sind Fragen nach Abfolgen, nach **Verhaltensmustern,** nach Gedanken und Gefühlen, wie sie auch in der Kognitiv-Behavioralen Therapie verwendet werden:
Wer macht (denkt, fühlt) was,…
　…wenn die anorektische Tochter nicht zum Essen erscheint,
　…wenn der cholerische Vater einen Wutausbruch bekommt,
　…wenn die depressive Mutter Suizidgedanken äußert?

Gebräuchlich und nützlich sind auch Fragen nach den **Beziehungen** zwischen den Familienmitgliedern, die sich aber oft eher indirekt, z. B. über Rangfolgen, erschließen lassen:
Wer macht sich am meisten, wer am wenigsten Sorgen,…
　…um die anorektische Tochter,
　…um den cholerischen Vater,
　…um die depressive Mutter?
Wer steht wem am nächsten? Wer hat den größten Abstand?
Wer hat in welchem Familienbereich den meisten Einfluss, wer den geringsten?

Nützlich sind auch **hypothetische** Fragen, die z. B. in die Zukunft gerichtet sind, wie die sogenannten **Wunder-Fragen:**
Wenn wir uns in 5, 7, 10 Jahren wieder hier treffen, was würden Sie mir dann mitteilen?
Wenn das Symptom, z. B. die Anorexie, die Wutausbrüche, die Depression durch ein Wunder plötzlich verschwänden, was würde sich dann in der Familie ändern? Woran würden Sie es merken?

Entlastend sind auch positive Umdeutungen *(Reframing)*:

> ▶ **Fallbeispiel**
>
> Eltern stellen ihren „hyperaktiven" Sohn vor:

„Er macht uns alle verrückt, es gibt nur noch Schwierigkeiten, Schule und Erzieher beklagen sich…"
Im ersten Familiengespräch wird das auffällige Verhalten des Sohnes positiv umgedeutet, um ihn zu entlasten: „Du hast also deiner Familie geholfen, hierherzukommen, sich hier Unterstützung zu holen. Du darfst dich jetzt erst einmal ein wenig zurücklehnen und ich möchte deine Eltern fragen…" ◄

Weniger nützlich, wenngleich die meisten Familien oder Paare darauf drängen, sind Fragen nach den **Ursachen:**
Wer hat angefangen?
Meist verbunden mit der impliziten Frage:
Wer hat Schuld?

Daraus entspringt weitere Verunsicherung und Belastung.

3.1.3.2 Zirkuläre Gesprächsführung

Wenn sich ein Paar- oder Familiengespräch zugespitzt hat, gibt es eine Gesprächstechnik, die nützlich ist, wieder Ruhe und Übersicht herzustellen.

Wir sprechen von der zirkulären Gesprächsführung: Dabei wird in Anwesenheit aller mit dem einen über den anderen gesprochen, z. B.
Fragen an die anorektische Tochter:
Wie helfen die Eltern einander, die Sorge erträglich zu halten?

oder Frage an den wütenden Vater:
Womit kann Ihre Frau Ihnen eine Freude machen, womit Ihre Tochter?

oder Fragen an die depressive Mutter:
Was können Vater und Tochter am besten miteinander machen trotz aller Sorgen?

3.1.3.3 Symptom als Lösungsversuch

Diese letzten Fragen zeigen noch eine weitere hilfreiche Gesprächstechnik: Wir sprechen von **Ressourcenorientierung** oder auch Betonung des Positiven, manchmal auch positive Umdeutung genannt. Wir wirken so der Tendenz entgegen, dass Paare oder Familien im therapeutischen Gespräch einseitig ihre problematischen, konflikthaften und defizitären Anteile betonen.

Stattdessen wird versucht, den beklagten Symptomen einen Sinn zu geben, sie verständlicher zu machen. Meistens liegt ihnen ein untauglicher, in der Folge sogar schädlicher Lösungsversuch zugrunde: Das Hungern kann so als Versuch verstanden werden, das angeschlagene Selbstbewusstsein wieder zu stärken (Stolz auf die asketische Leistung). Der Wutausbruch des Vaters kann als Ausdruck enttäuschten Bemühens gesehen werden (Ich wollte alles besser machen als meine Eltern und nun das!). Die Depression der Mutter ist auch ein Rückzug, ein Verstummen, ein Sich-Zurückziehen, um andere nicht zu belasten.

In diesem Zusammenhang geht es oft um ein neues Bewerten, also das zitierte „halb volle" oder „halb leere" Glas. Letztlich ist das Grundprinzip ein **Akzeptieren** von Unabwendbarem angesichts noch größerer Gefahren, des Verlusts, des Suizids oder der Gewalt. Akzeptieren meint nicht resignieren, sondern anerkennen, dass das, was jetzt ist, das jetzt Bestmögliche ist.

3.1.3.4 Anwendung

Die Systemische Therapie hat ihre Hauptanwendung bei Partnerschafts- oder Familienkonflikten, bei Kindern und Jugendlichen als Symptomtragenden oder bei anderen schweren, komplexen und lang dauernden psychischen oder körperlichen Leiden. Oft geschieht das im Setting des gemeinsamen Gespräches mit beiden Partnern oder den Mitgliedern einer Familie. Wir sprechen dann auch von Paar- oder Familientherapie, wenngleich diese Begriffe irreführend sind, weil sie nicht eine Behandlungsmethode (Systemische Therapie) sondern ein Gesprächsetting beschreiben, vergleichbar zum Einzel- oder Gruppengespräch. Das gemeinsame Familiengespräch (Familientherapie) kommt immer dann zur Anwendung, wenn die unmittelbare Einbeziehung des Familienumfeldes für die Problemlösung und für die Entwicklung auch des einzelnen Patienten wichtig ist.

Relativ neu, aber wirkungsvoll ist auch die indirekte Berücksichtigung der Familie, die Familientherapie mit Einzelnen. Dies geschieht in Form der Familienrekonstruktion auf der Basis der **Genogrammarbeit** (Stammbäume) oder der **Familienskulptur** („Aufstellungen").

> **Wichtig**
> Als Grundregel gilt:
> Je mehr die Familie als Konfliktquelle oder als unterstützende Ressource beteiligt ist, umso eher sollte sie einbezogen werden. Eingeladen zum gemeinsamen Gespräch werden in der Regel die Hauptbeteiligten, z. B. diejenigen, die zusammenleben.

3.1.4 Klientenzentrierte Gesprächspsychotherapie und andere humanistische Verfahren

In den 60er- und 70er-Jahren des letzten Jahrhunderts kam es im Zuge des sogenannten „Psychobooms" zu einer starken Proliferation und Differenzierung. Eine bis heute als **Humanistische Therapie** bezeichnete Gruppe von Verfahren ist verbunden durch die Kritik am medizinischen Krankheitsmodell psychischer Störungen. Anstelle von Pathologisierung und Etikettierung treten persönliches Wachstum und Reifung, Selbsterfahrung und Emanzipation.

Am weitesten verbreitet und auch als wissenschaftlich begründetes Verfahren anerkannt ist die wissenschaftliche **Gesprächspsychotherapie,** die ab Anfang der 1940er-Jahre von Carl R. Rogers in den USA entwickelt wurde. Empathie (einfühlendes Verstehen), uneingeschränktes Akzeptieren und Selbstkongruenz (Echtheit) sind Grundbegriffe, die von hier ihren Eingang auch in andere Schulen gefunden haben. Die Gesprächspsychotherapie eignet sich als grundlegendes und breites Verfahren für psychische Störungen und Kontexte in Beratungsstellen, Hausarztpraxen und in der ambulanten Psychotherapie. Bei speziellen Anforderungen, z. B. im stationären Kontext, ist die Kombination mit anderen verhaltenstherapeutischen, psychodynamischen oder systemischen Methoden üblich.

Eine weitere Domäne der Humanistischen Therapie ist die **Selbsterfahrung,** meist in Gruppen und außerhalb des medizinischen Gesundheitssystems. Hier sind es vor allem die **Gestalttherapie** (F. Perls), das **Psychodrama** (J.L. Moreno), die **Themenzentrierte Interaktion** (TZI, nach Ruth Cohen), die **Transaktionsanalyse** (E. Berne) und die **Hypnotherapie** (M. Erickson). Diese letztgenannten Methoden werden zwar nicht als heilkundlich im eigentlichen Sinne anerkannt, d. h., sie verfügen über keine ausreichenden Wirknachweise. Sie haben dennoch große Anerkennung und Verbreitung gefunden. Die humanistischen Verfahren haben eine ernst zu nehmende theoretische und methodische Fundierung und wachen mit ihren Fachgesellschaften über eine geregelte Qualifikation.

3.2 Allgemeine Wirkungen von Psychotherapie

Wir wissen aus der Psychotherapieforschung, dass ca. 60 % der Wirkungen auf allgemeine grundlegende Einflüsse zurückgehen und nur ca. 10–20 % der Wirkungen spezifischen Techniken zuzuschreiben sind. Weitere 20 % sind patientenspezifische Faktoren. Die in psychotherapeutischen Prozessstudien identifizierten allgemeinen Wirkfaktoren (Grawe 2000) sind die folgenden:

▪▪ Hilfreich empfundene therapeutische Beziehung

Dies ist der wichtigste und wirksamste Faktor. Wenn nicht in den ersten 3–5 Sitzungen einer Therapie eine als hilfreich und vertrauensvoll empfundene Beziehung zustande gekommen ist, dann ist ein Gelingen der Behandlung unwahrscheinlich.

Psychotherapie ist Beziehungstherapie!

> **Wichtig**
> Zwischenmenschliche, soziale und emotionale Faktoren sind bei allen Psychotherapieformen wirksam. Eine vertrauensvolle, verständnisvolle und akzeptierende, als hilfreich empfundene therapeutische Beziehung ist ein sehr wichtiger Wirkfaktor.

▪▪ Erweiterte und veränderte Einsicht

Der Patient beginnt im therapeutischen Gespräch, sein Leben, seine Konflikte, seine Beziehungen, seine Geschichte besser zu verstehen. Er gelangt zu Einsichten, die sein Denken, Fühlen und Verhalten ändern. Unvereinbarkeiten und widerstreitende Impulse – wir sprechen auch von Ambivalenzen – werden deutlich. Die Störanfälligkeit zwischenmenschlicher Beziehungen zeigt sich in der Partnerschaft, im Beruf, im Freundeskreis. Im Licht früherer Erfahrungen erkennen wir, wie oft aus nichtigem Anlass emotional belastende, schwerwiegende Erfahrungen wieder aufleben im Sinne einer **Reaktualisierung.** Selbst harmlose Auseinandersetzungen wecken dann bedrohliche Angst, Wut, Scham oder Enttäuschung. In der Therapie wird der „Familienroman" umgeschrieben. Dämonisierte Figuren der Kindheit – meist die Eltern – erscheinen im Lichte ihrer eigenen Geschichte als Kinder ihrer eigenen Eltern und gewinnen so ein menschlicheres und verständlicheres Bild.

▪▪ Neue Erfahrungen

Denken und reden allein hilft nicht. Der Patient muss auch emotional bedeutsame „korrigierende" neue Erfahrungen machen. Er muss sich verstanden, geborgen oder auch in Ruhe gelassen fühlen. Gerade auf konstruktive Weise gelöste Konflikte zwischen Patienten und Therapeuten haben oft eine hilfreiche weiterführende Wirkung: Wir können unterschiedlicher Meinung sein, streiten und doch wieder zusammenkommen. Wichtig ist auch, den Therapeuten als „ganzen Menschen" mit Stärken und Schwächen erleben zu können, Grautöne zuzulassen statt radikalem Schwarz-Weiß-Denken, Alles-oder-Nichts-Spaltungen oder Idealisierungen.

Psychotherapie ist Konfliktarbeit!

▪▪ Realisierung und Exposition

Denken und fühlen reicht nicht, es muss auch gehandelt werden. Bislang Vermiedenes, Auseinandersetzungen oder Nähe müssen zugelassen, vielleicht sogar aktiv und gegen innere Widerstände gesucht werden. Die Umsetzung der therapeutischen Erfahrungen und Vorsätze in den Alltag ist wichtig.

Psychotherapie ist immer auch Probehandeln und Experimentieren!

▪▪ Ressourcenaktivierung

Lernen, Neuerfahrung, Entwicklung gelingt eher, wenn ein Mensch sich wertgeschätzt und hoffnungsvoll fühlt. Es ist kein Zufall, dass gerade Familientherapeuten der Betonung des Positiven, der **Salutogenese** – was hilft anstelle von was schadet (s. ▶ Abschn. 1.3 „Was macht uns krank? Was hält uns gesund?") – allgemein den starken und intakten Lebensbereichen, mithin den Ressourcen von Anfang an große Bedeutung gegeben haben. Denn mehr als der Einzelne ist die Familie im gemeinsamen therapeutischen Gespräch gefährdet, ihren Stolz, ihre Hoffnung und ihren Handlungsspielraum zu verlieren.

Psychotherapie ist Ermutigungs- und Verständigungsarbeit!

> **Wichtig**
> Positive Wirkfaktoren der Psychotherapie auf der Basis umfassender empirischer Psychotherapiestudien nach Grawe (2000):
> 1. Ressourcenaktivierung
> Therapeut knüpft an die positiven Möglichkeiten, Eigenheiten, Fähigkeiten und Motivationen des Patienten an.
> 2. Problemaktualisierung
> „Prinzip der realen Erfahrung"/unmittelbares Erleben des aktuellen Problems und seiner Bedeutungsveränderung in der Therapie
> 3. Aktive Hilfe zur Problembewältigung
> Aktive Unterstützung bei der Erarbeitung von alternativen Handlungsmöglichkeiten
> 4. Motivationale Klärung
> Klärung der Bedeutungen des Erlebens und Verhaltens im Hinblick auf bewusste und unbewusste Ziele und Werte

Ungünstig für den Erfolg in der Psychotherapie sind:
- geringe Motivation,
- Chronifizierung,
- Komplexität,
- Schwere der Erkrankung,
- Patienten mit unsicherem Bindungsstil.

3.3 Neurobiologische Korrelate

Die neurobiologische Forschung mit ihren molekularen, genetischen und bildgebenden Methoden steht zusammen mit den Entwicklungen der Psychopharmakologie derzeit im Mittelpunkt des Interesses.

Die Vorstellung, dass damit die Psychotherapie überflüssig würde, ist inzwischen widerlegt. Im Gegenteil, alle Studien zeigen das Gewicht und die Wirksamkeit psychologischer Faktoren bei der Entstehung, beim Verlauf und bei der Bewältigung aller Arten gestörter psychischer Prozesse. Viele Grundannahmen der Psychotherapie, die bislang nur theoretisch oder durch klinische Erfahrungen unterstützt wurden, bekommen jetzt ihre naturwissenschaftliche, im Laborexperiment gesicherte Erklärung, wie z. B. der Grundbegriff der Psychoanalyse: das Unbewusste. Auch die Empathie (Einfühlung) wird durch neue Konzepte der sogenannten **„Spiegelneurone"** erklärt: In den Zuhörenden (Beobachtenden) sind die gleichen Aktivitätsmuster erkennbar wie bei den Agierenden selbst.

Die Methoden der Bildgebung des *Brain-Imaging,* z. B. das funktionelle Kernspintomogramm, bieten darüber hinaus die Möglichkeit, **Veränderungen neuronaler Netze** oder Muster, also **Neuroplastizität** zu zeigen. Wir erkennen, dass z. B. bei der Behandlung einer Depression, einer Angststörung, einer Zwangsstörung, einer somatoformen Störung oder einer Essstörung Veränderungen neuronaler Netze möglich sind. Dies bedeutet, dass sich im Zuge der Therapie nicht nur die Gedanken, Gefühle oder Verhaltensweisen verändern, sondern es verändern sich auch die zerebralen Erregungsmuster. Damit ist es möglich, auch im engeren naturwissenschaftlichen Sinne von einer Heilung durch Psychotherapie zu sprechen.

Bei anderen Betroffenen zeigt sich aber auch, dass frühe Erfahrungen, z. B. Bindungsstörungen oder Traumatisierungen, nur noch einer begrenzten Neuroplastizität zugänglich sind. Hier bestätigt sich das, was die klinische Erfahrung schon immer gezeigt hat: dass auch aus neurobiologischer Sicht bei solchen frühen und tief greifenden Störungen eher die Bildung **kompensatorischer Muster** als eine Heilung angestrebt wird. Statt den Betroffenen zu verheißen, dass sie ganz andere, unbeschwerte, von ihren Erinnerungen befreite Menschen werden, geht es darum, mit ihnen realistische Wege des Lebens trotz früher und nachhaltiger Beeinträchtigungen zu finden.

3.4 Wege zur Psychotherapie

Die Psychotherapie bekommt mit der wachsenden Bedeutung psychischer Störungen mehr Raum und einen größeren Anteil am Gesundheitsbudget.

Zusammengefasst zeigen die Studien der letzten Jahre, dass in Allgemeinarztpraxen ca. 30 % der Patienten behandlungsbedürftige psychische Störungen aufweisen. In einer bundesweiten Untersuchung zu psychischen Störungen in der Allgemeinbevölkerung haben ca. 13 % eine Angststörung, ca. 12 % eine Depression und ca. 11 % körperliche Beschwerden ohne erklärbaren Organbefund, sogenannte somatoforme Störungen.

Insgesamt besteht eine erhebliche Unterversorgung psychischer Störungen, die nicht nur zu vermeidbaren Belastungen, Beeinträchtigung und Leiden bei den geschätzten 12 Mio. Betroffenen führt, sondern auch erhebliche wirtschaftliche Kosten durch Arbeitsunfähigkeit und Fehlbehandlungen bedingt.

Aufgaben der Ärztin in der **psychosomatischen Grundversorgung** sind daher:
- das Erkennen einer behandlungsbedürftigen psychischen Störung,
- die Betroffenen aufzuklären und für eine psychotherapeutische Behandlung zu motivieren,
- den Betroffenen in angemessener Zeit zu einer wirksamen Behandlung beim passenden Psychotherapeuten bzw. in einer stationären Einrichtung zu verhelfen.

Der Therapieerfolg hängt wesentlich von der gelungenen **Passung** zwischen der Störung der Betroffenen, dem angebotenem Behandlungsmodell und der Persönlichkeit der Psychotherapeutin ab.

3.4.1 Wer darf Psychotherapie ausüben?

Psychotherapie ist ein gesetzlich geschützter Begriff, der an die Erlaubnis zur Ausübung der Heilkunde, also an eine Approbation gebunden ist (s. ◘ Tab. 3.2).

Psychologen absolvieren nach ihrem Masterstudium eine 3- oder 5-jährige postgraduale Ausbildung zum Psychologischen Psychotheapeuten oder Kinder- und Jugendlichenpsychotherapeuten und sind dann approbiert und zur Abrechnung von Psychotherapie über die gesetzlichen Krankenkassen befähigt. Zudem können Pädagogen und Sozialpädagogen (Bachelor oder Master) nach einer 3- oder 5-jährigen postgradualen Ausbildung zum Kinder- und Jugendlichenpsychotherapeut ebenfalls eine Approbation für die psychotherapeutische Behandlung von Kindern und Jugendlichen erlangen. In Kürze ist mit einer grundlegenden Neuregelung der Approbation Psychologischer Psychotherapeuten zu rechnen. Vermutlich wird die Approbation wie bei den Ärzten bereits am Ende des Studiums erteilt.

3.4.2 Behandlungsformen (Settings)

Bei den Behandlungsformen werden **Einzeltherapie, Gruppentherapie** und **Paar- und Familientherapie** unterschieden. Diese können ambulant, teilstationär (in einer Tagesklinik) und stationär stattfinden. Für Behandlungsform und -rahmen wird auch der übergeordnete Begriff Setting verwendet.

Zunächst muss entschieden werden, ob die Behandlung stationär/tagesklinisch oder ambulant erfolgen soll:

Die **stationäre** oder **tagesklinische** Behandlung ist angezeigt bei schweren, chronischen oder komplexen Störungen sowie krisenhaften Zuspitzungen. Sie bietet die Möglichkeit, verschiedene Behandlungsformen zu kombinieren, z. B. Einzel- und Gruppentherapie, psychodynamische, verhaltenstherapeutische oder systemische Verfahren. Auch ist die Be-

◻ **Tab. 3.2** Zur Ausübung der Psychotherapie Berechtigte

Ärztliches Fachpersonal	FA f. Psychosomatische Medizin und Psychotherapie FA f. Psychiatrie und Psychotherapie FA f. Kinder- und Jugendpsychiatrie und -psychotherapie Zusatzbezeichnung Psychotherapie (nur innerhalb des jeweiligen Fachgebietes, z. B. Allgemeinmedizin, Innere Medizin, Gynäkologie)
Psychologisches Fachpersonal (mit Diplom- oder Masterabschluss)	nach 3- oder 5-jähriger postgradualer Zusatzausbildung (Länge der Ausbildung ist abhängig von Therapieverfahren und Ausbildungsinstitut): Psychologischer Psychotherapeut Kinder- und Jugendlichenpsychotherapeut

handlungsdosis, die Zahl der Therapieeinheiten pro Zeit, höher als in der ambulanten Behandlung. Für eine tagesklinische Behandlung spricht die Möglichkeit der Erprobung, der Exposition im vertrauten Umfeld, in das die Patientin täglich zurückkehrt. Einschränkend wirkt oft eine zu starke Erschöpfung z. B. einer depressiven Patientin oder eine zu lange Anfahrtstrecke. Die stationäre oder teilstationäre Behandlung wird fortgesetzt, bis eine ambulante Behandlung möglich und aussichtsreich ist. Dies können mehrere Wochen oder gar Monate sein (Durchschnitt ca. 6–12 Wochen).

- Eine Sonderrolle nimmt bei chronischen Verläufen die psychosomatisch-psychotherapeutische voll- oder teil**stationäre Rehabilitation** ein, die ähnlich gestaltet ist wie die stationäre Psychotherapie, aber meist kürzer dauert (im Mittel 3–4 Wochen) bei niedriger Therapiedichte (Dosis) und betont sozialmedizinischer Zielsetzung, vor allem zur Wiederherstellung der Arbeitsfähigkeit.
- Die **ambulante Psychotherapie** ist die häufigste Behandlungsform, meist wird sie als Einzeltherapie einmal wöchentlich über ca. 1 Jahr in 30–50 Sitzungen durchgeführt, seltener als Gruppentherapie (ca. 1 Jahr 30–50 Sitzungen). Bei schwereren Störungen sind auch Behandlungszeiten über mehrere Jahre möglich. Wie oben dargestellt, gibt es bei den derzeit von den Krankenkassen finanzierten psychoanalytisch-tiefenpsychologischen, verhaltenstherapeutischen und systemischen Methoden große Überschneidungen.

3.4.3 Anlaufstellen und Beratung

Oft fällt es den Betroffenen oder den Behandelnden schwer, eine Behandlungsentscheidung zu treffen. Dann ist fachkundiger Rat angezeigt. Solchen Rat kann jede ärztliche oder psychologische Psychotherapeutin geben.

Anlaufstellen sind auch **psychotherapeutische Ambulanzen** an großen psychosomatischen oder psychiatrischen (Universitäts-)Kliniken oder an psychologischen Universitätsinstituten. Diese Einrichtungen haben eine wesentliche Funktion bei der **Differenzialdiagnose, Indikationsstellung** und **Weitervermittlung** der Patienten.

Teilweise kann diese Funktion auch von kommunalen oder gemeinnützigen **Ehe-, Familien-** und **Lebensberatungsstellen** wahrgenommen werden, die sich in allen größeren Orten finden.

Über die zur kassenfinanzierten Versorgung zugelassenen Psychotherapeuten informieren die Krankenkassen und die Ärztekammern bzw. Psychotherapeutenkammern der Regierungsbezirke.

Die Letztgenannten informieren auch über anerkannte Weiterbildungs- bzw. Ausbildungsstätten für Ärztliche und Psychologische Psychotherapeutinnen, die meist Universitätskliniken oder Universitätsinstituten angegliedert sind.

> **Wichtig**
> Eine einzelne Behandlungsmethode ist nicht in der Lage, der ganzen Wirklichkeit eines Patienten Rechnung zu tragen. Die Verankerung in einem Hauptverfahren (tiefenpsychologisch/psychodynamisch, verhaltenstherapeutisch, humanistisch oder systemisch) und breite, übergreifende Kenntnisse und Erfahrungen in den anderen Verfahren wird empfohlen.
> Jenseits vom Schulenstreit sind die **Leitfragen** heutiger Psychotherapie:
> Welche Patienten?
> Mit welcher Zielsetzung?
> Durch wen?
> Wann?
> In welchem Rahmen?
> Auf welche Weise (Verfahren, Technik, Setting)?
> Mit welchem Ergebnis?
> In welcher Zeit?

Die Mehrheit der Psychotherapeutinnen verbindet verschiedene Techniken und persönliche Präferenzen, angepasst an die Bedürfnisse des Patienten. Dies ist eine Ablehnung zu starker Schulorientierung und eine pragmatische Antwort auf den jetzigen Stand der Forschung, die die Wirksamkeit der oben beschriebenen Verfahren belegt hat.

3.5 Evidenzbasierte Psychotherapie

Die Wirkungen von Psychotherapie über alle Erfolgskriterien und untersuchten Therapieformen hinweg erreichen mittlere bis hohe Effektstärken. Die **Effektstärke** für Psychotherapie ist damit gleich oder höher als die vieler medizinischer Behandlungsverfahren. Psychotherapie ist wirksamer als Placebo. Die Unterschiede zwischen den verschiedenen Therapiemethoden in Bezug auf ihre Wirksamkeit sind gering. Wirksam sind ca. 70 % der psychotherapeutischen Behandlungen. Schädlich sind 6 % der Behandlungen.

Wie viel Psychotherapie ist notwendig?
- Je mehr Psychotherapie, desto größer die Wahrscheinlichkeit der Verbesserung.
- 14 % verbessern sich vor Beginn der Psychotherapie.
- 50 % verbessern sich schon nach 8/13/21 Sitzungen.
- 75 % verbessern sich nach 26/45/50 Sitzungen.

Die Verbesserungen sind abhängig davon, ob die Belastung akut oder chronisch ist oder ob eine Persönlichkeitsstörung vorliegt. Verbesserungen laufen schneller ab, wenn Zeitlimits eingeführt werden. Die erreichten Therapieerfolge sind auch noch Jahre nach Therapieende stabil.

Zitierte Literatur

Strotzka H (1972) Einführung in die Sozialpsychiatrie. Rowohlt, Reinbek

Levold T, Wirsching M (2016) Systemische Therapie und Beratung – das große Lehrbuch. Carl-Auer, Heidelberg

Grawe K (2000) Psychologische Therapie. Hogrefe, Göttingen

Weiterführende Literatur

Boll-Klatt A, Kohrs M, Richter R (2018) Praxis der psychodynamischen Psychotherapie: Grundlagen – Modelle – Konzepte. Schattauer, Stuttgart

Rudolf G (2007) Psychotherapeutische Medizin und Psychosomatik: Ein einführendes Lehrbuch auf psychodynamischer Grundlage. Thieme, Stuttgart

Senf W, Broda M, Voss D, Neher M (2020) Praxis der Psychotherapie: Ein integratives Lehrbuch. Thieme, Stuttgart

Wöller W, Kruse J, Rudolf G (2018) Tiefenpsychologisch fundierte Psychotherapie: Basisbuch und Praxisleitfaden, 5. aktual. Aufl. Schattauer, Stuttgart.

Die Gestaltung der Arzt-Patient-Beziehung

Kurt Fritzsche

Inhaltsverzeichnis

4.1 **Grundhaltung** – 50
4.1.1 Empathie – 50
4.1.2 Echtheit – 50
4.1.3 Bedingungslose Wertschätzung – 50

4.2 **Die Person des Arztes als diagnostisches Instrument und als Medikament** – 51

4.3 **Formen der Arzt-Patient-Beziehung** – 52
4.3.1 Das paternalistische Modell – 52
4.3.2 Das Dienstleistungs- oder Konsumentenmodell – 53
4.3.3 Das partnerschaftliche Modell – 53

4.4 **Informierte und partizipative Entscheidungsfindung: Was ist „Shared Decision Making"?** – 55

4.5 **Was macht einen guten Arzt aus?** – 55

Zitierte Literatur – 55

■ **Einleitung**

Die **Qualität der** Arzt-Patient-Beziehung ist ein entscheidender Faktor für die Patientenzufriedenheit, die Adhärenz und den Erfolg einer Behandlung.

Die Qualität einer Arzt-Patient-Beziehung wird im Wesentlichen bestimmt durch das Verständnis, das der Patient erfährt, und das Vertrauen, das sich dadurch gegenseitig entwickeln kann. „Eine vertrauensvolle, als hilfreich empfundene Beziehung zwischen Arzt und Patient ist die Grundlage jeder medizinischen Behandlung. Der Arzt kommt regelmäßig und oft als einziger mit Konflikten, Ängsten und Nöten in Kontakt, welche die Menschen aller Altersgruppen, Schichten und Nationalitäten als Folge oder Ursache körperlicher oder seelischer Leiden beschweren" (Murrhardter Kreis 1995).

Im Folgenden werden **Haltungen und Techniken** beschrieben, die den Erstkontakt zwischen Arzt und Patient erleichtern. Weitere Informationen zur Begrüßung und Beziehungsgestaltung finden sich im ▶ Kap. 5 „Ärztliche Gesprächsführung".

4.1 Grundhaltung

Die von **Carl R. Rogers** begründete humanistische Gesprächspsychotherapie beschreibt drei Grundhaltungen: **Empathie** (Einfühlungsvermögen), **Kongruenz** (Echtheit) und unbedingte (bedingungslose) **Wertschätzung**.

4.1.1 Empathie

Empathie bedeutet, „sich in den Bezugsrahmen des anderen einzufühlen, als wäre es der eigene". Dies bedingt **aufmerksames Zuhören**, Innehalten und Abwarten. Empathie bedeutet zu verstehen, warum jemand weint, nicht in eine Operation einwilligt oder naturheilkundliche Behandlungsverfahren bevorzugt. Empathie bedeutet, den Betroffenen zu zeigen, dass der Arzt interessiert ist, dass er das persönliche Erleben der Betroffenen und deren Handlungsmotive verstehen möchte.

Dieses Interesse kommt durch Äußerungen zum Ausdruck wie: „Das möchte ich gerne näher verstehen", „Was verbinden Sie damit?" oder „Können Sie mir erklären, woher Ihre Meinung kommt?"

4.1.2 Echtheit

Echtheit bedeutet, eine professionelle Haltung zu finden, die der eigenen Persönlichkeit gerecht wird. Diese Haltung beantwortet Fragen wie: „Darf ich mit dem Patienten weinen, wenn mich dessen Schicksal traurig macht?", „Darf ich meine Sorgen zeigen, wenn ich eine Patientin eine notwendige Behandlungsmassnahme ablehnt?" oder „Wie gehe ich mit Abscheu um, die ich bei bestimmten Verhaltensweisen von Patientinnen empfinde?" Wer authentisch ist, muss solche Reaktionen nicht immer verstecken. Der Arzt ist allerdings in der Pflicht, die eigenen Regungen nicht zur Entscheidungsgrundlage bei behandlungsrelevanten Fragen werden zu lassen. Der Arzt hat die Verantwortung für den Gesprächsverlauf und für den Behandlungsprozess und kehrt auf die sachliche Behandlungsebene zurück. Professionalität und Menschlichkeit gehören zusammen.

4.1.3 Bedingungslose Wertschätzung

Die bedingungslose Wertschätzung bedeutet, dem anderen zu signalisieren, dass er als Person auch dann noch geschätzt und ernst genommen wird, wenn er in einigen Bereichen den eigenen Ansprüchen oder denen anderer nicht genügt. Bedingungslose Wertschätzung bedeutet dabei nicht, die Meinung der

Betroffenen zu teilen oder gut zu heißen. Es bedeutet lediglich zu respektieren, dass es Gründe für die Meinung oder das Verhalten gibt. Hinter einer ausländerfeindlichen Meinung kann die eigene Angst stehen, den Arbeitsplatz zu verlieren, hinter einer Selbstaufgabe kann ein schweres Schicksal stehen.

4.2 Die Person des Arztes als diagnostisches Instrument und als Medikament

Michael Balint, ein ungarischer Psychoanalytiker, der später in England Hausärzte in Psychosomatischer Medizin ausbildete, beschreibt es wie folgt: „Sehr bald enthüllte die Diskussion – gewiss nicht zum ersten Mal in der Geschichte der Medizin –, dass das bei weitem am häufigsten verwendete Medikament in der Allgemeinarztpraxis der Arzt selbst ist. Nicht nur auf die Tropfen in der Flasche oder die Pillen in der Schachtel kommt es an, sondern auch darauf, wie der Arzt sie seinem Patienten gibt – eigentlich auf die ganze Atmosphäre, in der ein Medikament verordnet und genommen wird."

Ärzte, die emotionales Einfühlungsvermögen mit sicherem Auftreten und verständlicher Information verbinden, erzielen bessere Therapieergebnisse im Vergleich zu eher unbeteiligt, unpersönlich, formal und vage auftretenden Kollegen.

Sowie die Ärztin bei der Untersuchung des Herzens ihr Stethoskop und bei der Untersuchung des Abdomens den Ultraschall benutzt, so können ihr ihre eigenen Gefühle im Gespräch mit einer erkrankten Person etwas über diese Person mitteilen, das keine andere diagnostische Methode in Erfahrung bringen kann. Ihr eigenes Befinden, ihre Gedanken, ihre Fantasien sind wie der Klang eines **Resonanzkörpers,** der durch das Gespräch in Schwingungen versetzt wird.

Gefühle, mit denen die Ärztin auf die Patientin reagiert, beeinflussen ihr Verhalten. Es ist unmöglich, ein neutraler Beobachter zu sein: **Die eigene Subjektivität prägt die Gesprächsführung.** Bei einer Patientin, die sie sympathisch findet, wird sie anders reagieren als bei einer Patientin, von der sie sich genervt oder angegriffen fühlt. Sie wird Angebote ihrer Patientin aufgreifen, verwerfen oder übersehen. Sie wird Fragen stellen oder sich zurückhalten. Sie wird sich durch die Patientin angeregt oder gelähmt fühlen. Sie wird feststellen, dass ihr das Verhalten oder das Problem der Patientin unklar bleibt oder dass sie gereizt, unsicher oder gelangweilt auf die Patientin reagiert. Das heißt, die Ärztin wird die Erfahrung machen, dass ihr Verhalten auch durch Gefühle bestimmt wird, die die Patientin in ihr auslöst. Wir sprechen dann auch von Gegenübertragung. **Gegenübertragung** meint alle Gedanken, Gefühle, Fantasien, Impulse und Verhaltensweisen, welche die Patientin in der Ärztin auslöst: „Warum macht mich die Patientin so wütend? Warum spüre ich so eine starke Müdigkeit? Warum interessiert mich die Patientin nicht? An welche Personen meiner eigenen Biografie erinnert mich die Patientin?"

In Bezug auf die Patientin fragt sich die Ärztin: „Wie behandelt mich die Patientin? Gibt es einen Zusammenhang zur Lebensgeschichte der Patientin? Für welche Personen stehe ich?"

▶ Fallbeispiel

Eine ältere Patientin in schlechtem Ernährungs- und Allgemeinzustand wird wegen einer Pneumokokkensepsis auf der Intensivstation beatmet. Sie entwickelt eine Angststörung und weigert sich, sich von der Beatmung entwöhnen zu lassen. Der diensthabende Anästhesist fühlt sich in der Nachtschicht hilflos und ohnmächtig und stellt mit dem Affekt „Die werde ich zwingen zu atmen" das Beatmungsgerät ab. Darauf gerät die Patientin in Panik, wird zyanotisch und muss schnell wieder beatmet werden. Die zuvor schon erzielten kleinen Fortschritte bei der Entwöhnung wurden damit zunichte gemacht. ◄

Die Einstimmung der Ärztin auf die Betroffenen nannte Michael Balint „Tuning in". Wenn die Ärztin entdeckt, dass sie der Patientin zuhören kann und auch das Unausgesprochene erfasst, wird sie beginnen, sich selbst in derselben Weise zuzuhören und sich als diagnostisches Instrument zu begreifen. Eine solche Haltungsänderung braucht Zeit und Übung. Sie setzt bei den Behandelnden die Bereitschaft voraus, sich von der Patientin anregen zu lassen. Eine Möglichkeit, die Arzt-Patient-Beziehung zu verbessern, ist die Teilnahme an einer Balint-Gruppe (s. ► Kap. 7 „Fort- und Weiterbildungsmöglichkeiten").

4.3 Formen der Arzt-Patient-Beziehung

Im Kern ist und bleibt die Beziehung zwischen Arzt und Patient aufgrund eines grundlegenden Informations- und Kompetenzunterschiedes asymmetrisch. Die **Asymmetrie** verstärkt sich durch schnelle Weiterentwicklungen der Medizin aufgrund von neuen Forschungserkenntnissen. Sie verringert sich durch neue Informationsquellen (Internet) und bei Patienten mit hohem Bildungsniveau. Das erfordert vom Arzt eine hohe Flexibilität und ein gutes Gespür für den individuellen Patienten.

4.3.1 Das paternalistische Modell

Das paternalistische Modell entspringt dem hippokratischen Denken. Demnach ist der Arzt, wie im Rollenbild des autoritären Vaters im konservativen Familienmodell, in der Lage, über den als unmündig erachteten Patienten hinweg zum Besten des Patienten zu entscheiden und zu handeln. Hier weiß der Arzt als medizinischer Experte, was für den Patienten richtig ist. Er missachtet die Autonomie der Betroffenen aus der Überzeugung, dass dies zu deren Wohle geschieht. Der **Patient bleibt passiv.**

Für das Gespräch zwischen Arzt und Patient bedeutet dies, dass der Arzt die Themen festlegt, über die gesprochen wird. Das Gespräch dient dazu, diagnostische Kriterien abzufragen, die nicht durch die Untersuchung direkt beobachtet werden können. Im Zentrum steht der körperliche Befund. Häufig werden die Beschwerden mit geschlossenen oder standardisierten Fragen erhoben. Bei der Behandlung betont der Arzt im paternalistischen Beziehungsmodell wissenschaftliche Standards und Leitlinien und bringt sein **Expertenwissen** ein. Die Mitarbeit der erkrankten Person im Sinne der Einhaltung ärztlicher Anweisungen (Compliance) wird vorausgesetzt (s. ◘ Tab. 4.1).

◘ **Tab. 4.1** Vor- und Nachteile des paternalistischen Modells

Vorteile	Nachteile
– Befunderhebung bleibt kurz und durch geschlossene Fragen strukturiert – Störungen durch zusätzliche Informationen werden vermieden – Bei eindeutiger Diagnose kann in kurzer Zeit die optimale Behandlung beginnen – Geeignet bei Betroffenen, die einen paternalistischen Arzt erwarten und großes Vertrauen haben	– Durch die Fokussierung auf die Hauptsymptomatik können zusätzliche Diagnosen oder weitere für die Behandlung relevante Informationen eher übersehen werden – Eventuell schlechtere Compliance und dadurch schlechtere Behandlungsergebnisse – Störung des Beziehungsaufbaus, wenn Patienten sich nicht ganzheitlich als Mensch, sondern nur als kranker Körper wahrgenommen fühlen

Die Gestaltung der Arzt-Patient-Beziehung

4.3.2 Das Dienstleistungs- oder Konsumentenmodell

Die ärztliche Versorgung wird zur Dienstleistung. Daraus wurde die Forderung abgeleitet, den Arzt als Dienstleister und den Patienten als **Kunden** zu sehen. Der Arzt ist in diesem Modell der Experte, die Entscheidungen werden vom Patienten getroffen. Die Rolle des Arztes beschränkt sich darauf, dem Patienten Informationen zu geben und die vom Patienten getroffenen Entscheidungen auszuführen. Da die Verantwortung für die Behandlung beim Arzt bleibt, sind die Regeln der ärztlichen Kunst einzuhalten. Nicht alles was der „Kunde" Patient begehrt, darf oder muss der Arzt ausführen.

Im Arzt-Patient-Gespräch steht die **Zufriedenheit des Patienten** im Mittelpunkt. Das Misstrauen des Patienten versucht der Arzt durch freundliche und kompetente Beratung zu überwinden. Der Arzt erfüllt damit den Wunsch des Patienten, seine Entscheidungen eigenständig zu treffen und nicht in Abhängigkeit vom Arzt zu geraten. Der Patient darf Forderungen stellen, der Arzt sollte freundlich bleiben, selbst wenn der Patient übertriebene Vorstellungen hat (s. ▢ Tab. 4.2).

4.3.3 Das partnerschaftliche Modell

Das partnerschaftliche Modell geht von der kooperativen Leistung zweier gleichberechtigter Personen aus. Wenn beide zusammenarbeiten und sich ergänzen, wird die Behandlung zum Erfolg führen. Der mündige Patient wird respektiert. Er trifft seine Entscheidung eigenverantwortlich **(Autonomieprinzip).** Der Arzt ist der Experte. Seine Aufgabe ist es, den Patienten so aufzuklären, dass dieser zur begründeten Entscheidung befähigt wird. Der Patient kann, darf und soll in diesem Modell eigene Fragen und Standpunkte in das Gespräch mit seinem Arzt einbringen. Beide bemühen sich gemeinsam, die bestmögliche Lösung zu finden (**„Shared Decision Making",** s. unten). Die erkrankte Person hat das Recht, eine Behandlung abzulehnen, wenn sie dies im vollen Bewusstsein der Konsequenzen tut. Der Arzt muss dies akzeptieren. In diesem **Aushandlungsprozess** sind Arzt und Patient gemeinsam für alle Entscheidungen verantwortlich. Dies gilt auch, wenn einer oder beide sich etwas anderes vorgestellt oder für wünschenswert gehalten hätten (s. ▢ Tab. 4.3).

▢ Tab. 4.2 Vor- und Nachteile des Dienstleistungsmodells

Vorteile	Nachteile
– Zufriedenheit des Patienten – Patient kann auch über Inhalte sprechen, die vermeintlich nicht zur Erkrankung gehören – Compliance-Probleme sind seltener. Der Patient übernimmt mehr Verantwortung für seine Behandlung – Menschen mit starkem Autonomiestreben sind mit dieser Beziehungsgestaltung zufriedener	– Übertriebene Orientierung an den Wünschen des Patienten birgt die Gefahr, dass Behandlungen durchgeführt werden, die medizinisch nicht indiziert sind – Arzt muss den Patienten gegen seinen Willen mit unliebsamen, aber medizinisch notwendigen Entscheidungen konfrontieren – Der enttäuschte und ärgerliche Patient wendet sich womöglich an einen anderen Arzt, bei dem er auf eine Erfüllung seiner Wünsche drängt – Patienten, die ihren Arzt nicht nur als technischen Experten sehen, erwarten eine emotionale Anteilnahme

Tab. 4.3 Vor- und Nachteile des partnerschaftlichen Modells

Vorteile	Nachteile
– Patient übernimmt Verantwortung, Compliance-Probleme werden vermieden – Arzt wird entlastet, da er bei schwirigen ethischen Fragen nicht die Entscheidung übernehmen muss – Spätere Behandlung verkürzt sich durch größeres Vertrauen – Besonders sinnvoll bei einer längeren Begleitung von Patienten	– Anspruchsvolle Aufgabe, den Patienten so aufzuklären, dass er die Eigenverantwortung auch tragen kann – Partnerschaftliches Vorgehen benötigt mehr Zeit – Eventuell unvergüteter Mehraufwand – Erfordert Idealismus aufseiten des Arztes

Es ist die Entscheidung jedes Arztes, welche Anteile der beschriebenen Modelle er in sein professionelles Selbstverständnis aufnimmt. Das partnerschaftliche Modell erfordert vom Arzt hohe Flexibilität und die Fähigkeit zum Zuhören. Die Entscheidung für den schwierigeren Weg, dem Patienten flexibel zu begegnen, wird langfristig durch zufriedene Patienten und eine erhöhte Arbeitszufriedenheit belohnt.

▶ **Fallbeispiel**

Entscheidung über den Zeitpunkt einer Herzoperation
Arzt: „Ich habe Ihnen die Ergebnisse des kardiologisch-kardiochirurgischen Kolloquiums mitgeteilt und würde nun gerne hören, welche Gedanken Sie sich zwischenzeitlich gemacht haben und ob Sie unseren Vorschlägen folgen wollen."
Patient: „Ich bin geschockt, dass der Befund so lebensbedrohlich ist und dass ich mich sofort operieren lassen soll. Mir wäre es natürlich lieber gewesen, noch einige Monate Zeit zu haben, um bestimmte berufliche Verpflichtungen abzuschließen, und außerdem ist noch ein Urlaub mit meiner Familie geplant."
Arzt: „Der Befund kommt jetzt sehr überraschend für Sie. Sie müssen sich erst mit der neuen Situation vertraut machen. Wenn Sie möchten, kann ich Ihnen noch einmal die Gründe für eine baldige Operation erklären."

Patient: „Ja, darum möchte ich Sie bitten. Ich bin im Moment noch zu überrascht, um mich zu entscheiden. Ich brauche noch weitere Informationen."
Der **Arzt** erklärt ausführlich den Eingriff und dessen Risiken und Chancen. Er schließt mit den Worten: „Aus allen diesen Gründen ergibt sich die Notwendigkeit einer sofortigen Operation. Ich sehe aber auch, dass Sie zögern und noch mehr Zeit brauchen."
Patient: „Ja, ich merke, je mehr ich mich damit beschäftige, desto mehr Fragen habe ich. Auf jeden Fall möchte ich noch eine Nacht darüber schlafen und mit meiner Frau sprechen. Morgen würde ich mich gerne mit Ihnen über das weitere Vorgehen beraten."
Arzt: „Einverstanden. Zwar drängt die Zeit, aber ich finde es gut, dass Sie sich so mit der Entscheidung auseinandersetzen. Ich denke, wir werden eine Lösung finden, die von uns Ärzten wie von Ihnen und Ihrer Familie getragen werden kann. Ich schlage vor, dass Ihre Frau an unserem nächsten Gespräch teilnimmt."◀

> **Wichtig**
> Die **Arzt-Patient-Beziehung** hat in den letzten Jahrzehnten im Zuge eines gesellschaftlichen Wandels eine Entwicklung von einer patriarchalischen zu einer **partnerschaftlichen** Form vollzogen.
> Erkrankte Personen wollen umfassend über die Ursachen und die Behandlung ihrer Erkrankung informiert werden. Sie

wollen aktiv am Entscheidungsprozess beteiligt werden.

4.4 Informierte und partizipative Entscheidungsfindung: Was ist „Shared Decision Making"?

Das Ziel ist eine gemeinsam getragene Entscheidung zweier gleichberechtigter Personen. Um diese zu erreichen, müssen beide Seiten bereit sein, eine gemeinsame Entscheidung zu suchen, Informationen zu teilen, und willens sein, eine Entscheidung zu treffen und zu akzeptieren.

Für die Kranken ist wichtig, folgende Informationen zu erhalten:
- Grundlegendes zur Erkrankung,
- Informationen über die Krankheitsprognose,
- Verständnis der Untersuchungs- und Behandlungsabläufe,
- Nutzen und Risiken von Untersuchungen und Behandlungen,
- Unterstützungsangebote,
- Möglichkeiten zur Vermeidung von Komplikationen.

Die Ärztin kann sich die Entscheidung des Patienten in dessen eigenen Worten erklären lassen. Zur Veranschaulichung können Grafiken eingesetzt werden.

Partizipative Entscheidungsfindung führt zur aktiven Teilnahme und Adhärenz des Patienten und beeinflusst auch den Gesundheitsstatus. Studien haben gezeigt, dass ein Training in Shared Decision Making die Qualität der Arzt-Patient-Beziehung verbessert.

4.5 Was macht einen guten Arzt aus?

Ein guter Arzt
- berücksichtigt neben den körperlichen Befunden auch die Lebens- und Krankheitsgeschichte der Patientinnen,
- weiß um die Bedeutung der Arzt-Patient-Beziehung und verfügt über die Fähigkeit zur konstruktiven Lösung problematischer Arzt-Patient-Interaktionen,
- verfügt über eine gute kommunikative Kompetenz, kann innehalten und aktiv zuhören,
- ist sich seiner eigenen Gefühlsreaktionen auf belastende Erfahrungen, z. B. bei der Konfrontation mit lebensbedrohlichen Krankheiten oder mit Sterben und Tod, bewusst und kann diese Gefühle verarbeiten,
- kann Konflikte im Behandlungsteam wahrnehmen, analysieren und konstruktiv lösen,
- ist sich der Grenzen seiner Fähigkeiten und der Unvermeidbarkeit von Fehlern bewusst. Er kann Fehler eingestehen und Patientinnen, Angehörige und Kollegen um Verzeihung bitten,
- nimmt seine eigenen Belastungsgrenzen wahr und sorgt für körperlichen und seelischen Ausgleich.

Die Kunst, ein guter Arzt zu werden und zu bleiben, ist lehr- und lernbar. Alle Studierenden, die sich dieses Ziel setzen, werden ihren eigenen Weg finden und sich ihrer eigenen Möglichkeiten und Grenzen bewusst werden. Jeder gute Arzt ist auf seine Art einmalig.

Zitierte Literatur

Murrhardter Kreis (1995) Abschlussbericht des Arbeitskreises zur grundlegenden Neugestaltung des Medizinstudiums, 3. Aufl. Robert Bosch Stiftung, Stuttgart

Weiterführende Literatur

Dörner K (2003) Der gute Arzt. Lehrbuch der ärztlichen Grundhaltung. Schattauer, Stuttgart
Troschke JV (2004) Die Kunst, ein guter Arzt zu werden. Huber, Bern

Ärztliche Gesprächsführung

Kurt Fritzsche und Axel Schweickhardt

Inhaltsverzeichnis

5.1 Häufige Mängel und Fehler im Arzt-Patient-Gespräch – 58

5.2 Hauptziele der ärztlichen Konsultation – 58

5.3 Arzt- und patientenzentrierte Gesprächsführung – 58
5.3.1 Biopsychosoziales Modell als Grundlage – 59
5.3.2 Passung – 60
5.3.3 Auftragsklärung – 61
5.3.4 Aktives Zuhören – 62
5.3.5 Arztzentrierte Gesprächsführung – 66

5.4 Vier Ebenen einer Nachricht – 67

5.5 Evidence Based Medicine – 69

Zitierte Literatur – 69

© Springer-Verlag GmbH Deutschland, ein Teil von Springer Nature 2020
K. Fritzsche und M. Wirsching (Hrsg.), *Basiswissen Psychosomatische Medizin und Psychotherapie*,
https://doi.org/10.1007/978-3-662-61425-9_5

■ Einleitung

» „Worte waren ursprünglich Zauber und das Wort hat noch heute viel von seiner alten Zauberkraft bewahrt. Durch Worte kann ein Mensch den anderen selig machen oder zur Verzweiflung treiben, durch Worte überträgt der Lehrer sein Wissen auf die Schüler, durch Worte reißt der Redner die Versammlung der Zuhörer mit sich fort und bestimmt ihre Urteile und Entscheidungen. Worte rufen Affekte hervor und sind das allgemeine Mittel zur Beeinflussung der Menschen untereinander. Wir werden also die Verwendung der Worte in der Psychotherapie nicht geringschätzen und werden zufrieden sein, wenn wir Zuhörer der Worte sein können, die zwischen dem Analytiker und seinem Patienten gewechselt werden" (Freud 1917).

5.1 Häufige Mängel und Fehler im Arzt-Patient-Gespräch

Häufige Fehler und Mängel im Arzt-Patient-Gespräch sind:
- Unterbrechen von Schilderungen der Patientin, durchschnittlich nach 18 s,
- mangelnde Strukturierung des Gespräches,
- Einengung der Patientin durch Suggestivfragen und geschlossene Fragen,
- Nichteingehen auf emotionale Äußerungen,
- unklare und missverständliche Erklärungen zu Untersuchungsbefunden, Krankheitsdiagnosen und therapeutischen Empfehlungen,
- vertikale Kommunikation: Arzt in der Funktion als Lehrer – Festhalten an schulmedizinischem Wissen,
- zu rasche Psychologisierung des Problems bei fehlendem psychosomatischem Krankheitsverständnis der Betroffenen.

5.2 Hauptziele der ärztlichen Konsultation

Die ärztliche Konsultation hat folgende Hauptziele:
1. Aufbau einer guten Arbeitsbeziehung,
2. präzise Definition des Patientenproblems durch Austausch von Informationen über Gründe für die Konsultation, Ursache für die dargestellten Beschwerden, Kennenlernen der Belastungen durch die Erkrankung und die konkreten Ziele der Konsultation,
3. Verbesserung der Kompetenz des Patienten durch Information und Beratung,
4. Treffen medizinischer Entscheidungen gemeinsam mit den Betroffenen,
5. Sicherung der Compliance und Angebot von emotionaler Unterstützung in belastenden Situationen.

Diese Ziele werden am besten im Rahmen einer patientenzentrierten Gesprächsführung erreicht.

5.3 Arzt- und patientenzentrierte Gesprächsführung

Für ein gelingendes und zufriedenstellendes Arzt-Patient-Gespräch ist es notwendig, verschiedene Formen und Phasen der Gesprächsführung zu kennen und anwenden zu können. In **patientenzentrierten** Gesprächsphasen wird die Führung der Patientin übergeben und diese kann ihre Beschwerden, Anliegen, Sorgen oder Fragen entfalten und die Ärztin hat dabei „nur" die Rolle, sie darin zu unterstützen und zuzuhören. Vor allem für die Erhebung einer **biopsychosozialen Anamnese** ist zu Beginn eine **patientenzentrierte Gesprächsführung** wichtig, ebenso in Gesprächssituationen, in denen eine Patientin sehr belastet ist oder psychosoziale Themen und Probleme angesprochen werden.

Tab. 5.1 Techniken der arzt- und patientenzentrierten Gesprächsführung

Patientenzentriert Gesprächsführung übergeben	Arztzentriert Gesprächsführung übernehmen
– Aussprechen lassen – Offene Fragen stellen – Warten, Pausen – Verbale und nonverbale Ermutigung zum Weiterreden – Echoing – Paraphrasieren: Aufgreifen der Worte des Patienten – Zusammenfassen in eigenen Worten – Spiegeln von Emotionen	– Zeitrahmen benennen – Eigene Themen einbringen – Übergänge in der Gesprächsführung ankündigen – Unterbrechen – Geschlossene Fragen – Vereinbarungen treffen – Gesprächsende ankündigen

Umgekehrt ermöglicht eine patientenzentrierte Gesprächsführung den Betroffenen überhaupt erst, Belastungen oder psychosomatische Aspekte einer Erkrankung zur Sprache zu bringen.

Andererseits ist es wichtig, dass die Ärztin zur Erfragung von Details der Symptomatik und/oder der Biografie der Patientin oder auch zu einer erforderlichen Strukturierung des Gespräches wieder die Führung übernimmt. Dies tut sie mithilfe einer **arztzentrierten Gesprächsführung.** In Abhängigkeit vom Gesprächsanlass (Anamnese, Visitengespräch, Aufklärungsgespräch, Angehörigengespräch) oder dem Ort (Arztzimmer, Patientenzimmer, Notaufnahme, Hausbesuch) kann mal eine mehr arztzentrierte oder mal eine mehr patientenzentrierte Gesprächsführung erforderlich sein. Beide Beteiligte, Ärztin und Patientin, sollten am Gesprächsablauf wie an einem **gemeinsamen Tanz** teilhaben. Mal führt die Patientin, mal die Ärztin.

Ein Hauptunterschied zwischen patientenzentrierter und arztzentrierter Gesprächsführung besteht darin, wer die Inhalte vorgibt. In einer **patientenzentrierten** Gesprächsphase entscheidet die Patientin, welche Symptome sie mitteilt oder welche Belastungen sie anspricht. In einer **arztzentrierten** Gesprächsphase legt die Ärztin die Inhalte fest. Sie fragt gezielt nach bestimmten Beschwerden oder gibt der Patientin Informationen. Mit einem ausschließlich arztzentrierten Gespräch wird die Patientin übergangen, ein ausschließlich patientenzentriertes Gespräch würde oft den Zeitrahmen sprengen und diagnose- oder therapierelevante Informationen auslassen (s. Tab. 5.1).

Es gehört in die Verantwortung der Ärztin, den Gesprächsprozess zu steuern, ob also arzt- oder patientenzentriert vorgegangen wird. Natürlich haben dabei die Anliegen der betroffenen Personen und die Möglichkeiten des ärztlichen Personals, wie z. B. zeitliche Begrenzungen oder die Dringlichkeit einer Notfallsituation, entscheidende Bedeutung. Nur wenn beides ins Gleichgewicht gebracht wird, kann ein angemessenes und wirksames Gespräch entstehen.

5.3.1 Biopsychosoziales Modell als Grundlage

Gesprächsteilnehmer reden am meisten über das, was ihnen wichtig ist. Dies kann nur geschehen, wenn die Inhalte klar definiert und akzeptiert sind. Möchte z. B. der Patient über Persönliches reden und kann der Arzt aufgrund von Zeitdruck darauf nicht eingehen, kommt es zu Dissonanzen und Missverständnissen.

Das **biopsychosoziale Modell** (s. ▶ Abschn. 1.1, Abb. 1.1) hat vier Dimensionen, die unterschiedliche Bedeutung erlangen können:

- somatische Dimension,
- intrapsychische Dimension,
- interpersonelle Dimension,
- soziokulturelle Dimension.

Die Aufgabe der Behandelnden ist es, den Gesamtüberblick zu behalten. Wichtig ist die bewusste Perspektivenwahl einschließlich des Bewusstseins der Möglichkeiten, aber auch der Grenzen des gewählten Gesprächsfokus.

5.3.1.1 Somatische Dimension

Zu dieser Dimension gehören Informationen zu körperlichen Beschwerden, zur somatischen Vorgeschichte sowie die körperliche Untersuchung. Es kann sich um eine akute Verletzung handeln, z. B. um einen Armbruch, um eine chronische Erkrankung, z. B. Diabetes mellitus mit Niereninsuffizienz, um funktionelle körperliche Beschwerden ohne Organbefund oder um psychosoziale Fragen, z. B. Krankschreibung, ärztliches Attest oder Sorgen um die lebensbedrohliche Erkrankung eines Familienmitglieds.

5.3.1.2 Intrapsychische Dimension

Die intrapsychische Dimension umfasst Gedanken, Gefühle und Wahrnehmungen. Dies schließt die Werte, Motive, Konflikte, Erinnerungen und Wünsche des Patienten ein.

Jede Erkrankung hat intrapsychische Anteile. Auf ein Untersuchungsergebnis warten zu müssen, das Aufschluss über eine schwere Krankheit gibt, stellt eine starke Belastung dar. Andererseits empfinden Kranke Schmerzen stärker als Gesunde und Stress verschlechtert langfristig die Immunabwehr. Schließlich können Werthaltungen und Überzeugungen des Patienten die Adhärenz stark beeinflussen, etwa wenn er aus Überzeugung keine Medikamente einnimmt. Diesen Problemen und Aufgaben kann der Arzt nur begegnen, wenn er bereit ist, den Fokus auch auf intrapsychische Entwicklungen zu richten.

5.3.1.3 Interpersonelle Dimension

Die interpersonelle Dimension rückt vor allem dann in den Blick, wenn es um die Familie geht. Angehörige können im Gespräch anwesend sein oder sie wenden sich (vielleicht sogar ohne Wissen des Patienten) an den Arzt. Kein Patient ist ganz alleine und die Beziehung zu den Menschen der Umgebung ist immer wichtig. Dies gilt ganz besonders für die vielen in Isolation, Entfremdung oder im Streit lebenden Menschen. Partner und Freunde können die Adhärenz sichern oder gefährden. So kann der Ehepartner z. B. an die regelmäßige Einnahme der Medikamente erinnern. Die Familie ist auch in unserer Kultur eine Quelle großartiger Unterstützung und grausamster Konflikte.

Aber auch die Beziehung zwischen Arzt und Patient ist wichtig, da sie im ungünstigen Falle als Hindernis wahrgenommen werden und im günstigen Falle eine Ressource sein kann.

5.3.1.4 Soziokulturelle Dimension

Hier geht es um Werte, Krankheitsvorstellungen und Behandlungserwartungen. Schamgefühle, Schuldgefühle und ethische Konflikte sind häufig. Mit wachsender Migration kommen Ärzte auch mit fremden Kulturen in Kontakt, deren Hauptunterschiede sie kennen sollten, um ihren Patienten gerecht zu werden.

5.3.2 Passung

Es ist die Entscheidung jedes einzelnen Arztes, welche der genannten Dimensionen sie in ihr professionelles Selbstverständnis aufnimmt (s. ◘ Abb. 5.1). Ein gelungener Abstimmungsprozess führt zu einer guten Passung zwischen den Erwartungen des Patienten und der Ärztin. Dies erfordert von der Ärztin eine hohe Flexibilität und die Fähigkeit zuzuhören, da psychische oder soziale Probleme oft nur zögernd und in verdeck-

Ärztliche Gesprächsführung

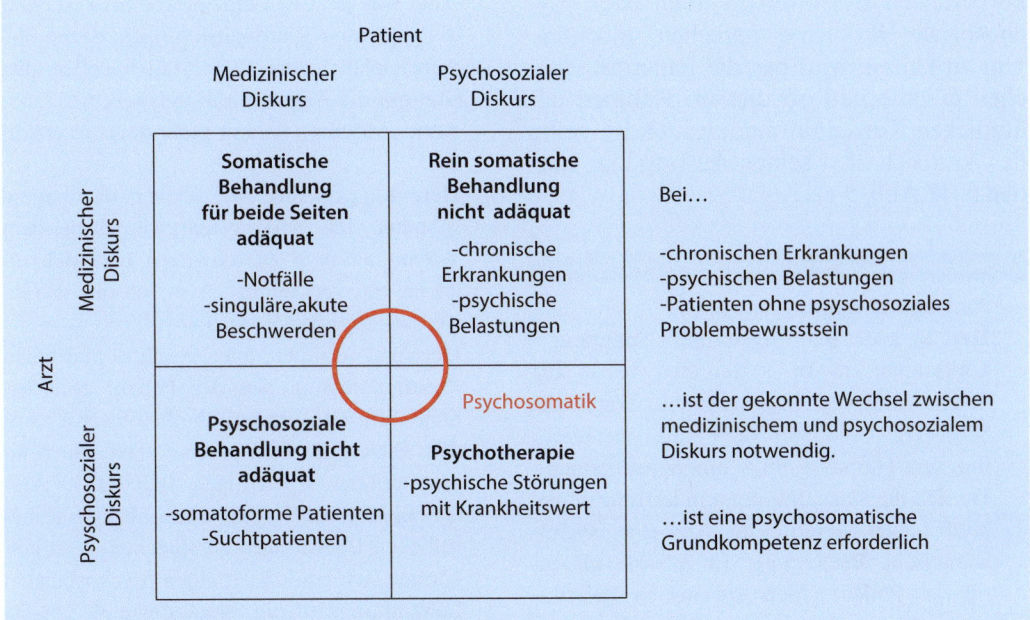

Abb. 5.1 Die psychosomatische Kompetenz in der Gesprächsführung

ter Form angesprochen werden, insbesondere wenn die Ärztin noch wenig mit ihrem Patienten vertraut ist. Viele Patienten deuten ihre Sorgen im ersten Kontakt nur an. Sie prüfen, worüber sie mit ihrer Ärztin sprechen können, und versuchen herauszufinden, worauf sie selbst Wert legt. Lässt die Ärztin die Andeutungen des Patienten unbeachtet, bleiben psychosoziale Themen meist ausgeklammert. Dies führt dazu, dass die Ärztin und der Patient gleichermaßen unzufrieden mit dem Gesprächsverlauf sind: „Irgendetwas hat nicht gepasst." Darunter leidet das Vertrauen. Durch patientenzentrierte Gesprächsformen wird der Abstimmungsprozess zwischen Behandelnden und Patient erleichtert. Ein gelungener Abstimmungsprozess ist die Basis für die Entwicklung einer erfolgreichen, vertrauensvollen und partnerschaftlichen Arzt-Patient-Beziehung.

> **Wichtig**
> **Patientenzentrierte** Gesprächsführung bedeutet, den Erkrankten genügend Raum für die Darstellung ihrer Anliegen zu geben.
> **Arztzentrierte** Gesprächsführung bedeutet das Erfragen von Details der Symptomatik über Vorbehandlungen und Vorerkrankungen, aber auch das Eingehen auf die Biografie der Betroffenen und ihrer Lebensumstände.
> Das Hauptziel ist eine **flexible** Gesprächsführung, die zwischen arztzentrierten und patientenzentrierten Phasen wechselt.

5.3.3 Auftragsklärung

Etwa 30 % der Ratsuchenden in einer Allgemeinarztpraxis wünschen nur eine somatische, an der Erkrankung orientierte Behandlung und möchten nicht über psychosoziale Themen sprechen. Dies sind vor allem Personen mit akuten Beschwerden und relativ geringen Einschränkungen. 70 % signalisieren dem Arzt jedoch mehr oder weniger deutlich, dass sie neben den körperlichen Beschwerden auch über psychosoziale Probleme sprechen möchten. Um zu klären, worüber die Patientin sprechen möchte und ob dies im Rahmen der ärztlichen Konsultation zu leisten ist, sollte der Arzt sich über seinen Auftrag klar werden (s. ◘ Abb. 5.1).

▶ **Fallbeispiel**

Auftragsklärung
Herr K. leidet seit langem unter Spannungskopfschmerzen. In letzter Zeit haben die Schmerzattacken zugenommen. Wenn die Schmerzen besonders stark sind, verschreibt ihm sein Hausarzt ein Schmerzmedikament. Da sich die Konsultationen in letzter Zeit gehäuft haben, vermutet der Arzt eine psychosomatische Beteiligung. Er möchte klären, ob der Patient einen erweiterten Behandlungsauftrag erteilt.
Arzt: „Sie waren in letzter Zeit ja sehr oft bei mir wegen der Kopfschmerzen. Haben Sie sich mal Gedanken gemacht, wie das kommt?"
Herr K.: „Ich weiß es nicht, aber Sie sagen ja, es sind Muskelverspannungen. Vielleicht sitze ich zu viel am Bildschirm."
Arzt: „Mhm, Sie sitzen viel am Bildschirm?"
Herr K.: „Ja, seit drei Monaten habe ich ja meinen neuen Arbeitsplatz im Innendienst. Seither muss ich oft bis spät abends arbeiten und die meiste Zeit vorm Computer."
Arzt: „Das heißt, die Bedingungen der Arbeit könnten die Kopfschmerzen verschlimmern?"
Herr K.: „Ja, es ist schon viel Stress bei der Arbeit, wobei ich auch sehr froh bin, nicht mehr im Außendienst zu sein. Also das Schlimmste ist schon das Sitzen am Computer."
Arzt: „Es kann ja auch sein, dass man sich wegen zu viel Stress, Sorgen oder Belastungen verspannt und dann Kopfschmerzen bekommt. Können Sie sich vorstellen, dass das bei Ihnen auch einen Einfluss hat?"
Herr K.: „Na ja, es gibt diesen Stress bei der Arbeit, aber den hatte ich immer schon.

Aber was jetzt neu hinzugekommen ist, sind die geplanten Rationalisierungen, denen 300 Arbeitsplätze zum Opfer fallen sollen. Da sitzt mir die Angst schon im Nacken."
Arzt: „Möchten Sie mir mehr darüber erzählen?"
Herr K.: „Es fällt mir schwer, darüber zu sprechen. Ich merke gleich, wie ich bei dem Thema anfange zu schwitzen und sich alles bei mir verkrampft. Also, ich bin als Gewerkschafter im Betriebsrat …"
Der Arzt vermutet einen psychosomatischen Zusammenhang, den der Patient zunächst nicht aufgreift, sondern die Beschwerden mit dem Sitzen am Computer erklärt. Nach einem weiteren vorsichtigen Angebot des Arztes beginnt der Patient dann über seine beruflichen Belastungen zu sprechen. Jetzt erst können sich beide über einen psychosozialen Behandlungsauftrag verständigen. ◀

5.3.4 Aktives Zuhören

Aktives Zuhören ist die wichtigste Methode der patientenzentrierten Gesprächsführung. Der Arzt befindet sich in der zuhörenden Rolle, ist aber keinesfalls passiv. Er konzentriert sich auf die Frage, welche Inhalte für den Patienten relevant sind. Aktiv ist der Arzt auch, da er dem Patienten durch Hörersignale („mhm", „ja") und Körperhaltung verdeutlicht, dass er ihm bei seinen Ausführungen folgt.

Häufig bekommt der Arzt in der freien Erzählung des Patienten Informationen, die er mit gezielten Fragen kaum erhalten hätte. Zudem ist diese Form der Gesprächsführung förderlich für die Entwicklung einer vertrauensvollen Arzt-Patient-Beziehung. Der Mehraufwand ist also gut investiert.

Im Folgenden werden die **Techniken** der patientenzentrierten Gesprächsführung und des aktiven Zuhörens vorgestellt.

5.3.4.1 Ausreden lassen, dem Patienten Raum geben

Den Gesprächspartner ausreden zu lassen erscheint als eine Selbstverständlichkeit. Die Realität ist anders.

Studien zeigen, dass Patienten bereits nach 15–20 s zum ersten Mal durch den Arzt unterbrochen werden. Dabei wird dem Patienten meist mit einer offenen Einstiegsfrage (z. B. „Was führt Sie zu mir?") signalisiert, dass er Raum zum Erzählen hat. Lässt der Arzt den Patienten ausreden, so zeigt sich, dass die meisten Patienten sich kurz fassen und sich hauptsächlich auf das Wesentliche beschränken. In einer Untersuchung betrug die durchschnittliche Redezeit 92 s. 78 % der Patienten schließen ihre Berichte innerhalb von 2 min ab. In der Untersuchung wurden die Ärzte aufgefordert, ihre Patienten nicht zu unterbrechen. Lediglich 7 von 335 Patienten sprachen länger als 5 min. Die so gewonnenen Informationen waren aber nach Einschätzung des behandelnden Arztes so wichtig, dass es sich gelohnt hatte, nicht zu unterbrechen.

Das Ausredendürfen wird von den Patienten positiv erlebt. Zudem kommen in einer zusammenhängenden Erzählung die Beschwerden und Symptome des Patienten vollständiger zur Sprache. Auch für den Patienten scheinbar nebensächliche Aspekte können für die Diagnostik bedeutsam sein. Solche Angaben des Patienten sind nur schwer mit arztzentrierter Gesprächsführung zu gewinnen.

5.3.4.2 Offene Fragen

Als offene Fragen werden Fragen bezeichnet, die nicht nur mit Ja oder Nein beantwortet werden können.

„Wie würden Sie den Schmerz beschreiben?"

statt

„Ist es ein stechender Schmerz?"

Mit Hilfe von offenen Fragen gibt der Arzt dem Patienten Raum und signalisiert damit, an dessen Sicht interessiert zu sein.

Je reflektierter und verbalisierungsfähiger ein Patient ist, desto mehr kann offen gefragt werden. Fehlen dem Patienten hingegen die Worte, kann es durchaus sinnvoll sein, dem Patienten über geschlossene Fragen zu helfen (Beispiel: Adjektivlisten zur Erhebung der Schmerzqualität).

An die offene Frage sollten keine weiteren Fragen angehängt werden, sonst verliert die Frage ihren Aufforderungscharakter.

5.3.4.3 Pausen machen

Bei Gesprächspausen entsteht oft Verlegenheit, als wisse der Arzt nicht weiter. Dies und der häufige Zeitdruck erschweren den Einsatz dieser Technik. Eine kurze Pause von etwa 3 s hat sich aber als ein wirksames Mittel erwiesen. In kurzen Phasen des Schweigens fallen den Betroffenen Dinge ein, die sie sonst vergessen hätten. Die Pause erlaubt dem Patienten, noch etwas zu ergänzen. Die Pause verringert vielleicht sogar die Hemmung, über psychosoziale Inhalte zu reden.

Während der Pause unterstreicht der Arzt durch Hörersignale („hmm", „ja") und durch seine Körperhaltung, dass er dem Patienten zuhört und ihm die Gelegenheit geben möchte, weiterzureden. Entgegen der Befürchtung, Pausen könnten als Inkompetenz ausgelegt werden, wirken Pausen eher entlastend. Es ist angenehm, kurz nachdenken zu können. Der Arzt wirkt zugewandt, ruhig und sicher.

> ▶ **Fallbeispiel**
>
> **Arzt:** „Sie hatten vorhin kurz Belastungen bei der Arbeit angedeutet, wollen sie dazu mehr erzählen?"
>
> **Patient:** „Hm, ja. Es ist halt so, dass die Firma wirtschaftlich nicht so gut dasteht. Und jetzt kam noch eine große Rückrufaktion hinzu, die schnell abgewickelt werden muss, um weiteren Schaden zu vermeiden. Das heißt für alle Überstunden machen, das geht schon ganz schön an die Kräfte."
>
> **Arzt:** „Hmm …" (3 s Pause)

Patient: „… um ehrlich zu sein, eigentlich kann ich nicht mehr. Ich komme morgens kaum noch aus dem Bett und abends kann ich nicht einschlafen. Und mit meiner Frau gibt's auch immer öfter Streit. Dabei kann ich ihr noch nicht mal einen Vorwurf machen, wenn ich abends nach Hause komme, bin ich oft sehr gereizt und auch sonst ist nicht viel mit mir anzufangen. Eigentlich bräuchte ich mal 'ne Woche Urlaub, aber das ist zurzeit unmöglich." ◀

5.3.4.4 Ermutigung zum Weiterreden

Nonverbale Zeichen wie leichtes Kopfnicken bei zögerlichem Sprechen ermutigen den Patienten weiterzureden. Der Blickkontakt signalisiert Aufmerksamkeit und Interesse und ermutigt den Patienten, sich weiter mitzuteilen. Eine zugewandte Körperhaltung unterstreicht die Präsenz des Arztes.

Verbale Möglichkeiten, den Gesprächsfluss des Patienten zu fördern, sind kurze Äußerungen wie „mhm" oder „ah ja".

> ▶ **Fallbeispiel**
>
> **Patient:** „Ich musste auf die Toilette und hatte Blut im Stuhlgang."
> **Arzt:** „Ah ja."
> **Patient** spricht weiter: „Und da fällt mir noch ein…." ◀

5.3.4.5 Echoing

Echoing ist eine weitere Möglichkeit, zum Reden zu ermutigen. Hier werden einzelne Wörter aufgegriffen, die wörtlich wiederholt werden. Die Funktion ist ähnlich dem „mhm", allerdings lenkt es die Aufmerksamkeit stärker. Es fehlt aber eine Interpretation der Inhalte, da hier bewusst nicht nach neuen Worten gesucht wird.

> ▶ **Fallbeispiel**
>
> **Patient:** „Neben den Bauchschmerzen fehlt mir zurzeit auch der Antrieb. Ich fühle mich ständig müde."
> **Arzt:** „…ständig müde.""
> **Patient:** „Ja, ich meine, ich gehe meist früh ins Bett, schlafe aber sehr unruhig und fühle mich meist den ganzen Tag wie gerädert. Wobei es morgens am schlimmsten ist, wenn ich aufstehen will." ◀

Als „Technik" angewandt, wirkt das Echoing für den Arzt manchmal künstlich. Vom Gegenüber wird dies jedoch meist anders empfunden, nämlich als Einladung zum Weiterreden.

5.3.4.6 Paraphrasieren

Paraphrasieren bedeutet, den Inhalt des Gesagten in eigenen Worten wiederzugeben. Der Arzt übernimmt die Sicht des Patienten und fokussiert mit der Paraphrase auf den bedeutendsten Teil der Patientenaussage. Mithilfe der Paraphrase lassen sich Patienten bei gefühlsbeladenen, sehr vertraulichen Themen gut begleiten. Fragen können hier stören. Ungewohnt für Ärzte ist, dass das Gespräch zunächst nicht lösungsorientiert zu sein scheint. Allerdings ergeben sich so oft neue Blickwinkel für den Patienten, die zu Lösungen führen, die ganz verblüffend sein können.

> ▶ **Fallbeispiel**
>
> **Patientin:** „Könnten wir den nächsten Zyklus der Chemotherapie nicht verschieben?"
> **Arzt:** „Sie möchten gern eine längere Pause haben?"
> **Patientin:** „Ja. Wissen Sie, die Sache ist die, meine Schwester wohnt in den USA und kommt in zwei Wochen zu Besuch. Ich kann sie ja zurzeit nicht besuchen und die Medikamente machen mich so müde. Na ja, das wäre schön doof, wenn sie da ist."
> **Arzt:** „Ah ja, Sie möchten nicht eingeschränkt sein, wenn ihre Schwester da ist?"
> **Patientin:** „Ja genau. Eigentlich möchte ich gar nicht, dass sie so sehr mitbekommt, dass ich krank bin. Ich meine, sie weiß es natürlich, aber sie soll es halt nicht so mitbekommen."

Arzt: „Mhm, Sie wollen nicht, dass ihre Schwester Sie krank erlebt."
Patientin: „Ja, ich will kein Mitleid oder sonst was von ihr. Wissen Sie, ich bin die Ältere und ich war immer eher für sie da."
Arzt: „O.K., ich verstehe, Mitleid und Hilfe wollen Sie von Ihrer kleinen Schwester nicht."
Patientin: „Na ja, wenn sie ein wenig hilft, ist es in Ordnung, aber kein Mitleid."

Während die erste Paraphrase noch auf die Behandlung fokussiert, geht der Arzt in den folgenden auf die Belastungen und persönlichen Hintergründe der Patientin ein. Dadurch reflektiert die Patientin die Hintergründe ihrer Ablehnung. Oft kommen die Patienten nun selbst auf neue Lösungen. Ist das nicht der Fall, so kann der Arzt helfen.

Arzt: „Könnten Sie sich vorstellen, ihr zu sagen, dass Sie kein Mitleid wollen?"
Patientin: „Eigentlich ist es lächerlich, so stark bin ich ja wohl noch, dass ich mit dem Mitleid meiner Schwester umgehen kann und ihr sagen kann, dass ich das nicht will." ◄

5.3.4.7 Zusammenfassen der Inhalte

Während der Arzt bei der Paraphrase nur die wichtigsten Teile der Botschaft aufgreift, bezieht sich das Zusammenfassen auf einen längeren Gesprächsabschnitt. Der Arzt gibt mit eigenen Worten wieder, was er verstanden hat. Dies führt zu einer Abstimmung **(Passung)** zwischen Arzt und Patient. Der Patient kann Informationen ergänzen, die er vergessen hat. Der Arzt überprüft, ob er die Angaben des Patienten verstanden hat.

▶ Fallbeispiel

Arzt: „Ich möchte noch einmal zusammenfassen, was Sie gesagt haben: Herzklopfen, Atemnot, Engegefühl in der Brust und Schwindel traten auf, nachdem Ihre Prüfung vorbei war."

Patient: „Dabei fällt mir ein, dass das Herzklopfen und der Schwindel nach dem Kaffeetrinken anfingen, als ich wieder allein war." ◄

Der Arzt kann die Zusammenfassung durch folgende Frage unterstreichen: „Habe ich das richtig verstanden?"

Zusammenfassungen sind zudem geeignete Mittel, um auf eine neue Gesprächsphase überzuleiten oder das Ende anzukündigen, indem die wichtigsten Inhalte zusammengefasst werden.

5.3.4.8 Spiegeln von Emotionen

Das Spiegeln von Emotionen ist der Paraphrase sehr ähnlich. Manchmal werden Emotionen offen ausgesprochen, manchmal nur durch Körperreaktionen, z. B. Ballen der Fäuste, Abwenden des Blickes angedeutet.

▶ Fallbeispiel

Patient: „Ich habe Angst, es könnte sich um einen bösartigen Tumor handeln."
Arzt: „Sie sind ängstlich und machen sich Sorgen, was bei der Untersuchung herauskommt".
Patient: „Meine Mutter ist vor drei Wochen tödlich verunglückt." (weint)
Arzt: „Sie werden sehr traurig, wenn Sie daran denken." ◄

Der Arzt wartet zunächst, wie der Patient auf das Ansprechen seiner Emotionen eingeht.

Nach einer starken Gefühlsäußerung sollte der Arzt nicht sofort beschwichtigen oder das Thema wechseln, sondern innehalten. Dies ist eine Belastungsprobe. Für den Patienten ist es entscheidend, die Anteilnahme des Arztes zu spüren. Er erlebt, dass auch starke Gefühle ausgehalten werden können. Das Mitgefühl kann durch kleine Gesten wie das Reichen eines Taschentuches unterstrichen werden. Am Bett eines

Schwerkranken kann der Arzt die Hand halten.

5.3.5 Arztzentrierte Gesprächsführung

5.3.5.1 Gespräche strukturieren

Das grundlegende Instrument zur Wahrung des zeitlichen Rahmens ist die Transparenz der Gesprächsziele, des zeitlichen Rahmens und der Übergänge zwischen verschiedenen Gesprächsphasen.

> **Wichtig**
> - Informieren Sie über den Zeitrahmen des Gesprächs.
> - Informieren Sie über Ziele und Zwecke.
> - Machen Sie deutlich, ob Sie ein patientenzentriertes oder arztzentriertes Gespräch führen.
> - Zeigen Sie Übergänge zwischen patientenzentriertem und arztzentriertem Gespräch an.
> - Kündigen Sie das Gesprächsende an.

Der Übergang in eine neue Gesprächsphase sollte klar hervorgehoben werden.

▶ **Fallbeispiel**

Die Patientin hat in der patientenzentrierten Phase der Anamnese über ihre starke Belastung durch Beruf und Kinder gesprochen, vom Ehemann bekommt sie wenig Unterstützung. Die Unterbauchbeschwerden sind vor diesem Hintergrund eine starke zusätzliche Belastung.
Ärztin: „Okay, ich verstehe, Sie sind mit Ihren Kindern und Ihrer Arbeit schon ausgelastet. Sie sind auch enttäuscht, dass von Ihrem Mann kaum Unterstützung kommt. Und nun kommen auch noch die Schmerzen dazu."

Patientin: „Ja, genau."
Ärztin: „Ich möchte Ihnen nun, um Ihre Schmerzen besser verstehen zu können, einige Fragen zu Ihren Beschwerden stellen. Ich gehe anhand dieses Anamnesebogens vor. Wenn Ihnen noch etwas Wichtiges einfällt, was darüber hinausgeht, haben wir anschließend Zeit, das zu klären. Sind Sie einverstanden, wenn wir das andere Thema erstmal abschließen?"
Patientin: „Ja sicher, ich möchte ja wissen, was ich habe." ◀

5.3.5.2 Unterbrechen

Manchmal wird die Ärztin ihr Gegenüber unterbrechen müssen. Das **Unterbrechen** hat vier Elemente:
1. **Direktes Unterbrechen:** Die Ärztin spricht den Patienten mit Namen an, schaut ihm in die Augen, evtl. berührt sie ihn am Arm.
2. **Zusammenfassung:** Die Ärztin signalisiert, dass sie verstanden hat, dass dem Patienten das Thema wichtig ist, auch wenn es jetzt nicht vertieft werden kann.
3. **Gesprächsziel:** Die Ärztin wiederholt, welches Ziel das Gespräch hat, und erklärt die Folgen, wenn die Struktur nicht eingehalten wird.
4. **Einverständnis** einholen: Danach fragt die Ärztin, ob der Patient mit diesem Vorgehen einverstanden ist. Das ermöglicht ihm, bei weiteren Unterbrechungen auf die Vereinbarung zu verweisen.

▶ **Fallbeispiel**

Arzt: „Frau Maier, ich höre, es ist Ihnen sehr wichtig, sehr detailliert über alle Ihre Beschwerden zu berichten. Ich muss Sie aber bitten, auf meine Fragen möglichst kurz zu antworten, da die Zeit sonst nicht reicht, noch wichtige weitere Fragen zu stellen. Sind Sie damit einverstanden, dass wir das so machen?" ◀

5.4 Vier Ebenen einer Nachricht

Der Kommunikationsprozess lässt sich als **Sender-Empfänger-Modell** beschreiben (s. Abb. 5.2). Eine Person ist in der Rolle des Senders (Sprecher), die andere in der Rolle des Empfängers (Hörer). Wie bei einem Radio kann es auch in der menschlichen Kommunikation zu Störungen kommen, die auf die Übermittlung der Signale zurückgehen. Das Benutzen einer verständlichen Sprache (Verzicht auf Fachjargon) und deutliches Sprechen sind Voraussetzungen einer erfolgreichen Verständigung. Aufseiten des Hörers sind die ungeteilte Aufmerksamkeit und der nonverbale Eindruck entscheidend (nicht zeitgleich Akten studieren). Störungen können das Gespräch belasten, z. B. wenn andere Personen in den Raum kommen, Flurlärm, Telefon etc. Ein ungestörter Gesprächsrahmen ist wichtig.

Mit jeder Nachricht werden vielschichtige Informationen übermittelt, die auf vier Ebenen liegen (Schulz von Thun 1997, s. Abb. 5.3):

1. **Der Sachinhalt.** Dieser bestimmt den ärztlichen Berufsalltag.
2. **Der Beziehungsinhalt.** Wie erlebt die Sprecherin den Zuhörer, welche Beziehung entwickelt sich?
3. **Die Selbstoffenbarung.** Damit gibt die Sprecherin Hinweise darauf, wie sie sich fühlt.
4. **Der Appell.** Die Sprecherin will erreichen, dass ihr Gegenüber etwas tut.

Sie fahren beispielsweise mit dem Auto auf eine Kreuzung mit einer Ampelanlage zu. Ihre Beifahrerin sagt: „Achtung, es wird rot."

Der Sachinhalt. Selbst die kurze Nachricht beinhaltet mehr als den Sachinhalt, dass die Ampel von grün auf rot umgesprungen ist.

Der Beziehungsinhalt. Die Aussage zum Beziehungsinhalt kann sein:

– „Ich fahre besser Auto als du."
– „Du bist zu blöd zum Autofahren."
– „Jedes Mal übersiehst du das Signal, und ich muss dir das erst mitteilen."
– „Ich unterstütze dich beim Autofahren in der neuen Stadt."

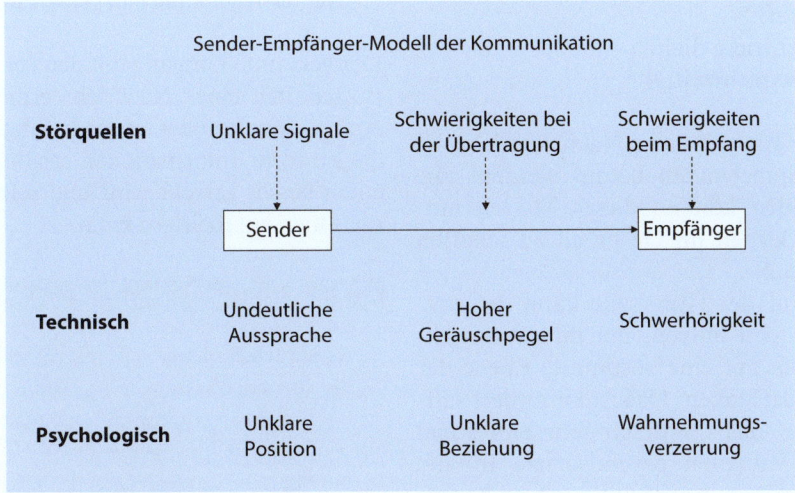

Abb. 5.2 Das Sender-Empfänger-Modell der Kommunikation

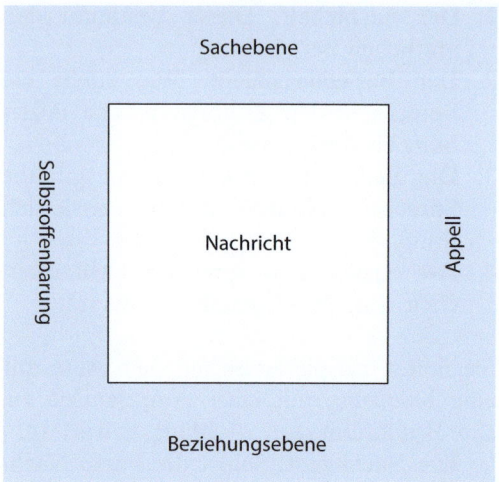

Abb. 5.3 Die vier Ebenen einer Nachricht aus Schulz von Thun (1997)

Die Selbstoffenbarung. Die Selbstoffenbarung, die dahinter steht, könnte lauten:
- „Ich habe Angst vor einem Unfall."
- „Ich bin genervt."
- „Ich habe es eilig. Zu blöd, dass die Ampel jetzt rot ist."

Der Appell. Der Appell könnte lauten:
- „Pass auf!"
- „Konzentriere dich!"
- „Bremse rechtzeitig!"

Bestimmte Ebenen einer Nachricht können von den Sprechenden betont werden. Die Behandelnden können dieses Modell nutzen, um Klarheit im Gespräch zu schaffen (s. Tab. 5.2).

Auch auf der Hörerseite kann die Ärztin das Modell nutzen, um ihre Wahrnehmung gezielt auf eine bestimmte Ebene der Nachricht zu lenken. Das ist besonders hilfreich, wenn das Gespräch sehr emotional wird. Da Patienten psychosoziale Inhalte meist nur zögernd erwähnen, ist es besonders wichtig, gut zuzuhören.

> ▶ **Fallbeispiel**
>
> **Patient:** „Ich konnte die letzten beiden Tage nicht zur Arbeit und würde mich gerne mal richtig auskurieren. Sie werden mich doch krankschreiben, oder?"
> **Arzt:** „Ich möchte Sie zunächst noch einmal untersuchen, aber so, wie Sie es schildern, werde ich Sie diese Woche wohl krankschreiben können."
> Mit dieser Antwort hört der Arzt vor allem die **Sachebene.** Auf der **Beziehungsebene** merkt er, dass der Patient ihn unter Druck setzt, und erkennt daran, dass der Patient selbst unter starkem Druck steht. Seine Antwort könnte daher auch lauten:
> **Arzt:** „Sie stehen ganz schön unter Druck."
> **Patient:** „Ja, das ist richtig. Mir sind in letzter Zeit einige Fehler unterlaufen und ich mache mir Sorgen um meinen Arbeitsplatz, die Auftragslage ist schlecht zurzeit. Da ich zudem schlecht schlafe, habe ich Angst, noch mehr Fehler zu machen, da ist es besser, ich bleibe zu Hause."
> Durch den **Ebenenwechsel** ermöglicht der Arzt dem Patienten, über seine beruflichen Belastungen zu sprechen. Es kommen Schlafstörungen zur Sprache, eine mögliche Depressivität kann nun geklärt werden. ◀

Der gekonnte Umgang mit den verschiedenen Botschaften einer Nachricht ermöglicht der Ärztin eine flexible Gesprächsführung, durch die sie mehr Informationen erhält, dem Patienten besser gerecht wird und schwierige Situationen gut meistern kann.

> **Praxistipps**
>
> **Gesprächsförderer**
> - Ausreden lassen
> - Ungestörter Gesprächsrahmen
> - Deutlich sprechen
> - Verständlich Sprechen
> - Anpassen an das intellektuelle Niveau des Patienten

Tab. 5.2 Möglichkeiten zur Betonung der vier Nachrichtenebenen

Ebene	Formulierung
Sachebene	„Ich benötige noch einige Informationen von Ihnen…" „Ich informiere Sie jetzt erstmal über…"
Beziehungsebene	„Ich möchte gemeinsam mit Ihnen über die nächsten Behandlungsschritte entscheiden"
Selbstoffenbarung	„Mir geht es so…" „Ich persönlich habe die Erfahrung gemacht, dass…"
Appell	„Ich möchte Sie bitten…" „Ich habe einige Behandlungsvorschläge, von denen ich möchte, dass Sie sie genau befolgen…"

— Verwenden von Bildern und Grafiken
— Sichtbarrieren vermeiden
— Im Gespräch auch auf nonverbale Zeichen achten

5.5 Evidence Based Medicine

Patientenbezogene Gesprächsführung hat positive Effekte auf Patientenzufriedenheit, Adhärenz, Inanspruchnahmeverhalten sowie teilweise auch auf das Behandlungsergebnis, z. B. Blutdrucksenkung, Schmerzempfinden. Ärztliche tätige Personen mit ungenügender kommunikativer Kompetenz haben häufiger Burn-out-Symptome und eine geringere Berufszufriedenheit. Patientenzentrierte Gesprächsführung lässt sich durch ein gezieltes Training verbessern.

Zitierte Literatur

Freud S (1917) Vorlesungen zur Einführung in die Psychoanalyse. Gesammelte Werke XI, 4. Aufl. Fischer, Frankfurt a. M., S 9–10

Weiterführende Literatur

Heiland R (2018) Weil Worte wirken: Wie Arzt-Patienten-Kommunikation gelingt. Theorie – Praxis – Übungen. Kohlhammer, Stuttgart

Jünger J (2018) Ärztliche Kommunikation: Praxisbuch zum Masterplan Medizinstudium 2020. Schattauer, Stuttgart

Schulz von Thun F (1989) Miteinander reden. Band II: Stile, Werte und Persönlichkeitsentwicklung. Rowohlt, Reinbek

Schulz von Thun F (1981) Miteinander reden. Band I: Störungen und Klärungen. Allgemeine Psychologie der Kommunikation. Rowohlt, Reinbek

Watzlawick P, Beavin J, Jackson D (2017) Menschliche Kommunikation. Formen, Störungen, Paradoxien, 13. Aufl. Hogrefe, Bern

Psychosomatisch-psychotherapeutische Versorgung in der Praxis

Kurt Fritzsche und Michael Wirsching

Inhaltsverzeichnis

6.1 Psychosomatische Grundversorgung – 72

6.2 Allgemeinmedizin und hausärztliche Innere Medizin – 72

6.3 Gynäkologie und Geburtshilfe – 73

6.4 Kinder- und Jugendmedizin – 73

6.5 Neurologie – 74

6.6 Dermatologie – 74

6.7 Orthopädie – 74

6.8 Hals-Nasen-Ohren-Heilkunde – 74

6.9 Urologie – 75

6.10 Chirurgie – 75

Weiterführende Literatur – 75

© Springer-Verlag GmbH Deutschland, ein Teil von Springer Nature 2020
K. Fritzsche und M. Wirsching (Hrsg.), *Basiswissen Psychosomatische Medizin und Psychotherapie*,
https://doi.org/10.1007/978-3-662-61425-9_6

Einleitung

Die hohe Zahl von ca. 30 % behandlungsbedürftigen psychischen und psychosomatischen Erkrankungen in der ambulanten und stationären medizinischen Versorgung führte zur Einführung der psychosomatischen Grundversorgung und der Zusatz-Weiterbildung Psychotherapie für Ärzte aller Fachgebiete.

Die psychosomatisch-psychotherapeutische Versorgung in Deutschland lässt sich in einem dreistufigen Modell beschreiben.
1. die psychosomatische Grundversorgung für alle in Praxis und Klinik tätigen Ärzte,
2. die Zusatz-Weiterbildung Psychotherapie für Ärzte, die in ihrem somatischen Fachgebiet Patientinnen intensiv und längerfristig psychotherapeutisch behandeln möchten,
3. der ärztliche und psychologische Psychotherapeut, der tiefenpsychologisch, psychoanalytisch, systemisch oder verhaltenstherapeutisch intensiv über Jahre weitergebildet ist.

6.1 Psychosomatische Grundversorgung

Die **psychosomatische Grundversorgung** umfasst folgende Aufgaben:
- Die frühzeitige differenzialdiagnostische Abklärung psychischer und psychosomatischer Beschwerden (welchen Anteil haben psychosoziale Belastungen und Probleme am Krankheitsbild?),
- Aufklärung, Beratung und Unterstützung durch therapeutische Gespräche und Entspannungsverfahren,
- Motivierung und Weitervermittlung in eine ambulante oder stationäre psychotherapeutische Behandlung.

Nach der Weiterbildungsordnung müssen in den klinischen Fachgebieten Allgemeinmedizin und Gynäkologie eingehende Kenntnisse, Erfahrungen und Fertigkeiten in der psychosomatischen Grundversorgung erworben werden.

Darüber hinaus hat jede Fachärztin die Möglichkeit, eine **Zusatz-Weiterbildung Psychotherapie** zu absolvieren (s. ▶ Kap. 7 „Fort- und Weiterbildungsmöglichkeiten in Psychosomatischer Medizin und Psychotherapie"). Die Allgemeinärztin, Internistin oder Gynäkologin bleibt weiterhin in ihrem Fach tätig, setzt jedoch einen psychosomatisch-psychotherapeutischen Schwerpunkt. Vor allem Patienten, die eine Stigmatisierung fürchten und denen der Schritt in die ambulante Fachpsychotherapie schwerfällt, werden davon profitieren, dass sie von ihrer Hausärztin oder Fachärztin auch psychosomatisch betreut werden können.

6.2 Allgemeinmedizin und hausärztliche Innere Medizin

In der hausärztlichen Medizin hat die psychosomatische Grundversorgung eine besonders große Bedeutung. Die Beratung und Unterstützung umfasst folgende **Problemfelder:**
- Reaktion auf schwere Belastungen (Verlust, Trauma, schwere körperliche Krankheit),
- Familienprobleme (Partnerschaft, Erziehung, Pflege älterer Menschen),
- Berufsprobleme (Stress, Erschöpfung, drohender oder tatsächlicher Verlust des Arbeitsplatzes),
- Probleme im sozialen Umfeld (z. B. Isolierung und Rückzug vor allem bei älteren und alleinstehenden Menschen, belastende Wohnsituation),
- psychosomatische Prävention bei Stress, gesundheitsschädigendem Verhalten oder untauglichen Bewältigungsstrategien.

Die häufigsten Krankheitsbilder, bei denen eine psychosomatische Diagnostik und psychotherapeutische Mitbehandlung notwendig wird, sind:
- funktionelle Herz-Kreislauf-Störungen (s. ▶ Kap. 10 Funktionelle Körperbeschwerden).
- Hypertonie.
- Herzrhythmusstörungen,
- Hyperventilation,
- Angina pectoris und Herzinfarkt (s. ▶ Kap. 15 „Psychokardiologie am Beispiel Herzinfarkt"),
- funktionelle Störungen des oberen und unteren Gastrointestinaltraktes wie funktionelle Dyspepsie, Reizdarmsyndrom (Colon irritabile oder Irritable Bowel Syndrome, IBS) (s. ▶ Kap. 10 Funktionelle Körperbeschwerden),
- Colitis ulcerosa und Morbus Crohn,
- Diabetes mellitus,
- Rheumatoide Arthritis,
- chronische Schmerzzustände wie Kopfschmerzen, Rückenschmerzen, Fibromyalgie,
- Essstörungen (s. ▶ Kap. 13 „Essstörungen"),
- Krebserkrankungen (s. ▶ Kap. 14 „Psychoonkologie"),
- unheilbar kranke und sterbende Patienten,
- chronische Erkrankungen im Alter,
- andere funktionelle körperliche Beschwerden wie Schwindel, Juckreiz, Übelkeit und Erbrechen, Schlafstörungen, chronische Müdigkeit und Erschöpfung (s. Kap. 10 Funktionelle Körperbeschwerden).

6.3 Gynäkologie und Geburtshilfe

Das Gesundheitsverhalten von Frauen unterscheidet sich von dem der Männer. Frauen sind eher bereit, auch emotionale Aspekte ihrer Erkrankung zu berücksichtigen. Sie stellen höhere Ansprüche an eine vertrauensvolle und unterstützende Arzt-Patient-Beziehung. Deshalb hat die gynäkologische Psychosomatik eine lange Tradition. Schon seit Jahrzehnten verlangt die Facharztweiterbildung von Gynäkologen auch die Schulung von deren psychosozialer Kompetenz.

In der gynäkologischen Psychosomatik geht es v. a. um die folgenden **Krankheiten** und **Probleme:**
- funktionelle körperliche Beschwerden, z. B. chronischer Unterbauchschmerz,
- Fluor genitalis, Pruritus vulvae,
- Blutungs- und Zyklusstörungen,
- klimakterische Beschwerden,
- Sexualstörungen, z. B. Libidoverlust oder Schmerzen,
- unerfüllter Kinderwunsch,
- Schwangerschaft und Geburt, vor allem ungewollte Schwangerschaft, Hyperemesis, Schwangerschaftsabbruch, vorzeitige Wehen und drohender Abort, postnatale Depression und die Bewältigung von frühem Kindstod,
- Brust- und andere Krebserkrankungen.

6.4 Kinder- und Jugendmedizin

In den jungen Lebensjahren stehen unterschiedliche Probleme im Vordergrund. Fast immer werden die Eltern einbezogen (s. ▶ Abschn. 3.1.3 „Systemische (Paar- und Familien-) Therapie").

Säuglinge und **Kleinkinder:**
- Schreibabys,
- Störungen der Nahrungsaufnahme,
- Schlafstörungen.

Schulkinder:
- Enuresis,
- Hyperkinetisches Syndrom (ADHS),
- Angst und Depression,
- somatoforme Störungen, z. B. Kopf- und Bauchschmerzen.

Jugendliche:
- Angst und Depression,
- Essstörungen,

- Schul- und Erziehungsprobleme,
- Drogen- und Alkoholmissbrauch.

In der pädiatrischen Onkologie hat die psychosoziale Betreuung eine lange Tradition.

6.5 Neurologie

Zwischen der Neurologie und der Psychosomatischen Medizin bestehen von Anbeginn enge Verbindungen. Bei einer Vielzahl neurologischer Symptome wie Schwindel, Schmerzen, Lähmungen, Parästhesien, Anfällen lassen sich oft keine hinreichenden somatischen Erklärungen finden.

Die wichtigsten **Krankheitsbilder** mit psychosomatischem Anteil sind:
- Spannungskopfschmerz und Migräne,
- Rückenschmerzen, atypischer Gesichtsschmerz, Fibromyalgie,
- funktionelle, neurologisch nicht erklärbare Lähmungen, Parästhesien und Schmerzen,
- nichtepileptische Anfälle, dissoziative Krampfanfälle,
- Torticollis spasmodicus (Schiefhals).

Aber auch bei schweren oft chronisch verlaufenden und beeinträchtigenden Erkrankungen ist psychosomatisches Denken angezeigt, um der Bewältigung und dem Verlauf des Leidens gerecht zu werden, z. B. bei Multipler Sklerose, Gehirntumor, Apoplex, M. Parkinson, M. Alzheimer.

6.6 Dermatologie

Die Haut gilt auch als „Spiegel der Seele". Die Haut ist ein Ausdrucks- und Darstellungsorgan der inneren Verfassung eines Menschen: Man errötet vor Scham, erblasst vor Schreck, schwitzt vor Angst. Man kann aus der Haut fahren, aber auch mit heiler Haut davon kommen. Beim Gruseln bekommt man Gänsehaut. Und die Dinge, mit denen man nicht fertig wird, gehen einem unter die Haut.

Die wichtigsten **Hauterkrankungen,** bei denen psychosoziale Faktoren eine entscheidende Rolle spielen, sind:
- Pruritus,
- Urtikaria, Neurodermitis (atopisches Ekzem),
- Haarausfall (Alopezie),
- Hyperhidrosis,
- artifizielle Erkrankungen.

Unter Letzteren versteht man ein **selbstschädigendes Verhalten** durch heimliches Zufügen von Schnittwunden, Verätzungen oder Verbrennungen. Sie dienen einer Entlastung von inneren Spannungszuständen, sind aber auch ein Aufmerksamkeitssignal.

Für das **Maligne Melanom** gilt dasselbe wie für andere Tumorerkrankungen: Die Bewältigung und der Verlauf können psychosomatisch mitbestimmt sein.

6.7 Orthopädie

Bei mindestens der Hälfte aller Ratsuchenden in orthopädischen Praxen sind bei der Entstehung und Aufrechterhaltung der Beschwerden psychosomatische Zusammenhänge nachweisbar. Die häufigsten **Krankheitsbilder** sind:
- Rückenschmerzen und andere somatoforme Schmerzstörungen,
- Morbus Sudeck (sympathische Reflexdystrophie, Chronische Schmerzstörung).

6.8 Hals-Nasen-Ohren-Heilkunde

Ähnlich wie bei der Haut werden in Redewendungen die Zusammenhänge von seelischem Befinden mit Sprechen und Hören ausgedrückt. „Mir verschlägt es die Sprache. Mir ist Hören und Sehen vergangen. Er stellt sich taub. Den kann ich nicht riechen".

Die wichtigsten **Krankheitsbilder** und **Symptome** mit psychosomatischen Aspekten sind:
- Schwindel,
- Hörsturz,
- M. Menière,
- Tinnitus,
- funktionelle Aphonie und Dysphonie,
- Globusgefühl.

6.9 Urologie

Die häufigsten psychosomatischen Beschwerden sind somatoforme autonome Funktionsstörungen des urogenitalen Systems (s. ▶ Kap. 10 Funktionelle Körperbeschwerden).

Affekte wie Angst, Enttäuschung und Wut führen zu schmerzhafter muskulärer Verspannung in der Unterbauch-Becken-Region und auf diese Weise zu Körperbeschwerden im Urogenitalbereich. Sie äußern sich als Druckgefühl oder Brennen im Damm, ziehende Beschwerden in den Leisten, vermehrter Harndrang oder auch erschwertes oder verlangsamtes Wasserlassen, Nachträufeln, Brennen in der Harnröhre, Druckgefühl oder Brennen über dem Schambein, Spannungsgefühl im Kreuzbeinbereich.

Krankheitsbilder mit psychosomatischer Mitbeteiligung sind:
- erektile Dysfunktion,
- Reizblasensymptomatik,
- chronisch rezidivierende Urethrozystitis,
- Blasenentleerungsstörung,
- Harninkontinenz.

6.10 Chirurgie

Auch in der Chirurgie, einem operativen Fachgebiet, gibt es psychosomatische Aspekte zu beachten, von der speziellen Arzt-Patient-Beziehung bis hin zu den Belastungen für Ärztinnen und Patientinnen in der palliativen Chirurgie fortgeschrittener Krebserkrankungen.

Psychosomatische **Aspekte** in der Chirurgie sind:
- artifizielle Störungen,
- Unfallchirurgie, z. B. posttraumatische Belastungsstörung (s. ▶ Kap. 12 „Traumafolgestörungen"),
- Probleme der Krankheitsverarbeitung bei lebensbedrohlichen Erkrankungen wie Krebs,
- Probleme der Krankheitsverarbeitung nach Arm- oder Beinamputation, Bypass-Operation, künstlichem Herz (VAD),
- psychosoziale Probleme vor und nach Herz-, Nieren- und Lebertransplantationen,
- chirurgische intensivmedizinische Behandlung.

Weiterführende Literatur

Henningsen P (2006) Neuro-Psychosomatik: Grundlagen und Klinik neurologischer Psychosomatik. Schattauer, Stuttgart

Bürgin D, Steck B (2019) Psychosomatik bei Kindern und Jugendlichen. Kohlhammer, Stuttgart

Ehlert U (2013) Verhaltensmedizin. Springer, Berlin

Fritzsche K, Geigges W, Richter D, Wirsching M (2015) Psychosomatische Grundversorgung. Springer, Berlin

Hontschik B, v Uexküll T (1999) Psychosomatik in der Chirurgie. Integrierte Chirurgie-Theorie und Therapie. Schattauer, Stuttgart

Neises M, Dietz S (2000) Psychosomatische Grundversorgung in der Frauenheilkunde. Thieme, Stuttgart

Fort- und Weiterbildungsmöglichkeiten in Psychosomatischer Medizin und Psychotherapie

Kurt Fritzsche und Michael Wirsching

Inhaltsverzeichnis

7.1 Fort- und Weiterbildungsmöglichkeiten im Bereich der Psychosomatischen Medizin und Psychotherapie – 78

7.1.1 Psychosomatische Grundversorgung – 78
7.1.2 Zusatzweiterbildung Psychotherapie – 78
7.1.3 Zusatz-Weiterbildung Psychoanalyse – 79
7.1.4 Facharzt/Fachärztin für Psychosomatische Medizin und Psychotherapie – 79
7.1.5 Facharzt/Fachärztin für Psychiatrie und Psychotherapie und Facharzt/Fachärztin für Kinder- und Jugendpsychiatrie und -psychotherapie – 80

Zitierte Literatur – 80

Einleitung

Der Vorstand der Bundesärztekammer hat auf der Basis der Beschlüsse der Deutschen Ärztetage eine neue (Muster-)Weiterbildungsordnung (MWBO) am 15.11.2018 verabschiedet. Zu den allgemeinen Bestimmungen der Weiterbildung gehören Kenntnisse, Erfahrungen und Fertigkeiten
- in psychosomatischen Grundlagen, der psychosozialen, umweltbedingten und interkulturellen Einflüsse auf die Gesundheit und Zusammenhänge zwischen Krankheit und sozialem Status sowie
- der situationsgerechten ärztlichen Gesprächsführung einschließlich der Beratung von Angehörigen.

7.1 Fort- und Weiterbildungsmöglichkeiten im Bereich der Psychosomatischen Medizin und Psychotherapie

> **Wichtig**
> Übersicht über die Fort- und Weiterbildung in Psychosomatischer und Psychotherapeutischer Medizin
> 1. Psychosomatische Grundversorgung
>   – Basisdiagnostik
>   – Basistherapie
>   – Kooperation im Versorgungssystem
>   – Weiterbildung obligatorisch bisher für Allgemeinmedizin und Gynäkologie oder wenn Leistungen der psychosomatischen Grundversorgung abgerechnet werden.
> 2. Zusatzweiterbildung Psychotherapie
>   – Fakultative integrierte psychosomatische Psychotherapie als Ergänzung zu allen klinischen Facharztgebieten, z. B. Allgemeinmedizin, Innere Medizin, Gynäkologie, Pädiatrie, Dermatologie, Urologie, Anästhesie, Orthopädie
> 3. Facharzt/Fachärztin für Psychiatrie und Psychotherapie oder Facharzt/Fachärztin für Kinder- und Jugendpsychiatrie und -psychotherapie
>   – Obligatorisch integrierte Psychotherapie
> 4. Facharzt/Fachärztin für Psychosomatische Medizin und Psychotherapie
>   – Psychosomatische und psychotherapeutische Expertise
> 5. Psychologische/r Psychotherapeut/in oder Kinder- und Jugendlichenpsychotherapeut/in
>   – Psychotherapeutische Expertise

7.1.1 Psychosomatische Grundversorgung

Ein Kurs „Psychosomatische Grundversorgung" ist Pflicht für Fachärztinnen für Allgemeinmedizin (Hausärztinnen) und für Fachärzte für Frauenheilkunde und Geburtshilfe. Der Kurs umfasst 50 h Theorie und Interventionstechniken sowie 30 h Balint-Gruppe. Die Qualifikation in Psychosomatischer Grundversorgung kann auch von allen anderen Fachärztinnen als Fortbildung erworben werden. Danach ist die Ärztin berechtigt, Leistungen der psychosomatischen Grundversorgung (vor allem Gesprächsleistungen) abzurechnen. Ähnliche curriculare Weiterbildungen gibt es auch für Sexualmedizin, Akupunktur und die suchtmedizinische Grundversorgung.

7.1.2 Zusatzweiterbildung Psychotherapie

Definition
Die Zusatz-Weiterbildung Psychotherapie umfasst in Ergänzung zu einer Facharztkompetenz die Vorbeugung, das Erkennen sowie die psychotherapeutische Behandlung von Erkrankungen und Störungen, die durch psy-

chosoziale Faktoren und Belastungsreaktionen mitbedingt sind.

Weiterbildungszeit
Diese Weiterbildung (keine Fortbildung!) ist eine Ergänzung zur Facharztweiterbildung, z. B. in der Allgemeinmedizin, Inneren Medizin, Frauenheilkunde und Geburtshilfe oder Kinderheilkunde. Sie ist wesentlich umfangreicher und fundierter als die eben dargestellte Fort- und Weiterbildung in Psychosomatischer Grundversorgung. Sie dauert ca. 3 Jahre und wird berufsbegleitend absolviert.

Weiterbildungsinhalte
Die Inhalte der Zusatz-Weiterbildung Psychotherapie sind integraler Bestandteil der Weiterbildung zur Fachärztin für Kinder- und Jugendpsychiatrie und -psychotherapie, Psychiatrie und Psychotherapie wie auch für Psychosomatische Medizin und Psychotherapie.

Die Weiterbildung befähigt zur Erkennung und psychotherapeutischen Behandlung sowie zur Prävention und Rehabilitation psychischer oder psychosomatischer Erkrankungen, wie sie für das jeweilige Facharztgebiet typisch sind. Die Weiterbildung erfolgt entweder in den Grundorientierungen tiefenpsychologisch Psychotherapie oder Verhaltenstherapie.

7.1.3 Zusatz-Weiterbildung Psychoanalyse

Die ca. 5- bis 6-jährige Zusatz-Weiterbildung Psychoanalyse ist eine Ergänzung zu den Facharztweiterbildungen Psychosomatische Medizin und Psychotherapie, Psychiatrie und Psychotherapie oder Kinder- und Jugendpsychiatrie und -psychotherapie oder für die Facharztanerkennung in einem Gebiet der unmittelbaren Patientenversorgung mit der Zusatz-Weiterbildung Psychotherapie. Sie vermittelt die Erkennung und psychoanalytische Behandlung von Krankheiten und Störungen, denen unbewusste seelische Konflikte zugrunde liegen, einschließlich der Anwendung in der Prävention und Rehabilitation sowie zum Verständnis unbewusster Prozesse in der Arzt-Patient-Beziehung. Die Zusatz-Weiterbildung Psychoanalyse berechtigt zur erstattungsfähigen Tätigkeit als Psychoanalytiker.

7.1.4 Facharzt/Fachärztin für Psychosomatische Medizin und Psychotherapie

Definition
Das Gebiet Psychosomatische Medizin und Psychotherapie umfasst die Erkennung, psychosomatisch-medizinische und psychotherapeutische Behandlung, Prävention und Rehabilitation von Krankheiten und Leidenszuständen, an deren Verursachung und Chronifizierung psychosoziale, psychosomatische und somatopsychische Faktoren, einschließlich dadurch bedingter körperlich-seelischer Wechselwirkungen, maßgeblich beteiligt sind.

Weiterbildungszeit
Die Weiterbildungszeit setzt sich zusammen aus 60 Monaten Weiterbildung in der Psychosomatischen Medizin und Psychotherapie an einer dazu befugten Weiterbildungsstätte, davon müssen 12 Monate in anderen Gebieten der somatischen Patientenversorgung abgeleistet werden. Zum breiteren Kompetenzerwerb können bis zu 12 Monate Weiterbildung in Psychiatrie und Psychotherapie und/oder Kinder- und Jugendpsychiatrie und -psychotherapie erfolgen.

Weiterbildungsinhalte
Erwerb von Kenntnissen, Erfahrungen und Fertigkeiten in der Prävention, Erkennung, psychotherapeutischen Behandlung und Rehabilitation psychosomatischer Erkrankun-

gen und Störungen einschließlich Familienberatung, Sucht- und Suizidprophylaxe, der praktischen Anwendung von wissenschaftlich anerkannten Psychotherapieverfahren, der Indikationsstellung zu sozialtherapeutischen Maßnahmen, der Erkennung und Behandlung von Verhaltensauffälligkeiten im Kindes- und Jugendalter, den Grundlagen der Erkennung und Behandlung innerer Erkrankungen, die einer psychosomatischen Behandlung bedürfen, der psychiatrischen Anamnese und Befunderhebung, der gebietsbezogenen Arzneimitteltherapie unter besonderer Berücksichtigung der Risiken des Arzneimittelmissbrauchs, der Erkennung und psychotherapeutischen Behandlung von psychogenen Schmerzsyndromen, den Grundlagen in der Verhaltenstherapie und psychodynamisch/tiefenpsychologisch fundierten Psychotherapie.

Bei der Drucklegung des Buches liegen zwar die Empfehlungen der Bundesärztekammer vor. Die Umsetzung obliegt aber den Landesärztekammern. Aktuelle Informationen zu den Weiterbildungsinhalten sind bei den Landesärztekammern der Bundesländer erhältlich.

7.1.5 Facharzt/Fachärztin für Psychiatrie und Psychotherapie und Facharzt/Fachärztin für Kinder- und Jugendpsychiatrie und -psychotherapie

Informationen über den Facharzt für Psychiatrie und Psychotherapie und die Fachärztin für Kinder- und Jugendpsychiatrie und -psychotherapie finden sich in den Lehrbüchern der Psychiatrie.

Hinweis: Die weiteren, schon länger als wissenschaftlich begründet anerkannten Psychotherapieverfahren sind: Die Tiefenpsychologische/Psychoanalytische Psychotherapie, die Verhaltenstherapie, die Systemische Therapie sowie die Gesprächstherapie (s. ▶ Kap. 3 „Psychotherapie").

Weitere Fort- und Weiterbildungsmöglichkeiten sind z. B. die
- Lindauer Psychotherapiewochen (LP) (▶ www.lptw.de)
- Weiterbildungsangebote der Deutschen Gesellschaft für Psychosomatische Medizin (DGPM) (▶ www.dgpm.de)
- Gemeinsam mit dem Deutschen Kollegium für Psychosomatische Medizin (DKPM) führt die DGPM jedes Jahr im März in Berlin ihren Jahreskongress durch. Das Programm gliedert sich in einen wissenschaftlichen Teil und einen Fortbildungsteil. ▶ http://www.deutscher-psychosomatik-kongress.de/
- Fortbildungsakademie Psychosomatische Medizin der DGPM (▶ https://www.dgpm.de/de/fortbildungsangebote/)
- Akademie für Integrierte Medizin (AIM) (info@uexkuell-akademie.de).
- Lübecker Psychotherapietage und Norderneyer Psychotherapiewochen (▶ http://www.luebecker-psychotherapietage.de)

Dies ist nur eine Auswahl und keinesfalls eine vollständige Auflistung der Weiterbildungsmöglichkeiten.

Zitierte Literatur

Bundesärztekammer (2018) (Muster-)Weiterbildungsordnung 2018. ▶ https://www.bundesaerztekammer.de/fileadmin/user_upload/downloads/pdf-Ordner/Weiterbildung/20190920_MWBO-2018.pdf. Zugegriffen: 15. Jan. 2020

Weiterführende Literatur

Wöller W, Kruse J, Rudolf G (2018) Tiefenpsychologisch fundierte Psychotherapie. Basisbuch und Praxisleitfaden. 5. aktual. Aufl. Schattauer, Stuttgart

Helmfried E, Klein F-G, Pajonk B, Wirsching M (Hrsg) (2016) Psychiatrie, Psychotherapie und Psychosomatik – 1.500 Prüfungsfragen, 4. Aufl. Thieme, Stuttgart

Krankheitsbilder

Inhaltsverzeichnis

8	**Depressive Störungen – 85** *Kurt Fritzsche*	
9	**Angst- und Zwangsstörungen – 101** *Kurt Fritzsche*	
10	**Funktionelle Körperbeschwerden – 119** *Kurt Fritzsche*	
11	**Chronische Schmerzen – 135** *Kurt Fritzsche*	
12	**Traumafolgestörungen – 145** *Kurt Fritzsche und Michael Wirsching*	
13	**Essstörungen – 153** *Kurt Fritzsche und Daniela Wetzel-Richter*	
14	**Psychoonkologie – 167** *Kurt Fritzsche*	
15	**Psychokardiologie am Beispiel Herzinfarkt – 179** *Kurt Fritzsche*	
16	**Störungen der Sexualität – 189** *Marika Dobos, Johanna Löhlein und Melanie Büttner*	
17	**Insomnie – 203** *Marika Dobos und Fabian Fachinger*	

Depressive Störungen

Kurt Fritzsche

Inhaltsverzeichnis

8.1 Symptome – 87

8.2 Diagnostische Einteilung – 87
8.2.1 Depressive Episode (ICD-10: F 32) – 88
8.2.2 Dysthymie (ICD-10: F 34.1) – 88
8.2.3 Differenzialdiagnose – 88
8.2.4 Diagnostische Neuerungen in der ICD-11 – 89
8.2.5 Erkennen der Depression – 89
8.2.6 Burn-out-Syndrom – 89

8.3 Häufigkeit – 90

8.4 Biopsychosoziales Modell der Entstehung einer Depression – 91
8.4.1 Genetische Disposition – 91
8.4.2 Neuroendokrinologie – 91
8.4.3 Kognitionen – 91
8.4.4 Psychosoziale Belastungen – 92
8.4.5 Psychodynamik – 92
8.4.6 Kommunikative Funktion – 92

8.5 Behandlung – 93

8.6 Psychosomatische Grundversorgung – 93
8.6.1 Therapeutische Grundhaltung – 93
8.6.2 Arzt-Patient-Beziehung – 94
8.6.3 Informationen zum Selbstmanagement – 95
8.6.4 Einbeziehen von Familie und nahen Bezugspersonen – 95

© Springer-Verlag GmbH Deutschland, ein Teil von Springer Nature 2020
K. Fritzsche und M. Wirsching (Hrsg.), *Basiswissen Psychosomatische Medizin und Psychotherapie*,
https://doi.org/10.1007/978-3-662-61425-9_8

8.7	**Psychotherapie – 96**	
8.7.1	Kognitive Verhaltenstherapie – 96	
8.7.2	Tiefenpsychologische (psychodynamische) Psychotherapie – 97	
8.7.3	Interpersonelle Therapie (IPT) – 97	
8.7.4	Cognitive Behavioral Analysis System of Psychotherapy (CBASP) – 97	

8.8 **Psychopharmaka – 97**

8.9 **Andere nicht-medikamentöse Therapieverfahren – 98**

8.10 **Suizidalität – 99**

Weiterführende Literatur – 100

Depressive Störungen

Einleitung

Das Krankheitsbild Depression muss von **Traurigkeit** oder **Trauer** abgegrenzt werden.

Traurigkeit oder Trauer sind normale Gefühle wie Wut, Freude oder Angst und gehören zu den Grundemotionen des Menschen. Die Fähigkeit zur Trauer ist biologisch angelegt. Traurigkeit ist in der Regel vorübergehend.

Traurigkeit oder Trauer sind oft Folge des Verlusts einer nahen Bezugsperson. Die dabei auftretenden Gefühle von Niedergeschlagenheit, Selbstzweifel, Hoffnungslosigkeit und Hilflosigkeit finden sich auch bei einer Depression wieder, haben jedoch nicht die gleiche Intensität. Bei einer Trauerreaktion ist das Selbstwertgefühl kaum eingeschränkt und es besteht keine Suizidalität.

> **Wichtig**
> Im Vergleich zur Depression lässt sich Traurigkeit oft durch positive, angenehme Tätigkeiten und Ereignisse unterbrechen. Trauer ist etwas Vorübergehendes mit zuversichtlicher Zukunftsperspektive und auch der erhaltenen Fähigkeit, Hilfe und Unterstützung zu suchen. Trauerarbeit braucht Zeit. Allerdings kann durch eine missglückte und blockierte Trauer die Entwicklung einer Depression oder von funktionellen Körperbeschwerden (s. ▶ Kap. 10 „Funktionelle Körperbeschwerden" und ▶ Kap. 11 „Chronische Schmerzen") begünstigt werden.

8.1 Symptome

Depressive Symptome äußern sich auf verschiedenen Ebenen.

Verhalten:
Die Körperhaltung ist kraftlos, gebeugt, die Bewegungen sind verlangsamt, die Aktivität und der Bewegungsradius sind eingeschränkt. Der Gesichtsausdruck ist traurig, oder sogar maskenhaft, wie versteinert. Die Sprache ist leise, langsam und monoton.

Gefühle:
Die Betroffenen fühlen sich niedergeschlagen, traurig, hoffnungslos, hilflos, einsam und ängstlich. Ihre Einstellung gegenüber anderen Menschen ist ablehnend bis feindselig, sie sind innerlich getrieben, von der Umwelt abgeschnitten und Schuldgefühle treten auf.

Körper:
Beklagt werden körperliche Schwäche, Antriebslosigkeit, Appetitlosigkeit, Schlaflosigkeit, Wetterfühligkeit, erhöhte Schmerzempfindlichkeit, Libidoverlust, multiple vegetative Beschwerden wie Kopfdruck, Magenbeschwerden und Verdauungsstörungen.

Gedanken:
Die Gedanken sind von einer negativen Einstellung zum eigenen Selbst geprägt. Die Zukunftsgedanken sind pessimistisch. Eine überstarke Selbstkritik hat Selbstunsicherheit zur Folge. Konzentrationsprobleme und Gedächtnisstörungen beeinträchtigen den Alltag und die Arbeit. Die Neigung, das Schlimmste zu erwarten (Katastrophisieren), mündet in Auswegslosigkeit und Zwecklosigkeit, was Suizidimpulse verstärkt. Ein übersteigertes Anspruchsniveau und Bestrafungsbedürfnis kann wahnhafte, unkorrigierbare Züge annehmen. Sehr häufig ist in diesem Zusammenhang ein Verarmungswahn.

Nicht selten sind körperliche Beschwerden die ersten oder sogar einzigen Zeichen einer depressiven Erkrankung (s. ▶ Kap. 10 „Funktionelle Körperbeschwerden").

8.2 Diagnostische Einteilung

In den internationalen Klassifizierungssystemen werden depressive Störungen innerhalb der diagnostischen Kategorie der **affektiven Störungen** beschrieben.

Die häufigsten affektiven Störungen sind die manische Episode (ICD-10: F 30), die bipolare affektive Störung (ICD-10: F 31), die depressive Episode (ICD-10: F 32), die rezidivierende (F 33) und anhaltende (F 34) depressive Störung. Eine Sonderform ist die Dysthymie (ICD-10: F 34.1) mit einem über Jahre unveränderten, wenngleich nicht so ausgeprägten depressiven Verlauf.

Bei zusätzlichen psychischen Störungen (Komorbidität) wie z. B. Sucht, Angststörungen oder Essstörungen steigen das Suizidrisiko und die Chronifizierungstendenz.

> **Wichtig**
>
> **Hauptsymptome:**
> - Gedrückte (depressive) Stimmung
> - Interessenlosigkeit und/oder Freudlosigkeit, auch bei üblicherweise angenehmen Ereignissen
> - Antriebsmangel, erhöhte Ermüdbarkeit
>
> **Zusatzsymptome:**
> - Verminderte Konzentration und Aufmerksamkeit
> - Vermindertes Selbstwertgefühl und Selbstvertrauen
> - Gefühle von Schuld und Wertlosigkeit
> - Negative, pessimistische Zukunftsgedanken
> - Suizidgedanken/-handlungen
> - Schlafstörungen
> - Verminderter Appetit oder Appetitsteigerung

8.2.1 Depressive Episode (ICD-10: F 32)

Die Einschlusskriterien für eine depressive Episode sind erfüllt, wenn 2 Wochen lang mehrere der oben genannten Symptome bestehen.

Unterschieden wird zwischen einer leichten, mittelgradigen oder schweren depressiven Episode:

Leicht: 2 Hauptsymptome und 2 Zusatzsymptome,
Mittelgradig: 2 Hauptsymptome und 3–4 Zusatzsymptome,
Schwer: 3 Hauptsymptome und ≥ 4 Zusatzsymptome.

8.2.2 Dysthymie (ICD-10: F 34.1)

Diese Störung wurde früher als **neurotische Depression** bezeichnet. Kennzeichen sind:
- Länger als 2 Jahre andauernde depressive Verstimmung, die aber nicht so ausgeprägt ist, dass die Kriterien einer depressiven Episode erfüllt sind
- Beginn im frühen Erwachsenenalter
- Typische Symptome: Müdigkeit, Schlafstörungen, schnelle Erschöpfbarkeit, Grübeln, Klagsamkeit, Gefühl der Unzulänglichkeit

Den Unterschied im Verlauf einer rezidivierenden depressiven Störung und einer Dysthymie zeigt ▶ Abb. 8.1.

8.2.3 Differenzialdiagnose

Depressive Symptome finden sich auch als Reaktion auf schwere psychosoziale Belastungen und Lebensereignisse. Es werden kurze **depressive Reaktionen** (Dauer max. ein Monat) von längeren depressiven Reaktionen (Dauer max. 2 Jahre) unterschieden (ICD-10: F 43, s. ▶ Kap. 14 „Psychoonkologie" und ▶ Kap. 15 „Psychokardiologie am Beispiel Herzinfarkt").

Körperliche Krankheiten können depressive Symptome auslösen oder verstärken, z. B. können die Erkrankungen Cushing-Syndrom, Hypothyreose, Hyperparathyreoidismus, Krebserkrankungen, Herzinfarkt, M. Parkin-

Depressive Störungen

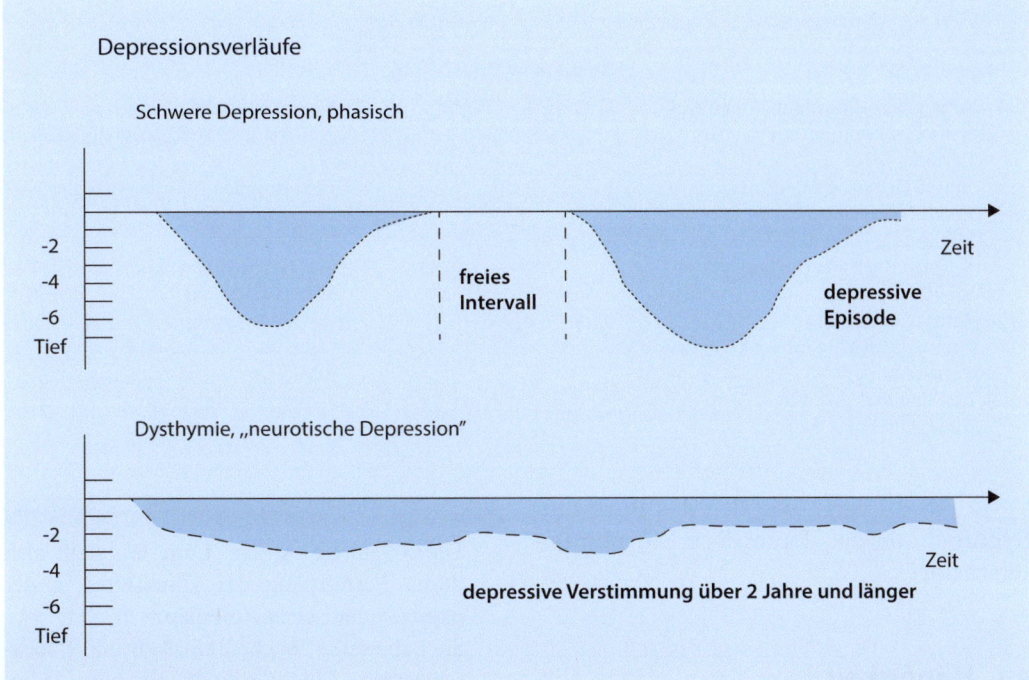

Abb. 8.1 Depressionsverläufe

son und AIDS die Entstehung einer Depression begünstigen. Auch die medikamentöse Behandlung dieser Krankheiten mit Antihypertensiva, Zytostatika oder einer Immuntherapie kann depressive Symptome hervorrufen. Bei Altersdepressionen kann die Abgrenzung zur beginnenden Demenz schwierig sein.

8.2.4 Diagnostische Neuerungen in der ICD-11

In der ICD-11 ergeben sich keine wesentlichen Änderungen zur ICD-10.

8.2.5 Erkennen der Depression

> **Wichtig**
> Die meisten Personen mit einer depressiven Erkrankung können durch **zwei Screening-Fragen** erkannt werden:

1. „Haben Sie sich im letzten Monat häufig niedergeschlagen, traurig, bedrückt oder hoffnungslos gefühlt?"
2. „Hatten Sie im letzten Monat deutlich weniger Interesse und Lust an Dingen, die Sie sonst gerne tun?"

Werden die beiden Screening-Fragen bejaht, so sollten sich zur Unterscheidung zwischen leichter, mittelgradiger oder schwerer depressiver Episode weitere Fragen zu Haupt- und Zusatzsymptomen anschließen.

8.2.6 Burn-out-Syndrom

Burn-out-Syndrom ist speziell auf die Überlastung bei der Arbeit oder der intensiven Pflege eines Angehörigen bezogen. Burn-out ist ein schleichender Prozess, der sich von anhaltender Erschöpfung bis hin zu psychischen und körperlichen Folgeerkrankungen entwickeln kann.

◻ **Tab. 8.1** Differenzierung zwischen Burn-out und Depression

Burnout-Syndrom	Emotionale Erschöpfung	Depression
– Arbeitsbezogene mentale und emotionale Erschöpfung – Leistung ↓ – Innere Distanzierung/Zynismus – Einschlafstörungen – Statusgefühl erhalten – Selbstwertgefühl erhalten Risikofaktoren: – Arbeitsbelastung ↑ – Ungleichgewicht von Anstrengung und Belohnung – Einflussmöglichkeiten ↓ – Rollenkonflikt		– Multifaktorielle Genese – Antrieb ↓/schnelle Erschöpfbarkeit – Freudlosigkeit/ Niedergestimmtheit – Früherwachen – Statusverlust/Kränkung – Selbstwertgefühl ↓ Risikofaktoren: – Genetik, Frauen, Single – Belastende Lebensereignisse – Soziale Unterstützung ↓ – Sozioökonom. Status ↓

◻ Tab. 8.1 zeigt, wie sich das Burn-out-Syndrom von der depressiven Störung unterscheidet.

8.3 Häufigkeit

In einer repräsentativen deutschen Studie betrug die **12-Monats-Prävalenz** für eine depressive Episode 6 %, für eine Dysthymie 2 % und für eine bipolare Störung 1,5 %. Frauen erkranken etwa doppelt so häufig wie Männer. Schwere körperliche Krankheiten verdoppeln die Wahrscheinlichkeit, eine Depression zu entwickeln.

Depressionen verlaufen sehr unterschiedlich. Bei etwa der Hälfte bis zwei Dritteln der Betroffenen bessert sich der Zustand im Lauf der Behandlung so weit, dass sie ihre frühere Leistungsfähigkeit und ihre frühere Persönlichkeit wiedererlangen. Einzelne Beschwerden können weiterbestehen. Etwa die Hälfte aller Personen, die erstmalig erkrankt sind, erleidet in den folgenden Jahren eine weitere depressive Episode. Nach zweimaliger Erkrankung ist die Rezidivwahrscheinlichkeit 70 %, nach der dritten Episode 90 %.

▶ **Fallbeispiel**

Die 37-jährige Ärztin, Frau W., stellt sich durch Vermittlung des Hausarztes in der psychosomatischen Ambulanz vor.
Sie habe seit 3 Wochen **Übelkeit** und **Bauchschmerzen.** Eine Gastroskopie habe lediglich eine leichte Antrumgastritis gezeigt. Seit 2 Wochen spüre sie eine abgrundtiefe **Traurigkeit** und **Einsamkeit.** Sie wisse nicht, was mit ihr los sei. Hinzu kämen **Versagensängste** in ihrem Beruf als Anästhesistin in einem Schwerpunktkrankenhaus, Ein- und Durchschlafstörungen, Früherwachen und zeitweise auch Herzrasen. Sie habe keinen Appetit mehr und habe sich von ihren Kolleginnen und Kollegen zurückgezogen. Sie könne sich das alles nicht erklären.
Dabei habe sie sich doch so viel vorgenommen. Der Umzug in die Großstadt, die neue Stelle, Möglichkeiten zum beruflichen Aufstieg, ein Wunsch nach einer neuen Partnerschaft trotz früherer Enttäuschungen.
Nichts von dem **habe sie erreicht.** Sie sei von sich selbst enttäuscht. Andere würden sagen, sie solle ihre Ansprüche runterschrauben. Das könne sie aber nicht. Sie wache oft frühmorgens auf und dann kämen schwere Gedanken: „Wie schaffe ich das alles? Ich

Depressive Störungen

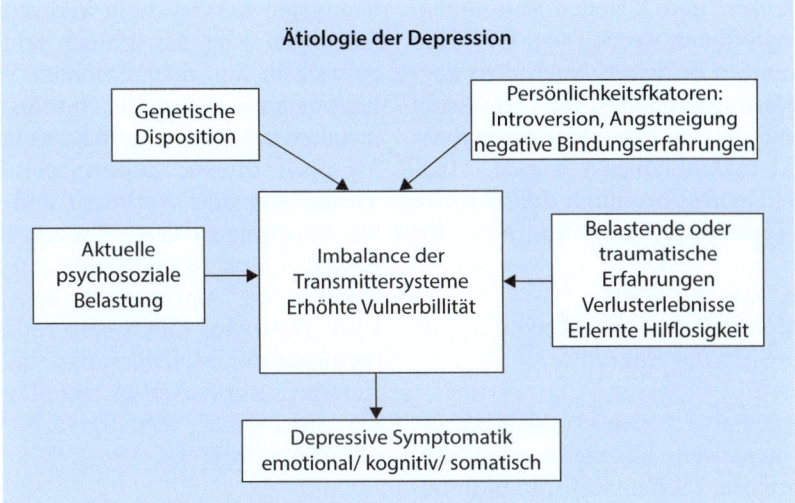

Abb. 8.2 Ätiologie der Depression

funktioniere nicht mehr richtig. Mein Körper spinnt. Wenn ich ein Magengeschwür hätte, dann könnte ich ja die Übelkeit und die Bauchschmerzen verstehen. Irgendetwas stimmt mit mir nicht." ◄

8.4 Biopsychosoziales Modell der Entstehung einer Depression

Bei der Entwicklung einer Depression wirken unterschiedliche Faktoren zusammen (s. ► Abschn. 1.1 „Was ist psychosomatische Medizin?"). Diese können im Einzelfall unterschiedlich gewichtet sein (s. ◘ Abb. 8.2).

8.4.1 Genetische Disposition

Depressionen kommen familiär gehäuft vor. Wenn beide Eltern erkrankt waren, ist das Erkrankungsrisiko ihrer Kinder ca. 50 %.

8.4.2 Neuroendokrinologie

Die **Serotonintheorie** geht davon aus, dass bei Manie oder Depression ein niedriger Serotoninspiegel die Aktivitäten anderer neurochemischer Systeme stark verändert. Die antidepressive Wirkung der trizyklischen und tetrazyklischen Antidepressiva und der MAO-Hemmer wird durch eine Erhöhung der Verfügbarkeit von Serotonin und Noradrenalin im synaptischen Spalt erklärt.

Die Depression ist stressassoziiert. Damit geht eine Aktivierung der Hypothalamus-Hypophysen-Nebennierenrinden-Achse einher, mit der Folge einer erhöhten **Kortisolproduktion** (s. ► Abschn. 1.2 „Psychobiologie").

8.4.3 Kognitionen

Kognitionen sind mentale Prozesse, die mit Wahrnehmung, Vorstellung, Gedächtnis,

Lernen, Denken und Urteilen zusammenhängen. Kognitionen werden von Gefühlen und Stimmungen begleitet. Nach dem kognitiven Erklärungsmodell ist die Depression eine Störung, die auf einer verzerrten Sicht der Realität („Denkfehler") basiert. Hierbei wird die Depression durch drei negative Ansichten **(Triade)** induziert und aufrechterhalten:

- negative Sicht der Welt,
- negative Sicht der eigenen Person,
- negative Sicht der Zukunft.

Die durch negative Lebenserfahrungen erworbenen negativen Überzeugungen und Handlungsmuster (Schemata) führen in belastenden Situationen zu selektiver Wahrnehmung und kognitiver Verzerrung.

Beispielhaft ist das **Konzept der erlernten Hilflosigkeit**: In der Biografie finden sich wiederholt unkontrollierbare traumatische Erlebnisse, die diese Personen als nicht beeinflussbar und nicht vorhersagbar hinnehmen mussten, ohne Vermeidungs- und Bewältigungsreaktionen entwickeln zu können. Die erlernte Hilflosigkeit führt zu der Erwartung, dass auch spätere negative Erfahrungen nicht zu kontrollieren sind. Sie bewirkt, dass tatsächlich vorhandene Einflussmöglichkeiten nicht genutzt und stattdessen mit einem depressiven Rückzug beantwortet werden. Dazu kommt, dass die Betroffenen die Ursache für das Scheitern stets bei sich selbst suchen.

8.4.4 Psychosoziale Belastungen

Vor dem erstmaligen Auftreten einer Depression finden sich fast immer typische Belastungssituationen: interpersonelle Konflikte, Ansehensverluste oder Kränkungen, drohende oder tatsächliche Trennungen oder der Tod eines nahestehenden Menschen.

Eine Gemeinsamkeit dieser Ereignisse ist die **Bedrohung** oder der **Verlust zwischenmenschlicher Bindungen.** Menschen, die in den ersten Lebensjahren Verluste, Gewalterfahrungen oder Missbrauch erlitten haben, entwickeln mit einer erhöhten Wahrscheinlichkeit eine dauerhafte, bis ins Erwachsenenalter reichende Sensibilisierung ihrer biologischen Stressreaktionen bei Konflikten, Trennungen oder Verlusten und ein erhöhtes Depressionsrisiko. Psychosoziale Belastungen führen zu einer stärkeren und länger anhaltenden Alarmierung ihres Stresssystems. Dies wird durch epigenetische Veränderungen der Methylierungs- und Acetylierungsprozesse der DNA, eine Dysregulation der „Stressgene", verstetigt (s. ▶ Abschn. 1.2 „Psychobiologie").

8.4.5 Psychodynamik

Aus Angst vor erneuten Trennungen und Verlusten entwickeln an einer Depression leidende Menschen ein **hohes Verantwortungs-** und **Pflichtbewusstsein** und verlangen sich selbst große Leistungen ab. Sie wollen die Erwartungen nahestehender Menschen nicht enttäuschen. Sie hoffen, auf diese Weise von anderen gebraucht und gemocht zu werden, um ihr Liebesdefizit auszugleichen. Gleichzeitig dient dieses Verhalten der Aufrechterhaltung ihres Selbstwertgefühls. Als **Grundkonflikt** besteht eine seit der frühen Kindheit frustrierte lebenslange **Sehnsucht nach einer bedingungslosen Liebe.** Diese Wünsche nach Anerkennung und Liebe werden aber nicht oder eher als Vorwurf gegenüber anderen gezeigt und somit nicht erfüllt. Enttäuschungsreaktionen wie Ärger und Wut werden durch Rückzug zunächst abgewehrt und dann durch Selbstvorwürfe, Selbstanklagen und Selbstmordversuche gegen die eigene Person gerichtet.

8.4.6 Kommunikative Funktion

Neben dem Hilfsappell, den Depressive an ihre Mitmenschen aussenden, hat die Depression auch den evolutionsbiologischen

Depressive Störungen

Sinn und Zweck, die Betroffenen zum Rückzug aus ihrem Alltag zu zwingen und ihnen damit die Möglichkeit zu geben, sich aus überfordernden, unerfreulichen Verhältnissen und Konstellationen zu verabschieden und evtl. einen Neubeginn zu wagen.

> ▶ **Fallbeispiel (Fortsetzung)**
>
> Psychosoziale Anamnese
> Die Patientin sei in der Schulzeit häufig krank gewesen. Die Mutter habe sich, als die Patientin 5 Jahre alt war, in einen anderen Mann verliebt und sich **scheiden** lassen. Zum Stiefvater habe sie eine gute Beziehung.
> Der Wechsel von der Schule an die Universität sei ihr schwer gefallen. In der Schule gab es persönliche Beziehungen zu den Lehrern und sie sei immer unter den fünf Besten gewesen. Die **Anonymität** der Universität habe ihr zu schaffen gemacht. Die Partnerschaften seien wenig befriedigend gewesen, es sei viel gestritten worden und sie habe viel gelitten.
> Im Rahmen ihrer beruflichen Tätigkeit habe sie sich oft überfordert und von Patientenschicksalen überwältigt gefühlt. Schon damals seien Schlafstörungen und Verdauungsprobleme sowie Ängste aufgetreten. Ihren eigentlichen Berufswunsch Internistin mit Schwerpunkt Kardiologie musste sie wegen chronischer **Überforderung** aufgeben. Nach dem Abschluss der Weiterbildung in Anästhesie habe sie zunächst in einem kleinen Krankenhaus gearbeitet.
> Durch den **Umzug** in die große Stadt sei es zwischen ihr und ihrem damaligen Freund zu Spannungen und schließlich zur **Trennung** gekommen. Sie habe versucht, die damit verbundenen Gefühle von Versagen, Wertlosigkeit und Enttäuschung durch **vermehrtes Engagement** bei ihrer ärztlichen Tätigkeit auszugleichen. Zuletzt habe sie sich aber nicht mehr gegenüber den Belastungen durch die Patienten und den Anforderungen durch den Abteilungsleiter abgrenzen können. Sie habe sich ausgenutzt gefühlt. ◄

> **Wichtig**
>
> **Depressionen** sind neben Angststörungen die häufigsten psychischen Störungen in der Bevölkerung und in der Allgemeinarztpraxis. Nach der WHO wird davon ausgegangen, dass 2020 die Depression nach den Herz-Kreislauf-Erkrankungen das zweithäufigste Krankheitsbild überhaupt ist.
> Die **depressive Episode** verläuft zumeist phasenhaft.
> Die **Dysthymie** ist chronisch, verläuft aber milder.
> Über die Hälfte der Depressionen bleiben unerkannt und unbehandelt. Ca. 50 % werden erkannt, ca. 30 % werden behandelt, davon ca. 6 % stationär.

8.5 Behandlung

Die Behandlung einer Depression setzt entsprechend den oben geschilderten Entstehungsbedingungen an folgenden Faktoren an (s. ◘ Abb. 8.3):
— Beeinflussung dysfunktionaler **Denk- und Verhaltensmuster,**
— Verbesserung des **Selbstwertgefühls,**
— **Abbau** von inneren und äußeren **Anforderungen,**
— Herstellung eines **körperlichen Gleichgewichts,** z. B. Behandlung der Schlafstörung, Sport,
— Beeinflussung des **Neurotransmitterstoffwechsels** durch Psychopharmaka.

8.6 Psychosomatische Grundversorgung

8.6.1 Therapeutische Grundhaltung

Von einer Depression betroffene Personen zu behandeln erfordert von den Behandelnden Geduld. Die **empathische Begleitung**

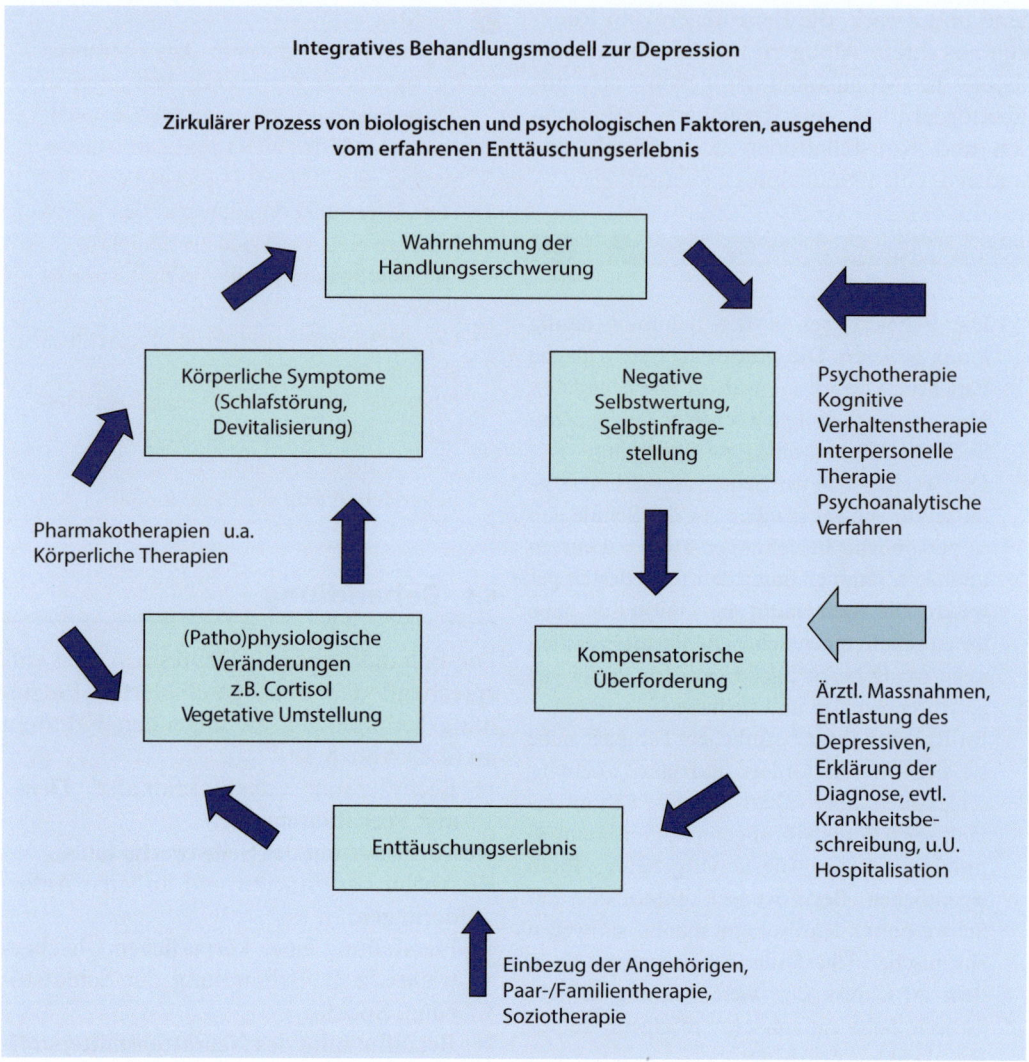

Abb. 8.3 Integratives Behandlungsmodell zur Depression

depressiver Patienten bedeutet, zumindest kurzfristig in die Hilf- und Hoffnungslosigkeit des Patienten einzutauchen. Der Arzt signalisiert damit dem depressiven Patienten, dass er bei ihm ist und dass er mit seinen Problemen nicht allein ist. Der Patient lernt durch das Verhalten des Behandlers, dass die depressive Stimmung letzten Endes aushaltbar und überwindbar ist.

8.6.2 Arzt-Patient-Beziehung

Depressive Menschen sind in ihrer Selbstachtung und ihrem **Selbstwertgefühl** so sehr geschwächt und verletzt, dass sie auf jede Störung einer zwischenmenschlichen Beziehung reagieren. Aufgabe des Arztes ist es in erster Linie, den Patienten geduldig anzuhören und die Klagen anzunehmen, ohne ihn vorschnell aufzumuntern. Ungeduld, Ermahnungen und kurzsichtige Ratschläge führen nur dazu, dass der Patient sich unverstanden fühlt. So würde er in seiner depressiv verzerrten Sicht seiner selbst und der Welt bestätigt.

8.6.3 Informationen zum Selbstmanagement

Eine ausführliche und genaue Vermittlung zur Entstehung und Behandlung der Depression ist notwendig, um das für die Betroffenen zumeist unverständliche Geschehen besser begreifbar zu machen.

> **Praxistipps**
>
> Information, die der Arzt an depressive Personen weitergeben kann („grünes Rezept"):
> „Antriebsmangel, Energielosigkeit, rasche Erschöpfbarkeit, Interesse- und Freudlosigkeit, Schuldgefühle, Ängste, Gefühle von Unfähigkeit, Appetitlosigkeit, Gewichtsabnahme, Schlafstörungen, Körperbeschwerden und sozialer Rückzug sind Beispiele für die vielfältigen **Äußerungsformen einer Depression**. Falls Sie an einer Depression leiden, dann sind Sie **kein Einzelfall:** Ca. 10 % der Bevölkerung machen im Leben irgendwann eine behandlungsbedürftige Depression durch. Auch wenn Sie hoffnungslos sind, eine Depression kann man erfolgreich behandeln: Die **Heilungschancen** durch eine medikamentöse Behandlung und Psychotherapie sind gut. Vermeiden Sie längeren Rückzug mit exzessivem Grübeln. Planen Sie **ablenkende Aktivitäten**. Vermeiden Sie Vormittagsschlaf. Versuchen Sie, einen geregelten Tagesablauf einzuhalten. Prüfen Sie, ob Sie allgemeine Regeln zur **Verminderung von Belastungen** einhalten: ausreichend Zeit für Entspannung und Abwechslung, Pausenplanung, sportlicher Ausgleich, nicht zu viel Belastendes gleichzeitig (Umzug, Arbeitsplatzwechsel usw.), gesunde Ernährung. Prüfen Sie, ob es, bevor Sie depressiv wurden, wesentliche **Änderungen** in Ihrem Leben gab (beruflich, privat), Verluste, Versagenserlebnisse, zwischenmenschliche Konflikte, Überforderungen, Unterforderungen, Wohnort- oder Stellenwechsel."

8.6.4 Einbeziehen von Familie und nahen Bezugspersonen

Die Reaktionen von Familienangehörigen und nahen Bezugspersonen auf einen depressiv Erkrankten sind unterschiedlich. Sie reichen vom realistischen, praktischen bis zum völlig konfusen, hilflosen, manchmal sogar negativen Handeln. Eines der Hauptprobleme ist, dass die pessimistischen und negativen Gefühle der Betroffenen ansteckend sein können. Der Patient ist überzeugt, dass es keine Lösung gibt, dass das Problem ihn zerstören wird, und diese Hoffnungs- und Hilflosigkeit kann auf die Familie und die Freunde übergreifen. Ehepartner fühlen sich durch das Verhalten des Patienten verletzt, wenn er nicht mehr so warmherzig und einfühlsam reagiert wie früher. Mangel an Zärtlichkeit und das verminderte sexuelle Verlangen führen zu Belastungen der Partnerschaft. Todeswünsche und **Suiziddrohungen** machen den Angehörigen Angst (s. Abb. 8.4).

Durch Information und Unterstützung der Familie kann der Arzt erreichen, dass die Angehörigen Verständnis für das Leiden aufbringen und dadurch in der Lage sind, den Patienten in dieser schwierigen Phase zu unterstützen.

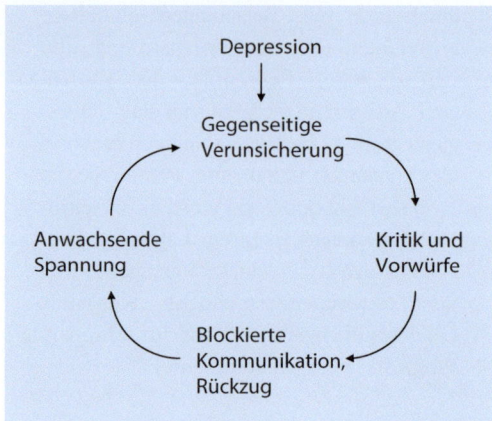

Abb. 8.4 Teufelskreis depressiver Kommunikation in der Familie und Partnerschaft

Folgende Maßnahmen haben sich in der Zusammenarbeit mit der Familie als hilfreich erwiesen:
1. Die Familienangehörige wie die Erkrankten sollten über das Wesen einer Depression sowie über die Behandlungsmöglichkeiten und -pläne **informiert** werden.
2. Die Angehörigen sollten darauf achten, dass der Patient die **Medikamente** regelmäßig einnimmt.
3. Wenn ein **Suizidrisiko** besteht, sollten sie dem Patienten beistehen und ihn nicht alleinlassen.
4. Die Angehörigen sollten dem Patienten bei der Körperpflege helfen, mit ihm **Spaziergänge** machen und ihn soweit wie möglich beschäftigen.
5. Treten Änderungen im Verhalten und Befinden des Kranken ein, besonders wenn sich eine Verschlechterung des Zustandes andeutet, sollte auch bei Widerständen des Patienten der zuständige Arzt informiert werden.

8.7 Psychotherapie

Die Psychotherapie ist bei leichter und mittelgradiger Depression die wichtigste Säule in der Behandlung. Insbesondere beim erstmaligen Auftreten einer Depression kann durch eine erfolgreiche Psychotherapie das Risiko weiterer depressiver Phasen gemindert werden.

8.7.1 Kognitive Verhaltenstherapie

Die Kognitive Verhaltenstherapie hat folgende Ziele:
- Aktivitätenaufbau durch Bewegung und Förderung angenehmer Aktivitäten, z. B. Genusstraining,
- Förderung der trotz Depression vorhandenen aktiven Anteile und Kompetenzen des Betroffenen,
- Erkennen dysfunktionaler Gedanken und Verhaltensweisen,
- Erkennen selbstwertmindernder Gedanken und Verhaltensweisen, z. B. über den Sokratischen Dialog,
- Erkennen pessimistischer Zukunftsgedanken,
- kognitive Umstrukturierung zum Erkennen, Überprüfen und Korrigieren negativer und verzerrter Selbst- und Fremdwahrnehmungen,
- Aufbau von Bewältigungs- und Problemlösefertigkeiten für zukünftige Krisen, z. B. Erkennen des eigenen Leistungsanspruchs und der daraus folgenden möglichen Selbstüberforderung,
- Aufbau sozialer Kompetenzen zur Veränderung ungünstiger Interaktions- und Kommunikationsstile, z. B. in Form von Rollenspielen,

Depressive Störungen

- Adhärenzförderung in Bezug auf zusätzlich indizierte antidepressive Psychopharmakotherapie.

8.7.2 Tiefenpsychologische (psychodynamische) Psychotherapie

Die Psychoanalyse geht davon aus, dass die Auslösesituation für die Depression als eine Verdichtung von aktuellen und vergangenen Konfliktkonstellationen zu sehen ist. Die bisher zur Verfügung stehenden Lösungsfähigkeiten und Ressourcen angesichts eines Verlusterlebnisses haben sich erschöpft. Daraus resultieren Hilflosigkeit und Ohnmacht. Aufgrund einer Abhängigkeitsproblematik werden aggressive Auseinandersetzungen vermieden und Wut und Ärger gegen die eigene Person im Sinne einer Selbstentwertung gerichtet.

Hauptziele sind daher erstens die Bearbeitung der **Selbstwertproblematik** durch Stärkung autonomer Persönlichkeitsanteile und zweitens die Entlastung von **Schuld, Scham** und von **hohen Ansprüchen** und Idealvorstellungen an sich selbst und andere.

Eine sichere und empathische therapeutische Beziehung ermöglicht neue Beziehungserfahrungen und ein **Nachreifen** von in der Kindheit verletzten und im kindlichen Verhaltensmodus gebliebenen Persönlichkeitsanteilen.

8.7.3 Interpersonelle Therapie (IPT)

IPT ist eine strukturierte Therapie und umfasst in der Regel 16 Sitzungen. Der Behandlungsfokus liegt auf dem Zusammenhang zwischen Depression und **aktuellen interpersonellen Konflikten,** z. B. Trennung von vertrauten Personen, nicht stattgefundene Trauerarbeit, Verlust einer gewohnten sozialen Rolle oder Vereinsamung.

8.7.4 Cognitive Behavioral Analysis System of Psychotherapy (CBASP)

CBASP wurde für die ca. 20 % unter einer chronischen Depression leidenden Personen entwickelt. Diese zeigen oft einen Beginn ihrer Erkrankung vor dem 21. Lebensjahr und keinen vollständigen Rückgang der Symptome zwischen einzelnen depressiven Phasen. Die depressiven Episoden sind oft schwer und treten häufig auf.

Im CBASP wird in besonderer Weise auf die Gestaltung der therapeutischen Beziehung und auf frühere Lebensbelastungen und Traumatisierungen eingegangen. Im Mittelpunkt steht die Bearbeitung dysfunktionaler, depressiver Interaktionsmuster, wie z. B. negative therapeutische Reaktionen bei der Patientin und damit Frustration der Therapeutin, die in Ärger gegen die Patientin umschlägt. Anders als das soziale Netzwerk der Patientin, hält die Therapeutin das Verhalten der Patientin aus, konfrontiert sie aber auch mit den eigenen dysfunktionalen Verhaltensmustern, die depressionsfördernd wirken. Die Patientin kann in dieser therapeutischen Beziehung korrigierende emotionale Erfahrungen machen und einen Weg aus ihrer Hilf- und Hoffnungslosigkeit erleben.

Diagnoseübergreifende Behandlungsansätze sind die **Akzeptanz- und Commitment-Therapie (ACT)** und die **Achtsamkeitsbasierte Kognitive Therapie** (Mindfulness Based Cognitive Therapy, MBCT).

8.8 Psychopharmaka

Bei **leichten** depressiven Episoden (ohne schwere Schlaf- und Antriebsstörungen oder gravierende Suizidgedanken) ist nach einer kurzen abwartenden Beobachtung des Spontanverlaufs (maximal 14 Tage) eine Psychotherapie die Behandlung erster Wahl. Ausnahmen betreffen z. B. den ausdrücklichen Wunsch der Patientin, medikamentös behandelt zu werden. Bei leichter Depression übersteigt die Placebowirkung die Verum-Wirkung einer antidepressiven Medikation.

Mittelschwere depressive Episoden: Hier ist eine Kombination von Psychotherapie mit antidepressiver Medikation indiziert. Der schnellere Wirkungseintritt der Medikation wird durch die größere Nachhaltigkeit und die bessere Compliance bei psychotherapeutischen Interventionen ergänzt.

Schwere Depressionen: Eine antidepressive Psychopharmakabehandlung in Kombination mit Psychotherapie ist unbedingt indiziert. Die Betroffenen sollten informiert werden, dass bei allen Antidepressiva zwar eine Latenz von mindestens 2 Wochen bis zum Wirkungseintritt besteht, die Nebenwirkungen jedoch sofort eintreten. Die Medikation sollte ca. 6–9 Monate fortgeführt werden. Im Fall von rezidivierenden Depressionen ist eine Langzeitrezidivprophylaxe indiziert.

Die **Antidepressiva** lassen sich unter klinisch-praktischen Gesichtspunkten je nach Wirkkomponenten in drei Gruppen einteilen und bestimmten Hauptindikationen zuordnen:

- **antriebssteigernde** Antidepressiva wie die selektiven Serotonin-Wiederaufnahmehemmer (SSRI),
- **sedierende** Antidepressiva wie Mirtazepin, ein noradrenerges und spezifisch serotonerges Antidepressivum,
- selektive Serotonin-Noradrenalin-Wiederaufnahmehemmer (SSNRI) wie Venaflaxine und Duloxetin.

Die Wirksamkeit antidepressiver medikamentöser Behandlung ist vor allem in der Akutphase und bei schweren Depressionen gut dokumentiert.

Das Narkotikum **Ketamin** kann neuen Studien zufolge bei Patientinnen mit schweren Depressionen innerhalb von 24 h eine antidepressive Wirkung erzielen.

Die Verordnung von Psychopharmaka setzt eine vertrauensvolle Arzt-Patient-Beziehung voraus, auch um die **Medikamenten-Compliance** zu unterstützen. Gerade in schwierigen Behandlungsabschnitten wie z. B. zu Beginn, wenn die gewünschte antidepressive Wirkung noch nicht deutlich ist, aber Nebenwirkungen das Befinden beeinträchtigen, ist es entscheidend, dass sich die Patientin ernst genommen fühlt, z. B. wenn sie über sehr störende Nebenwirkungen klagt. Die Behandelnden sollten diese Nebenwirkungen nicht bagatellisieren, auch wenn sie nicht in das typische Nebenwirkungsspektrum passen.

> **Wichtig**
> Behandlungsleitlinien: Bei einer leichten depressiven Episode wird hausärztliche Gesprächsbegleitung und/oder Psychotherapie empfohlen. Bei einer mittelschweren Depression ist eine Kombination aus Psychotherapie und Psychopharmaka wirksam. Bei einer schweren Depression muss die Psychotherapie unbedingt mit einer Psychopharmakotherapie kombiniert werden.

8.9 Andere nicht-medikamentöse Therapieverfahren

- **Sport** hat eine erwiesene antidepressive Wirkung für alle Schweregrade, ist jedoch als alleinige Therapie bei mittelschwerer bis schwerer depressiver Episode nicht ausreichend.
- Die **Wachtherapie** kann wegen ihrer raschen, wenn auch immer nur kurz anhaltenden Wirkung eingesetzt werden.
- Die Indikation für eine **Lichttherapie** beschränkt sich auf leichte bis mittelgradige Episoden, insbesondere bei Erkrankungen mit saisonalem Muster.
- Die **elektrokonvulsive Therapie** (EKT) gilt nach wie vor als Ultima-ratio-Behandlung.

Depressive Störungen

8.10 Suizidalität

Depressive, selbstmordgefährdete Menschen werden immer verschlossener, ziehen sich zunehmend zurück und machen oft entsprechende Andeutungen:

„Da nehme ich mir lieber einen Strick."
„Das hat ja eh keinen Sinn mehr!"
„Ich weiß sowieso nicht, was ich daheim noch machen soll…mir bleibt nur noch eins…"
„Es wäre besser, ich wäre an dem Herzinfarkt gestorben."

Jeder Hinweis in dieser Hinsicht muss ernst genommen werden. Das einfühlsame Gespräch über dieses schwierige Thema, das mit Schuld- und Schamgefühlen einhergeht, ist für die Betroffenen eine Entlastung. Die Sorge, dass Patienten über ein solches Gespräch erst suizidal werden, ist unbegründet.

Bei der Einschätzung, wie gefährdet ein Patient für eine Suizidhandlung ist, helfen einige Leitfragen.

> **Wichtig**
>
> Leitfragen zur Einschätzung der Suizidalität:
> Haben Sie in letzter Zeit daran gedacht, sich das Leben zu nehmen?
> Wie häufig?
> Haben Sie auch daran denken müssen, ohne es zu wollen?
> Haben sich Selbstmordgedanken aufgedrängt?
> Konnten Sie diese Gedanken beiseiteschieben?
> Haben Sie konkrete Ideen oder Pläne, wie Sie es machen würden?
> Haben Sie Vorbereitungen getroffen?
> Haben Sie einen Abschiedsbrief geschrieben?
> Gibt es irgendetwas, das Sie im Leben hält?
> Haben Sie schon mit jemandem über Ihre Selbstmordabsicht gesprochen?
> Haben Sie einmal einen Selbstmordversuch unternommen?
> Hat sich in Ihrer Familie oder in Ihrem Freundes- und Bekanntenkreis jemand das Leben genommen?

Praxistipps

Hinweise für den Umgang mit Suizidgefährdeten
Wer von Selbstmord redet, muss als selbstmordgefährdet angesehen werden.
Wenn uns jemand mit gramerfülltem und **versteinertem Gesicht,** mit gebeugter Haltung und verlangsamter Psychomotorik versichert, es gehe ihm gut, dann sollten wir daran denken, dass hinter dieser Aussage geheime Suizidabsichten stehen.
Liegt eine Depression vor, **fragen** Sie den Patienten **ohne viel Umschweife,** ob er schon daran gedacht hat, sich das Leben zu nehmen. Der Patient fühlt sich dadurch verstanden und entlastet.
Wer hat wie den Patienten **gekränkt?** Gegen wen richten sich die Suizidfantasien? Entscheidend ist die **seelische Bindung** an eine zuverlässige Person, z. B. den Hausarzt. Fragen Sie den Patienten, ob er versprechen kann, sich bis zum nächsten vereinbarten Termin nichts anzutun. Es wird den Patienten auf jeden Fall erleichtern, wenn Sie ihm versichern können, dass er Sie oder Ihre Kollegen jederzeit anrufen kann, wenn die Suizidgedanken zunehmen.
Wenn ein Patient Zeit und Ort für seinen geplanten Suizid angibt, z. B. „Ich werde mich am Dienstag an einem Baum erhängen", dann ist eine **Klinikeinweisung** dringend erforderlich.
Grundsätzlich gilt: Wenn Sie sich überfordert fühlen, überweisen Sie den Patienten an einen Psychiater oder Psychotherapeuten oder an die Ambulanz einer Psychiatrischen Klinik.

> **Wichtig**
> Zur Abklärung der Depression gehört auch die Frage nach Suizidgedanken. Je **selbstverständlicher** sie gestellt wird, umso entlastender wird sie vom Patienten empfunden. Jede Suizidankündigung muss **ernst genommen** werden.

- **Klinikeinweisung**

Wenn der Patient nicht mehr steuerungs- und absprachefähig ist und damit ernsthafte Suizidgefahr besteht, ist entweder die umgehende Konsultation eines Facharztes oder die Klinikeinweisung erforderlich. Wenn der Patient dem nicht zustimmt, dann muss die Ärztin auf ihre Entscheidung bestehen und die Einweisung auch gegen den Willen des Patienten veranlassen.

Weiterführende Literatur

Berger M et al (2018) Affektive Störungen. In: Berger M (Hrsg) Psychische Erkrankungen – Klinik und Therapie, 6. Aufl. Urban & Fischer, München, S 359–428

DGPPN, BÄK, KBV, AWMF (Hrsg.) für die Leitliniengruppe Unipolare Depression (2015) S3-Leitlinie/Nationale VersorgungsLeitlinie Unipolare Depression – Langfassung, 2. Aufl., ▶ https://doi.org/10.6101/AZQ/000364. ▶ www.depression.versorgungsleitlinien.de.

Hautzinger M (2009) Depression. In: Margraf M, Schneider S (Hrsg) Lehrbuch der Verhaltenstherapie, Bd 2. Springer, Berlin

Rudolf G (2017) Depressiver Grundkonflikt und seine Verarbeitungen. In: Rudolf G, Henningsen P (Hrsg) Psychotherapeutische Medizin und Psychosomatik – ein einführendes Lehrbuch auf psychodynamischer Grundlage. Thieme, Stuttgart, S 123–145

Angst- und Zwangsstörungen

Kurt Fritzsche

Inhaltsverzeichnis

9.1 Angststörungen – 102
9.1.1 Symptome – 102
9.1.2 Entstehungsbedingungen – 102
9.1.3 Diagnostische Einteilung – 104
9.1.4 Häufigkeit und Verlauf – 108
9.1.5 Psychosomatische Grundversorgung – 108
9.1.6 Gestaltung der Arzt-Patient-Interaktion – 108
9.1.7 Psychosoziale Interventionen – 109
9.1.8 Psychopharmaka – 112
9.1.9 Psychotherapie – 112

9.2 Zwangsstörungen – 114
9.2.1 Symptome – 115
9.2.2 Diagnostische Neuerungen in der ICD-11 – 115
9.2.3 Entstehungsbedingungen – 116
9.2.4 Psychosomatische Grundversorgung – 116
9.2.5 Behandlung – 116

Literatur – 117

© Springer-Verlag GmbH Deutschland, ein Teil von Springer Nature 2020
K. Fritzsche und M. Wirsching (Hrsg.), *Basiswissen Psychosomatische Medizin und Psychotherapie*, https://doi.org/10.1007/978-3-662-61425-9_9

- **Einleitung**

Angst gehört zu den grundlegenden menschlichen Erfahrungen, äußert sich auf psychischer, motorischer sowie vegetativer Ebene und ist ein integrales Symptom vieler psychischer bzw. psychosomatischer Störungen. Die Fähigkeit, Angst zu empfinden, ist ein biologisches, adaptives Reaktionsmuster. Sie sichert das Überleben, ähnlich wie die Fähigkeit, Schmerzen zu empfinden. Keine Angst zu haben kann ebenso problematisch sein wie zu viel Angst zu haben.

9.1 Angststörungen

Angst ist sinnvoll:
- als Alarmsignal mit Vigilanzerhöhung bei der Reaktion auf bedrohliche Ereignisse,
- zur Vorbereitung des Körpers auf schnelles Handeln bei Gefahr,
- als Bereitschaftszustand für Flucht und Vermeidung.

Angst wird zu einer Krankheit, wenn:
- sie unangemessen stark auftritt,
- sie sehr oft und über längere Zeiträume auftritt,
- der Patient die Angst nicht mehr kontrollieren kann,
- der Patient beginnt, ängstigende Situationen zu vermeiden,
- das Alltagsleben eingeschränkt ist,
- Angstbewältigung mit Alkohol- oder Medikamentenmissbrauch einhergeht,
- weitere psychische Störungen wie Depression oder Suizidalität auftreten.

9.1.1 Symptome

Bei vielen Personen mit Angststörung verbirgt sich Angst hinter körperlichen Symptomen, die als **Affektäquivalente** an die Stelle bewusst wahrgenommener Angst treten.

 Abb. 9.1 zeigt eine Zusammenstellung körperlicher Symptome bei einer Panikattacke. Mit diesen Symptomen präsentieren sich Patienten auch in der Notaufnahme.

9.1.2 Entstehungsbedingungen

Folgende drei Faktoren des biopsychosozialen Modells spielen in unterschiedlicher Gewichtung bei jeder Person mit einer Angststörung eine Rolle:

Neurobiologische Veränderungen Hunderte von Genen sind beim Menschen für das Risiko, an einer Angststörung zu erkranken, verantwortlich. Doch nur ein Teil der Personen mit Auffälligkeiten auf diesen Genen erkrankt an einer Angststörung. Denn die angstfördernden Gene werden erst durch bestimmte psychosoziale Belastungen, z. B. traumatische Kindheitserfahrungen oder auch akuten Stress, demethyliert und damit aktiv (s. ▶ Abschn. 1.2 „Psyche und Gene"). So kann zum Beispiel Stress bei Menschen mit entsprechender genetischer Veranlagung eine Panikstörung auslösen. Umgekehrt können aber auch über steuernde Impulse aus dem präfrontalen Kortex, z. B. durch psychotherapeutische und psychopharmakologische Maßnahmen, die Gene wieder methyliert und damit gehemmt werden.

Psychosoziale Disposition Die Angstbewältigung gehört zu den Entwicklungsaufgaben, die jedem Menschen in verschiedenen Lebensphasen gestellt werden. Eine wenig empathische und Schutz bietende Erziehung mit früher Erfahrung von Unvorhersagbarkeit und Unkontrollierbarkeit ebenso wie dauerhafte Überfürsorglichkeit beeinträchtigen die Bildung von angemessenen Bewältigungsmechanismen. Trennungsangst in der Kindheit ist ein spezifischer Risikofaktor für das Auftreten einer Panikstörung oder von Agoraphobie

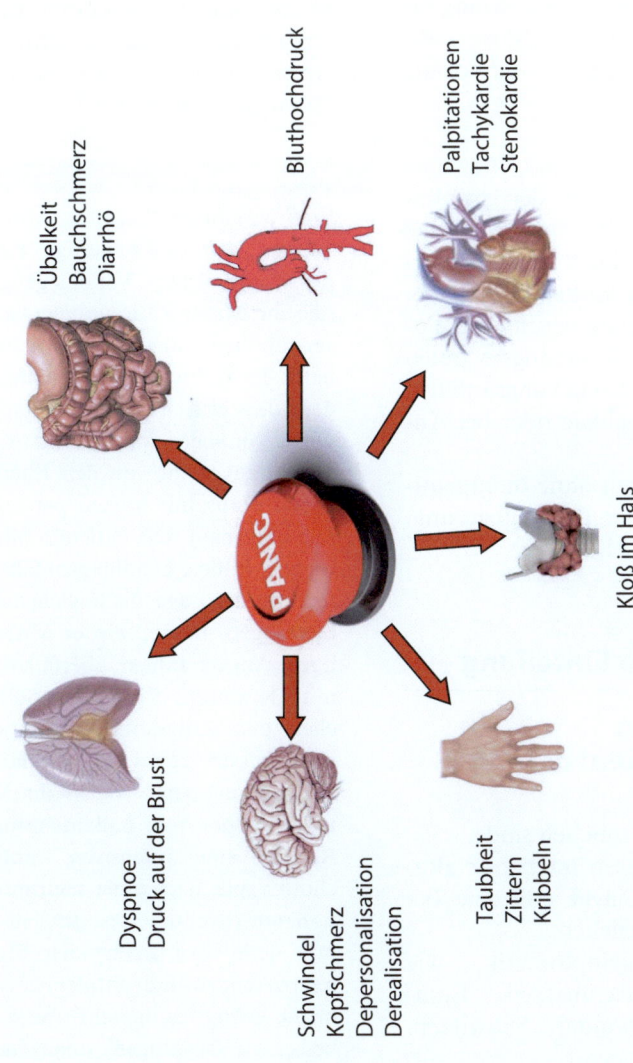

Abb. 9.1 Körperliche Symptome einer Panikattacke

im jungen Erwachsenenalter. Angstauslöser sind Schwellensituationen wie Pubertät, Beendigung der Schulzeit, Weggang vom Elternhaus, Heirat, Ablösung der Kinder, Beendigung des Berufslebens, Tod naher Bezugspersonen. Eine sichere Bindung (s. ▶ Abschn. 1.3 „Bindungserfahrung") ist ein guter Schutz gegen die Entwicklung einer Angststörung. Weitere protektive Faktoren sind genetische Resilienz und soziale Unterstützung.

Belastende Lebensereignisse und Krankheiten Dies sind Veränderungen der gewohnten Lebensumstände, z. B. Umzug in eine andere Stadt oder ein anderes Land, der tatsächliche oder drohende Verlust eines nahestehenden Menschen, einer beruflichen Position oder der Heimat. Todesängste treten zum Beispiel auch bei Erstickungsanfällen im akuten Asthma bronchiale oder bei Angina pectoris auf.

Angststörungen neigen ohne therapeutische Behandlung zu einer Chronifizierung. Spontanheilungen sind selten.

9.1.3 Diagnostische Einteilung

9.1.3.1 Panikstörung (Angstattacken) (ICD-10: F 41.0)

Die wesentlichsten Kennzeichen sind:
- Wiederkehrende Phasen intensiver akuter Angst, die sich **nicht** auf eine bestimmte Situation beziehen.
- Vegetative Begleitsymptomatik wie Herzklopfen, Brustschmerzen, Erstickungsgefühle, Schwindel, Schwitzen, Zittern.
- Intensive Gefühle der Bedrohung bis hin zur Angst zu sterben oder verrückt zu werden.
- Gelegentlich kommt es zu Gefühlen, sich selbst (Depersonalisation) oder der Umwelt (Derealisation) entfremdet zu sein.
- Spontanes Auftreten der Attacken. Sie verstärken sich innerhalb von Minuten, bis sie nach 10 Min. ihren Höhepunkt erreichen und dann etwa nach 30 Min. abklingen. Länger anhaltende Panikattacken sind durch den Versuch bedingt, sie zu unterdrücken und unter Kontrolle zu bekommen, wodurch die Anspannung aufrechterhalten wird.
- Angst vor der Angst (Erwartungsangst) im angstfreien Intervall.

> ▶ **Fallbeispiel**
>
> Eine 36-jährige Patientin, Mutter von drei Söhnen, entwickelt heftige Panikattacken, die sie erschüttern. Vorangegangen war, dass sich ihr Mann – für sie unerwartet und unverständlich – in seinem Verhalten verändert hatte. Er färbte sich die Haare und bekundete, dass er sich nunmehr verstärkt um sich selbst kümmern wollte. Beide haben in den Jahren zuvor ihr von den Eltern übernommenes Haus mit hohem persönlichem Einsatz umgebaut. Die Patientin fühlt sich überfordert, hilflos, handlungsunfähig und kaum mehr in der Lage, die täglichen Aufgaben zu bewältigen. Immer wieder wird sie von heftigen Angstgefühlen überfallen, verbunden mit Herzrasen, Schwindel, Schweißausbrüchen und Zitteranfällen. Manchmal fühlt sie sich kurz vor dem „Durchdrehen" oder „Überschnappen", sodass ihr Mann fürchtet, sie könne vom Balkon springen. Erst im Rahmen einer intensiven ambulanten Psychotherapie, nach einer mehrmonatigen stationären psychotherapeutischen Behandlung und dem vorübergehenden Einsatz angstreduzierender und antidepressiver Medikamente gelingt es ihr schrittweise, die Ängste besser zu bewältigen, unangenehme Spannungszustände zu ertragen und wieder handlungsfähig zu werden.
> Schwerwiegende Ehekonflikte waren über lange Zeit unterdrückt worden. Schließlich trennten sich die Partner. ◄

9.1.3.2 Phobien

Im Gegensatz zu den diffusen Angststörungen wie der Panikstörung und der generalisierten Angststörung (s. unten) sind diese Ängste an **auslösende Reize** gebunden, welche in der Folge vermieden werden. Das Vermeidungsverhalten ist allen Angststörungen gemeinsam und führt kurzfristig zur Spannungsreduktion, mittelfristig aber zu weiterem Rückzug und Zunahme der Angst.

Die Phobien werden eingeteilt in Agoraphobie, soziale Phobie und spezifische Phobien (s. ◘ Abb. 9.2).

Agoraphobie (ICD-10: F 40.0)

Die Agoraphobie entwickelt sich sehr häufig im Kontext einer Panikstörung und ist bestimmt durch:
- Ängste vor offenen Plätzen, vor Menschenmengen, z. B. in Kaufhäusern, Kinos, Restaurants, öffentlichen Verkehrsmitteln, aber auch in engen Räumen oder in Fahrstühlen,
- Vermeidung der angstauslösenden Situation,
- Angstreduzierung durch vertraute Personen oder mitgeführte Medikamente, Riechsubstanzen oder Telefonnummern von Ärzten.
- Grundlegend ist die Angst, plötzlich und schutzlos Gefahren ausgeliefert zu sein.

▶ **Fallbeispiel**

Agoraphobie
Eine 41-jährige Patientin entwickelt nach einem akuten Infekt der oberen Luftwege Sehstörungen und einen ungerichteten Schwindel. Kurz zuvor hatte sie eine neue Stelle in einem Großraumbüro zusammen mit zwölf Mitarbeitern angetreten. Sie wird längere Zeit krankgeschrieben, sodass der Versuch, sich am neuen Arbeitsplatz als Anwaltssekretärin einzuarbeiten, scheitert. Wenige Monate zuvor hatte sie ihren langjährigen Arbeitsplatz verloren, weil ihr Chef sein Büro aufgab.
In der Folge zieht sie sich weiter zurück, verlässt seltener das Haus und traut sich nicht mehr, Auto zu fahren, nachdem sie beim Einparken in die Garage einen leich-

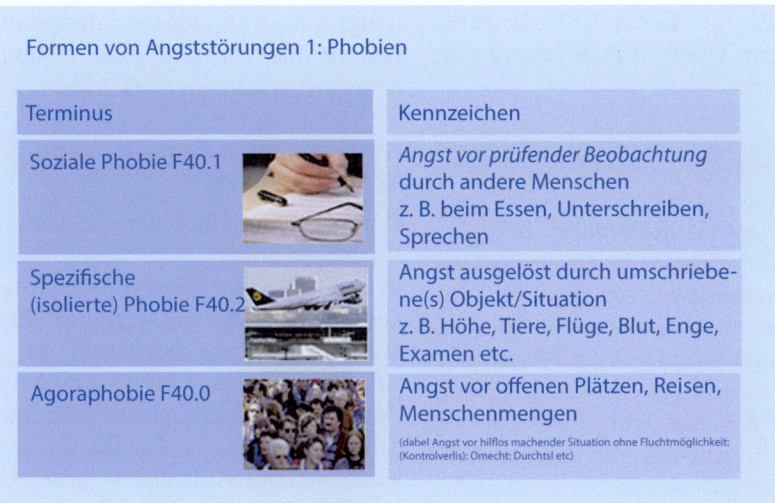

◘ Abb. 9.2   Formen von Phobien

ten Blechschaden verursacht hat. Da sie auf dem Land lebt, ist ihre Mobilität stark eingeschränkt.

Es folgen zahlreiche fachärztliche Untersuchungen und stationäre Aufnahmen, um eine körperliche Krankheit auszuschließen. Antidepressive Medikamente lehnt sie ab. Erst eine zweimonatige stationäre psychosomatische Behandlung und eine anschließende ambulante Gruppenpsychotherapie erreichen, dass sie halbtags wieder arbeiten kann und ihren Alltag ohne größere Einschränkungen leben kann. ◄

Soziale Phobie (ICD-10: F 40.1)

Die soziale Phobie äußert sich durch:
- unangemessene Furcht und Vermeidung von Situationen, in denen die Betroffenen mit anderen Menschen zu tun haben und dadurch einer möglichen **Bewertung** ausgesetzt sind,
- Angst zu versagen, sich lächerlich zu machen oder durch ungeschicktes Verhalten gedemütigt zu werden,
- Angst vor spezifischen Situationen, z. B. Essen oder Sprechen in der Öffentlichkeit oder die Verabredung mit einer wenig vertrauten Person,
- Beschwerden in Form von Erröten, Händezittern, Übelkeit oder Drang zum Wasserlassen.

▶ Fallbeispiel

Soziale Phobie
Ein 25-jähriger Medizinstudent bekommt zunehmend Probleme in der **Gesellschaft anderer**, z. B. in der Mensa **zu essen**. Er hat das Gefühl, nicht mehr schlucken zu können, oder leidet unter einem heftigen Würgereiz.

In der Folge vermeidet er die ängstigenden Situationen, was dazu führt, dass er häufig allein ist, sich ganz auf sein Studium konzentriert, aber auch unruhig wird, sodass das Essproblem auch zu Hause, allerdings in abgeschwächter Form, auftritt.

Es zeigt sich, dass er sich anderen Menschen gegenüber auch früher schon unsicher fühlte, der Meinung war, er sei zu dick, schwitze zu stark und würde deshalb andere durch seine Anwesenheit beeinträchtigen.

Obwohl er fast 750 km von seinem Heimatort entfernt studiert, hält er einen sehr engen Kontakt zu seiner Familie. Er wird z. B. von seinem Vater häufig um Rat gefragt. Dieser ist ganz besonders stolz auf ihn, weil er der Erste in der Familie ist, der studiert.

In der Psychotherapie stellt sich heraus, dass das Problem des Patienten ein **Ablösungskonflikt** vom Elternhaus ist. Sein Autonomiebedürfnis zeigt sich nur indirekt: Als er die Nachricht bekommt, nach seinem Examen im nächsten Jahr zu einem Forschungsprojekt in die USA reisen zu können, kann er ohne Probleme eine vollständige Mahlzeit in einem Schnellrestaurant einnehmen. ◄

Spezifische Phobie (ICD-10: F 40.2)

Hierbei beschränkt sich die Angst auf die Nähe bestimmter Tiere (z. B. Schlangen, Spinnen), Höhen, Donner, Dunkelheit, Fliegen, den Anblick von Blut und ein ganzes Spektrum von Gegenständen und Situationen. Das Ausmaß der Beeinträchtigung hängt davon ab, wie sehr die phobische Situation oder das phobische Objekt vermieden werden können (s. ◘ Abb. 9.2).

Generalisierte Angststörung (ICD-10: F 41.1)

Personen mit einer generalisierten Angststörung wenden sich wegen körperlicher Symptome, die das erhöhte Angstniveau ausdrücken, in der Regel an den Hausarzt oder andere Fachärzte wie Internisten, Neurologen, HNO-Ärzte oder Orthopäden: Ruhelosigkeit, ständiges „Auf-dem-Sprung-Sein", leichte Ermüdbarkeit, Konzentrationsstörungen oder Leere im Kopf, Reizbarkeit, Muskelspannungen und Schlafstörungen. Andere Symptome sind Spannungskopfschmerz, Magen-Darm-Be-

Angst- und Zwangsstörungen

schwerden (Übelkeit, Bauchschmerzen, Durchfall), häufiges Wasserlassen, Hitzewallungen oder Frösteln, Atemnot und Erstickungsgefühle, Schwitzen und Schluckbeschwerden.

Zur generalisierten Angststörung gehören weiterhin:
- ängstliche Persönlichkeit mit chronisch ängstlicher Anspannung,
- Sorgen und Grübelei über das Arbeitsleben, die Partnerschaft oder die Welt,
- psychische und körperliche Begleitsymptome wie bei der Panikstörung,
- häufig begleitende depressive Symptome (s. ► Abschn. 9.1.1 „Symptome"), ohne dass jedoch alle Kriterien einer depressiven Störung erfüllt werden.

► Fallbeispiel

Generalisierte Angststörung
Ein 38-jähriger Patient reagiert auf eine für ihn überraschende Veränderung am Arbeitsplatz, nachdem sein Chef in den Ruhestand gegangen war, mit heftigsten Ängsten, körperlichen Beschwerden und hilfloser Verzweiflung. Er fühlt sich unfähig, diesen Gefühlen etwas entgegenzusetzen, erlebt sich passiv, ausgeliefert wie in rasender Fahrt auf einen Abgrund zu. Nur eine kombinierte psychotherapeutische und psychopharmakologische Behandlung vermag ihn zu stabilisieren.
Es stellt sich heraus, dass er seit der Kindheit an Krankheitsängsten, Selbstunsicherheit, Selbstzweifeln und Entscheidungsproblemen gelitten hat, die nur kurzfristig von Phasen größerer Stabilität unterbrochen waren. ◄

9.1.3.3 Ausgewählte Differenzialdiagnosen

Hypochondrische Störung (ICD-10: F 45.2)
Bei der hypochondrischen Störung beschäftigen sich die Betroffenen in übertriebener Weise und über lange Zeit mit der Möglichkeit, an einer oder mehreren schweren körperlichen Erkrankungen zu leiden. Sie leiden hauptsächlich unter ihrer Angst, weniger unter den körperlichen Symptomen, hinter denen sie die lebensbedrohliche Erkrankung vermuten.

Somatoforme autonome Funktionsstörung des Herz- und Kreislaufsystems (ICD-10: F 45.30)
Während bei den Angststörungen die Angst im Vordergrund steht und von körperlicher Symptomatik begleitet wird, stehen bei den funktionellen Herzbeschwerden somatisch nicht ausreichend erklärbare linksthorakale Druckgefühle, Herzklopfen, Schwitzen, Atemnot und weitere kardial anmutende Körperbeschwerden wie Schwindel oder Schwäche im Vordergrund. Trotz wiederholter Untersuchungen und unauffälliger Befunde bleiben die Betroffenen überzeugt, an einer schweren Erkrankung zu leiden; das Risiko für das Auftreten von Herzerkrankungen ist nicht erhöht.

Somatoforme autonome Funktionsstörung des Atmungssystems (F45.33)
Diese äußert sich häufig in einer Hyperventilation als Störung der Atemregulation, die durch starke Affekte wie Angst, Panik oder Erregung zu einer beschleunigten Atmung führen und selbst wiederum in einem Circulus vitiosus zu heftigem Angsterleben führen kann.

Körperliche Krankheiten
Die folgenden körperlichen Krankheiten müssen bei der Diagnose von Angststörungen ausgeschlossen sein:
- Hyperthyreose,
- Koronare und andere Herzerkrankungen, v. a. tachykarde Herzrhythmusstörungen,
- Lungenerkrankungen, vor allem mit Neigung zu Tachypnoe,
- Phäochromozytom,

- rezidivierende Hypoglykämien, z. B. bei behandeltem Diabetes mellitus,
- Anfallsleiden,
- Nebenwirkungen von Psychopharmaka,
- Entzugssymptome bei Alkohol- oder Medikamentenabhängigkeit.

Weiterhin können Ängste als Progredienzangst bei schweren körperlichen Krankheiten wie zum Beispiel Krebs, aber auch als Teilsymptom bei einer Vielzahl anderer psychiatrischer Erkrankungen wie wahnhaften oder psychotischen Störungen auftreten.

> **Wichtig**
> Formen der Angststörung nach ICD-10
> - **Phobien:** Angst vor Menschenansammlungen, Plätzen, sozialen Situationen, Höhenangst
> - **Panikstörung:** plötzlich unerwartetes Auftreten, kein eindeutiger Auslöser
> - **Generalisierte Angst:** länger andauernde diffuse Ängste, Sorgen, Befürchtungen, Schlafstörungen, vielfältige körperliche Symptome
> - **Hypochondrie:** Angst vor Krankheit

9.1.3.4 Diagnostische Neuerungen in der ICD-11

In Bezug auf Phobien, Panikstörung und generalisierte Angststörungen ergeben sich im ICD-11 keine wesentlichen Änderungen. Die Hypochondrische Störung wird in der ICD-11 unter den Zwangsspektrumsstörungen aufgeführt.

9.1.4 Häufigkeit und Verlauf

Die 12-Monats-Prävalenz für Angststörungen in der Allgemeinbevölkerung beträgt in Deutschland 15,3 %.
Die Formen der Angststörungen sind unterschiedlich häufig:
Spezifische Phobien: – 10,3 %
Soziale Phobie: – 2,7 %
Agoraphobie: – 4,0 %
Panikstörung: – 2,0 %
Generalisierte Angststörung: – 2,2 %

Die „Angst vor der Angst" (Erwartungsangst) führt zu Vermeidungsverhalten und sozialem Rückzug. Bei Agoraphobie kann der soziale Rückzug so stark ausgeprägt sein, dass ein Verlassen des Hauses nicht mehr möglich ist. Auch bei der sozialen Phobie kann es ohne Behandlung zum weitgehenden Rückzug der Patientinnen kommen. Panikstörungen zeigen meist einen schubförmigen Verlauf. Die generalisierte Angststörung verläuft eher chronisch progredient. Bei unbehandelten Angststörungen besteht das Risiko der Chronifizierung verbunden mit Alkohol und Medikamentenmissbrauch, Entwicklung einer depressiven Störung und häufigen Arztbesuchen. Bei Jugendlichen sind Panikattacken ein Hinweis auf spätere Angststörungen oder depressive Störungen.

9.1.5 Psychosomatische Grundversorgung

9.1.6 Gestaltung der Arzt-Patient-Interaktion

Patienten mit Angststörungen sind auf der Suche nach Menschen, die ihnen Schutz und Sicherheit geben. Sie sind oft freundlich, angepasst und froh, eine ärztlich tätige Person gefunden zu haben, bei der sie sich gut aufgehoben fühlen. Gleichzeitig neigen sie aber auch zu anklammerndem Verhalten. Sie brauchen die Ärztin, die ihnen Sicherheit gibt.
Wichtig ist die **Vermeidung von Überfürsorglichkeit,** ohne den Patienten im Stich zu lassen oder ihn zu überfordern. Die Ärztin hält den Kontaktwunsch und das Bedürfnis nach Sicherheit des Patienten aus und lässt sich durch die vielfältigen Klagen nicht beunruhigen oder abstoßen. Auf diese Weise

Angst- und Zwangsstörungen

gibt sie Beständigkeit und Sicherheit. Daraus ergeben sich folgende Richtlinien für die Behandlung:
- ausführliche Exploration der Symptome, ihrer auslösenden und aufrechterhaltenden Bedingungen,
- Ernstnehmen der Beschwerden, aktive Wertschätzung des Patienten,
- Eingehen auf die Krankheitsvorstellungen,
- Schwierigkeiten in der Arzt-Patient-Beziehung beachten,
- Verständnis für Hilflosigkeit und Sicherheitsbedürfnis,
- freundliche Distanz, Struktur, Klarheit und Transparenz geben Sicherheit und Orientierung.

> Wichtig
Häufige Fehler bei der Behandlung von Angststörungen und Möglichkeiten, diese zu vermeiden:
- Zu starke Identifizierung mit dem Patienten → Freundliche Strukturierung und Distanzierung
- Arzt ist aus eigener Ängstlichkeit überbeschützend → Autonomie des Patienten fördern
- Therapeutischer Aktivismus und häufiger Wechsel der Behandlungsstrategien → kleine Schritte
- Idealisierung des Arztes durch den Patienten → Förderung der Autonomie und Abbau des Vermeidungsverhaltens

9.1.7 Psychosoziale Interventionen

Folgende Interventionen haben sich bei Angstpatienten kurzfristig und längerfristig als hilfreich erwiesen:

9.1.7.1 Autonomie stärken
Die Eigenverantwortung und Kompetenz der Betroffenen sollte betont und gefördert werden. Der Arzt versucht gemeinsam mit der Patientin herauszufinden, was sie sich trotz ihrer Beschwerden und Einschränkungen zutraut und welchen Empfehlungen und Ratschlägen sie folgen kann. Veränderungen geschehen im Rahmen der psychosomatischen Grundversorgung in **kleinen Schritten.** Rückschläge sind bei Überforderung zu erwarten.

> Wichtig
Kleine Schritte in der Grundversorgung, größere – falls indiziert – im Rahmen der Psychotherapie.
Wenn eine Person an **Höhenangst** leidet und bereits beim Anblick eines Aussichtsturmes feuchte Hände bekommt, sollte sie nicht gleich versuchen, einen solchen zu besteigen.
Sie besucht einen Aussichtsturm und lässt sich Zeit, das Gebäude anzuschauen. Nach einigen Besuchen sollte der Anblick des Turmes vertraut sein und keine Angst mehr hervorrufen. Nun kann sie sich überwinden und das erste Stockwerk besteigen. Dort angekommen sollte sie versuchen, in sich zu horchen und zu spüren, wie das Gefühl der Angst langsam abnimmt. Hierbei kann es hilfreich sein, einem Begleiter die Gedanken und Empfindungen zu erzählen oder diese aufzuschreiben. Bei den folgenden Besuchen dürfte das Besteigen des ersten Stockwerkes bereits wesentlich leichter fallen. Nach einiger Zeit ist dann auch der Aufstieg zur Spitze kein Problem mehr **(systematische Desensibilisierung)**.

9.1.7.2 Abbau des Vermeidungsverhaltens
Wenn die Patientin verstanden hat, dass sie durch ihr Vermeidungsverhalten die Angst aufrechterhält und sogar steigert, kann sie sich den angsterregenden Situationen bewusst und gezielt aussetzen.

> **Wichtig**
> **Lehrsätze zum Umgang mit Angst (Psychoedukation)**
> 1. Auch bei Angstpatientinnen besteht kein erhöhtes Risiko, dass eine der befürchteten Katastrophen eintritt.
> 2. Unangenehme Gefühle gehören zum Gefühlsleben eines jeden Menschen. Verwenden Sie keine sinnlosen Energien für Angstunterdrückungsversuche, die niemals gelingen werden. Angst ist sehr unangenehm, aber nicht gefährlich.
> 3. Die Überwindung von Angst gelingt dann am besten, wenn Sie bereit sind, „an die Grenze zu gehen", d. h. in der Situation zu bleiben ohne aufzugeben, so lange, bis die Angst abnimmt. Der Lohn dafür ist Stolz.
> 4. Wenn Sie üben, Angstsituationen durchzustehen, dann helfen Ihnen folgende Haltungen und Sätze:
>   – Ich erlaube mir meine Angst.
>   – Ich werde es schaffen, die Situation durchzustehen. Ich bleibe da.
>   – Die körperlichen Symptome werden wieder abklingen.
>   – Ich werde mich hinterher erleichtert und gestärkt fühlen.
> 5. Die körperlichen Begleiterscheinungen in Angstsituationen sind zwar sehr unangenehm, aber weder schädlich noch gefährlich. Das Übungsziel besteht darin, mit der Angst umgehen zu lernen, und nicht darin, sie zu vermeiden.
> 6. Lernen Sie Ihre persönliche Belastungsgrenze kennen und versuchen Sie diese nicht zu überschreiten, da körperlich-seelische Überlastung häufig der Nährboden für weitere Angst ist.

9.1.7.3 Kognitive Bewältigung – Teufelskreis der Angst

Die Entstehung und Aufrechterhaltung einer Angststörung lässt sich für die Betroffenen am besten anhand eines „Teufelskreises" erklären: Einige Menschen neigen zu besonders starken vegetativen Reaktionen oder nehmen körperliche Veränderungen intensiv wahr. Angstauslösende Situationen lösen körperliche Reaktionen aus und diese Körperprozesse verstärken wiederum die Angst (**Konditionierung**). Diese körperlichen Reaktionen können dann in anderen Situationen, die ursprünglich nicht mit Angst verbunden waren, ebenfalls Angst auslösen (**Generalisierung**). Selbst die Vorstellung und Erwartung von Angstzuständen kann zu Angstgefühlen führen (**Erwartungsangst, Angst vor der Angst**). Im Rahmen des Teufelskreises kann sich dieser Prozess immer mehr verstärken, sodass die Patientin sich dem Geschehen ohnmächtig ausgeliefert fühlt (s. Abb. 9.3).

> **Wichtig**
> **Durchbrechen des Teufelskreises**
> Die Patientin erlebt Atemnot und Herzklopfen als Bedrohung und denkt: „Ich muss sterben." Die körperliche Reaktion wird mit diesem Gedanken gekoppelt (**Konditionierung**). In der Folge löst jedes Herzklopfen Angst aus (**Generalisierung**) und Aktivitäten, die Herzklopfen verursachen, werden vermieden. Gedanken an das Herzklopfen lösen ebenso Angst aus und Angst vor der Angst kann sich einstellen (**Erwartungsangst**).
> Die Patientin wird angeleitet, die Fehlinterpretation ihrer körperlichen Symptome aufzugeben. Dazu wird sie mit Situationen konfrontiert (**Exposition**), die Angst auslösen, z. B. Herzklopfen und Atemnot durch Kniebeugen, auf der Stelle laufen oder Seilspringen, und soll diese über eine längere Zeit aushalten, ohne Vermeidungsverhalten zu zeigen. Die Angst stellt sich ein, wird wahrgenommen, führt aber nicht zu dem befürchteten Tod. Stattdessen gewöhnt sich die Patientin an die Angst (**Habituation**). Durch häufige und gezielte Konfrontation mit den angstauslösenden Symptomen verlernt die Patientin, dass Herzklopfen mit Todesangst verbunden ist (**Neubewertung, kognitive Umstrukturierung**).

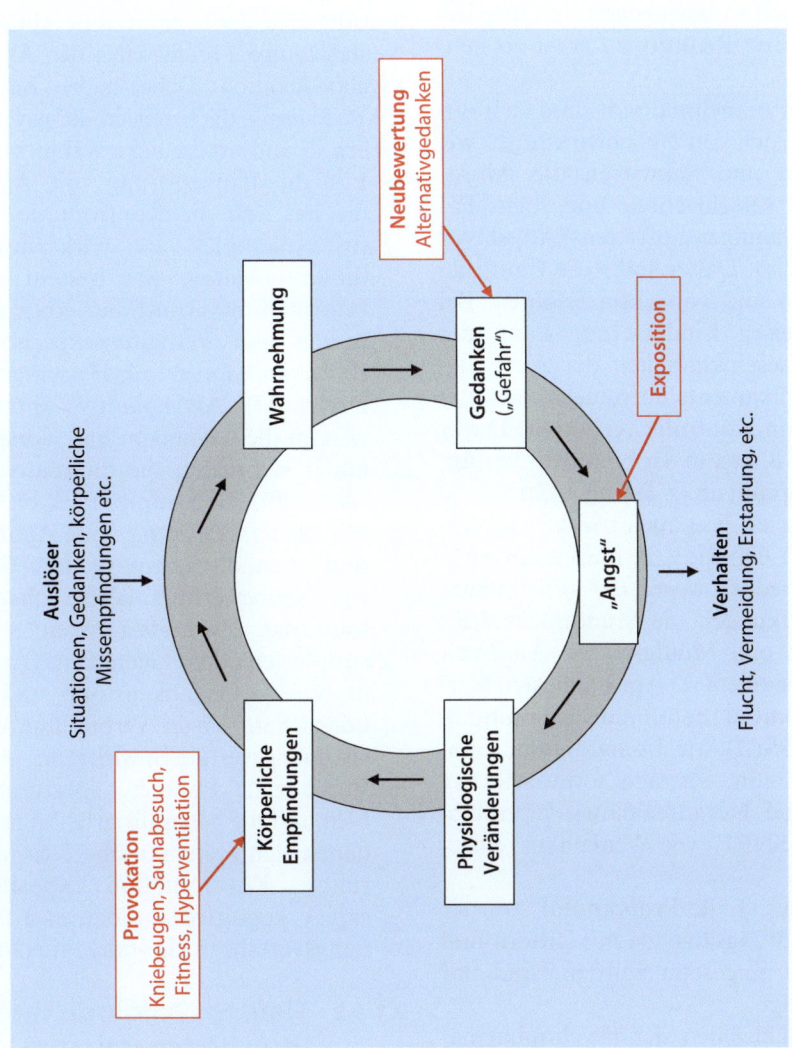

Abb. 9.3 Teufelskreis der Angst. (Modifiziert nach Margraf und Schneider 2018)

9.1.8 Psychopharmaka

Patienten mit Angststörungen sind häufig skeptisch, sie fürchten Nebenwirkungen oder Medikamentenabhängigkeit. Aus diesem Grund ist es wichtig, die Effekte und Nebeneffekte der Medikation detailliert mit den Betroffenen zu besprechen und ihre Befürchtungen und Reaktionen ernst zu nehmen.

Es kommt manchmal vor, dass sich unter dem Eindruck von Nebenwirkungen wie Unruhegefühl und Schwitzen die Angstsymptomatik verschlechtert und sogar Panikattacken häufiger auftreten (Angst vor Kontrollverlust). Daher sollte die Eindosierung langsam und vorsichtig erfolgen. Bei der schrittweisen Eindosierung kann der Patient die Geschwindigkeit der Aufdosierung des Medikaments mitsteuern, was ihm ein Gefühl von Kontrolle vermittelt. Dafür bietet sich z. B. das in Tropfenform verfügbare Escitalopram an (s. ◘ Tab. 9.2).

Grundsätzlich sind auch trizyklische Antidepressiva (TZA) wie z. B. Imipramin wirksam, werden jedoch wegen der anticholinergen Nebenwirkungen wie Mundtrockenheit, Sehstörungen und Müdigkeit im Allgemeinen schlechter toleriert. Am häufigsten werden die selektiven Serotoninwiederaufnahmehemmer (SSRI) wie Escitalopram, Citalopram, Paroxetin, Sertralin sowie selektive Serotonin- und Noradrenalinwiederaufnahmehemmer (SNRI) wie Venlafaxin eingesetzt.

Betablocker, z. B. Propranolol, wie sie früher bei Prüfungsängsten mit Zittern und Tachykardien eingesetzt wurden, sind nur selten angezeigt.

Das Ausschleichen der psychopharmakologischen Behandlung bei Panikstörungen sollte – auch wenn die Medikation mit Antidepressiva kein Abhängigkeitsrisiko birgt – immer schrittweise über mehrere Wochen erfolgen.

9.1.9 Psychotherapie

9.1.9.1 Kognitive Verhaltenstherapie

Ausgeprägte Angststörungen erfordern eine Psychotherapie. Sehr gute Ergebnisse zeigt die Kognitive Verhaltenstherapie mit der Expositionstherapie, der kognitiven Bewältigung und Neubewertung (Teufelskreis der Angst) und Psychoedukation. Dabei haben Komponenten Bedeutung, die bereits in der psychosomatischen Grundversorgung erwähnt wurden:

— Für die Panikstörung mit Agoraphobie hat sich die Konfrontation (Expositionstherapie) als wirksamste Methode erwiesen. Sie besteht aus der Informationsvermittlung über Panikattacken und Verhaltensexperimente (z. B. Provokation durch Hyperventilation, Drehstuhl). Als kognitive Intervention werden die Gedanken und Vorstellungsbilder erarbeitet, die alternative Erklärungen für die Symptomatik bieten.
— Für die Panikstörung ohne Agoraphobie sind ebenfalls kognitive Interventionen wie Neubewertung körperlicher Symptome, das „Zu-Ende-Denken" von katastrophisierenden Gedanken (Exposition in sensu), Gedankenstopp und Ablenkungsstrategien in Verbindung mit Entspannungsverfahren wirksam.
— Für soziale Phobien, spezifische Phobien und die generalisierte Angststörung haben sich systematische Desensibilisierung, Konfrontation (Expositionstherapie), kognitive Ansätze und Entspannungsverfahren als wirksam erwiesen.

9.1.9.2 Tiefenpsychologische (psychodynamische) Psychotherapie

Wenn das Erkennen und die Bearbeitung von unbewussten Konflikten im Vordergrund stehen, werden psychoanalytisch begründete Therapien bevorzugt. In erster Linie sind diese Verfahren nicht symptom-, sondern persönlichkeitsorientiert.

Angst- und Zwangsstörungen

Tab. 9.2 Psychopharmaka bei Angststörungen

Benzodiazepine	Pflanzliche Präparate	Antidepressive Medikation
Gute Wirksamkeit bei Panikattacken, z. B. Lorazepam 1 mg, auch sublingual, oder Diazepam-Tropfen Probleme der Abhängigkeit und Toleranz	Vor allem bei generalisierter Angst/Ängstlichkeit sowie diffuser ängstlicher Verstimmung und innerer Unruhe z. B. Hopfen- oder Baldriankombinationen; Kava-Kava (Cave: Leberschäden) – Evidenzlage gering Silexan, ein aus Lavendelöl gewonnener Wirkstoff mit belegter Wirksamkeit Johanniskraut (Helarium) mit guter Evidenz	SSRI und SNRI haben sich bei allen Angststörungen bewährt, z. B. Escitalopram, Beginn mit 2,5–5 mg und langsame Steigerung bis 10 mg/d Bei generalisierter Angststörung ist auch Pregabalin zugelassen, das sich vor allem bei entsprechender Komorbidität, z. B. mit Schmerzstörungen, anbietet

Nach psychoanalytischem Verständnis liegt der Angstkrankheit ein unbewusster **innerer Konflikt** zugrunde, der auf frühere Beziehungserfahrungen zurückzuführen ist.

Beispielsweise gibt es eine Angst des Kindes, verlassen zu werden, wenn es heftige Gefühle von Ärger, Wut und Enttäuschung gegen Vater oder Mutter richtet, weil diese sich abwenden oder fortgehen. Das Kind erlebt eine traumatische Situation, die von Hilflosigkeit und gleichzeitiger Überflutung mit heftigen Affekten bestimmt wird. Die Vernichtungsängste, die später bei Panikattacken in Trennungskonflikten auftreten, werden mit Verlorenheitsgefühlen des Kleinkindes in einer Situation des Verlassenwerdens in Abhängigkeit erklärt.

In der therapeutischen Beziehung besteht die Möglichkeit, diese Dynamik neu zu erleben. Personen mit Angststörungen erleben ihre aggressiven Gefühle (Wut, Hass, Verachtung, Entwertung, Ärger) als tödlich und mörderisch. Die wesentliche Änderung im Vergleich zu früheren Erfahrungen ist, dass dem Patienten die mit der Angst verbundenen vielfältigen widersprüchlichen, hauptsächlich negativen Gefühle bewusst werden. Sie können nun geäußert werden, ohne dafür bestraft oder zurückgewiesen zu werden, wie es unbewusst erwartet und befürchtet wird. Das Ziel der Therapie ist nicht die komplette Beseitigung von Angst, sondern die Möglichkeit, in Selbstreflexion und emotionaler Auseinandersetzung mit angstmachenden Situationen, vor allem in der Arzt-Patient-Beziehung, neue Bewältigungsfähigkeiten zu schaffen und damit inneres Wachstum zu fördern.

9.1.9.3 Kombination von Verfahren

Es ist sinnvoll, im ambulanten und stationären Setting die übenden Techniken der Kognitiven Verhaltenstherapie mit konfliktbearbeitenden tiefenpsychologischen Verfahren zu kombinieren, im Rahmen eines therapieschulenübergreifenden und störungszentrierten bzw. lösungsorientierten Vorgehens.

> **Wichtig**
> Behandlung
> - Psychotherapie und Psychopharmaka kombinieren
> - Vermeidungsverhalten durch Exposition abbauen
> - Kombination aus Psychoedukation, Kognitiver Verhaltenstherapie und Psychodynamischer Therapie, je nach Patient und Erkrankungsursache (Kindheitstrauma, Bindungsunsicherheit)

9.2 Zwangsstörungen

Einleitung

Der berühmteste Patient mit einer Zwangsstörung in der Geschichte der Psychotherapie, der sog. „Rattenmann", wurde von Sigmund Freud in der Fallgeschichte „Bemerkungen über einen Fall von Zwangsneurose" (1909) eindrucksvoll beschrieben. Der damals 29-jährige Patient, von Beruf Jurist, litt unter anderem unter dem quälenden Gedanken einer Foltermethode, die ihm während einer Militärübung von einem Vorgesetzten erzählt wurde: „Der Verurteilte werde angebunden, … über sein Gesäß ein Topf gestülpt, in diesen dann Ratten eingelassen, die sich … einbohrten. In den After, durfte ich ergänzen". „In dem Momente durchzuckte mich die Vorstellung, dass dies mit einer mir teuren Person geschehe". Der Patient war von der zwanghaften Angst besessen, diese Strafe könne an seinem – bereits verstorbenen – Vater oder an der von ihm „verehrten Dame" vollzogen werden. Schon als Sechsjähriger hatte er eine vollständig ausgebildete Zwangsneurose: Dem Zwangswunsch, eine Frau nackt zu sehen, stand die Zwangsbefürchtung gegenüber, dass dann der Vater sterben müsse. Außerdem verspürte er Zwangsimpulse wie z. B., sich mit einem Rasiermesser den Hals abzuschneiden. Der Patient war bei Sigmund Freud 11 Monate in Psychoanalyse. Schon Freud fiel auf, dass Zwangsgedanken häufig um Konflikte mit Liebe und Hass kreisen.

9.2.1 Symptome

Hauptsymptome der Zwangsstörung (ICD-10: F 42) sind dauerhafte Zwänge in Form sich aufdrängender, unerwünschter Gedanken, Impulse und Handlungen. Die Zwangshandlungen haben rituellen Charakter, drängen sich dem Menschen auf und werden als unangenehm, unerwünscht und dem eigen Ich fremd (ich-dyston) empfunden. Zwangsgedanken beziehen sich typischerweise auf kontaminierenden Schmutz, unkalkulierbare Gefahr, erschreckende Sexualität, bedrohliche Aggression, Verstöße gegen Moral, gesellschaftliche Normen oder religiöse Gebote. Eine Zwangshandlung kann z. B. häufiges Händewaschen sein mit dem Ziel, die negativen Gedanken und Gefühle zu neutralisieren, die mit der Idee, durch Schmutz mit Keimen kontaminiert worden zu sein, verbunden sind.

Viele Menschen haben zwangsähnliche Symptome, allerdings ohne Krankheitswert. Pathologische Zwangsphänomene beeinträchtigen Betroffene in ihrem Denken, Handeln und sozialen Verhalten und führen zu einer Beeinträchtigung des Alltagslebens. Die Zwangsstörung kann große Teile des Tagesablaufs bestimmen, mit der häufigen Folge eines sozialen Rückzugs. Zwangsstörungen sind selten. Ihre Lebenszeitprävalenz beträgt 2 %.

> **Wichtig**
> Kriterien einer pathologischen Zwangssymptomatik:
> Die Zwangsgedanken oder -handlungen
> - haben einen stereotypen, ritualisierten Charakter
> - drängen sich den Betroffenen auf
> - werden von den Betroffenen als sinnlos oder unsinnig erlebt
> - können durch Ablenkung oder andere Strategien nicht vermieden werden

Der Versuch, sich der Zwangssymptomatik zu widersetzen, erzeugt starke innere Spannungen und Ängste.

9.2.2 Diagnostische Neuerungen in der ICD-11

Im Gegensatz zur ICD-10 erfolgt in der ICD-11 eine Unterteilung in „Zwangsstörungen mit guter bzw. mäßiger Einsicht" und „Zwangsstörungen mit wenig oder fehlender Einsicht".

▶ **Fallbeispiel**

Ein 34-jähriger Lehrer kommt auf Empfehlung seines Hausarztes in die Ambulanz der Psychosomatischen Abteilung. Er ist verheiratet und hat keine Kinder.
Symptome
Er berichtet über **Zwangsgedanken und Zwangshandlungen:** „Ich könnte mit dem Auto plötzlich Gas geben und in eine Menschenmenge fahren", „Ich könnte im Zug die Tür öffnen und rausspringen", „Ich könnte als Beifahrer absichtlich aus dem Auto fallen", „Ich könnte in Anwesenheit anderer Menschen ausrufen, dass ich etwas Schlimmes getan habe". Zur Vermeidung dieser Zwangsgedanken hat der Patient das Autofahren aufgegeben und hat sich aus der Gesellschaft weitgehend zurückgezogen. Die Zwangsgedanken traten erstmals im Alter von 30 Jahren auf. Noch länger leidet er unter einem Waschzwang: Er wasche sich immer wieder die Hände, könne sich nur dann auf einen Stuhl setzen, wenn er sicher sei, dass keine Haare darauf liegen, und habe Angst vor Läusen. Die Ehefrau ist durch die Zwänge sehr belastet und drängt ihn zu einer Psychotherapie.
Der Patient stammt aus einem ordnungsliebenden und rigiden Elternhaus, in dem die Mutter viel putzte und ihrem Sohn im Laufe der Jahre mehrfach stolz erzählt hatte, dass er bereits mit 10 Monaten „trocken" gewesen sei. Der Vater des Patienten ist ein zwanghaft strukturierter Buchhalter, der im Haus auf Sauberkeit und von ihm peinlich kontrollierte Ordnung Wert legt. Das Thema Sexualität war tabu. ◄

9.2.3 Entstehungsbedingungen

Aus psychodynamischer Sicht entstehen Zwangssymptome aus der Abwehr aggressiver und sexueller Impulse (s. die Fallgeschichte des Rattenmanns von Sigmund Freud). Entwicklungsgeschichtlich werden ein einschränkender, Spontaneität und Eigenwillen unterdrückender Erziehungsstil beschrieben (s. Fallbeispiel).

Diese unkontrolliert auftauchenden konflikthaften, weil tabuisierten, Impulse stellen eine Bedrohung für das seelische Gleichgewicht der Betroffenen dar. Die sich dann entwickelnden Zwangssymptome werden als Abwehrmaßnahme gegenüber diesen gefürchteten Impulsen gesehen. Es ist ein Kompromiss. Das seelische Gleichgewicht ist zwar teilweise wiederhergestellt. Die jetzt vorherrschenden Zwangssymptome schränken den Patienten jedoch in seiner Autonomie ein und gehen mit Gefühlen der Angst und Verunsicherung einher. Bestimmte Persönlichkeitseigenschaften, wie Perfektionismus, hohe moralische Wertvorstellungen und Ängstlichkeit können die Entstehung einer Zwangsstörung begünstigen.

Bei Personen mit Persönlichkeitsstörungen oder Psychosen können Zwangssymptome sowohl dem Schutz vor Verfolgungs- und Fragmentierungsängsten als auch der Bewältigung unerträglicher Verlustängste, Schuld- und Schamgefühle dienen. Im zwischenmenschlichen Bereich können Zwangssymptome die Nähe und Distanz zu anderen Menschen regulieren, z. B. eine zu enge Beziehung vermeiden. Diese Beziehungsgestaltung zeigt sich dann auch in der Arzt-Patient-Beziehung und kann therapeutisch genutzt werden. Zwangsstörungen treten häufig erstmals in Zusammenhang mit einer spezifischen Belastungssituation auf, können aber auch bereits seit der Jugend bestehen und einen chronischen Verlauf angenommen haben. Es gibt auch Hinweise auf genetische und neurologische Ursachen der Zwangsstörung.

9.2.4 Psychosomatische Grundversorgung

Im Setting der psychosomatischen Grundversorgung ist vor allem das Erkennen wichtig. Anzeichen und Verhaltensweisen, die auf eine Zwangssymptomatik hindeuten, sind z. B. vom häufigen Waschen angegriffene Hände, merkwürdig anmutende Verhaltensweisen zur Vermeidung von Kontakten mit Gegenständen der Arztpraxis oder entsprechende Andeutungen des Patienten. Es sollte behutsam gefragt werden, inwieweit sich der Patient von drängenden, als unsinnig erlebten Gedanken, Impulsen oder Handlungen beeinträchtigt fühlt.

Screening-Fragen sind:
- Kontrollieren Sie sehr viel?
- Haben Sie quälende Gedanken, die Sie loswerden möchten, aber nicht können?
- Brauchen Sie für Alltagstätigkeiten sehr lange?
- Machen Sie sich Gedanken um Ordnung und Symmetrie?

9.2.5 Behandlung

Die Kognitive Verhaltenstherapie mit Expositionstraining und kognitiver Umstrukturierung stellt die bisher effektivste Therapie bei Zwangsstörungen dar. Die Patientin lernt, dass Zwangsgedanken ursprünglich normale Gedanken sind, die jeder Mensch kennt, die nur durch das rigide Überzeugungssystem der Patientin als verwerflich bis bedrohlich bewertet werden. Durch diese stark negative Bewertung der eigentlich „normalen" Gedanken wird Anspannung und Angst ausgelöst und durch die Fokussierung auf diese Gedanken wird ungewollt auch die Häufigkeit ihres Auftretens verstärkt.

Psychodynamische Psychotherapie fokussiert sowohl die biografische Genese und die Persönlichkeitsstruktur als auch die aktuellen Konflikte mit ihren interpersonellen Problemen.

Die Psychotherapie sollte durch eine Psychopharmakotherapie ergänzt werden. Wirksam sind SSRI wie z. B. Citalopram, Paroxetin oder Trizyklika wie Clomipramin oder in ausgewählten Fällen auch atypische Antipsychotika wie Risperidon oder Quetiapin. Allerdings ist die Rückfallrate bei alleiniger medikamentöser Behandlung nach Absetzen der Medikation sehr hoch (ca. 80–90 %).

> **Wichtig**
> Zwangserkrankungen erfordern eine störungsorientierte, zum Teil sogar (teil-)stationäre Psychotherapie. Für die Behandlung haben sich kognitive und verhaltenstherapeutische Verfahren am besten bewährt. In schweren Fällen ist auch eine begleitende psychopharmakologische Behandlung, z. B. mit SSRI, erforderlich.

■ **Fortsetzung Fallbeispiel**
Behandlung

Der Patient wurde zunächst in einer Klinik, die auf die Behandlung von Zwangsstörungen spezialisiert ist, 6 Wochen lang stationär behandelt. Daran schloss eine ambulante psychotherapeutische und psychopharmakologische Kombinationsbehandlung an. Nach der Aufklärung über Zwangsstörungen erfolgte eine Expositionstherapie. Diese bestand darin, zwangauslösende Situationen auszuhalten, ohne zu flüchten oder Reinigungsrituale durchzuführen. Wenn Zwangsgedanken beim Autofahren kamen, reagierte der Patient nicht mehr mit Anhalten, sondern fuhr weiter. Parallel zu der Expositionstherapie wurden interpersonelle und intrapsychische Probleme des Patienten, z. B. Stresssituationen mit Schülern und Kollegen und sein Perfektionismus, besprochen. Durch Hinzuziehen der Ehefrau gelang es, auch mehr Verständnis für die Symptomatik zu schaffen. Die Psychotherapie wurde durch eine medikamentöse Therapie mit einem SSRI-Präparat unterstützt. Durch die intensive stationäre und ambulante Behandlung kam es nach 6 Monaten zu einer deutlichen Besserung der Zwangsgedanken und Zwangshandlungen.

Literatur

Margraf J, Schneider S (2018) Lehrbuch der Verhaltenstherapie, Bd 2. Springer, Heidelberg

Weiterführende Literatur

Senf W, Broda M, Voos D, Neher M (2020) Praxis der Psychotherapie. Ein integratives Lehrbuch. Thieme, Stuttgart

Domschke K, Hoyer J (2019) Angststörungen. In: Voderholzer U, Hohagen F (Hrsg) Therapie psychischer Erkrankungen. State of the Art. Elsevier, München

Voderholzer U, Hohagen F (2019) Zwangsstörungen. In: Voderholzer U, Hohagen F (Hrsg) Therapie psychischer Erkrankungen. State of the Art. Elsevier, München

Funktionelle Körperbeschwerden

Kurt Fritzsche

Inhaltsverzeichnis

10.1 Symptome – 120

10.2 Diagnostische Einteilung und dazu gehörige Begriffe – 120
10.2.1 Somatoforme Störungen (ICD-10: F 45) – 121
10.2.2 Dissoziative Störungen (ICD-10: F 44) – 122
10.2.3 Konversionsstörung (ICD-10: F 44) – 122
10.2.4 Somatische Belastungsstörung (Somatic Symptom Disorder, SSD) nach DSM-5 – 122
10.2.5 Ausblick auf ICD-11 Bodily Distress Disorder (BDD) – 123
10.2.6 Differenzialdiagnose – 124

10.3 Häufigkeit und Verlauf – 124

10.4 Entstehung funktioneller Körperbeschwerden – 124

10.5 Psychosomatische Grundversorgung – 126
10.5.1 Erkennen – 126
10.5.2 Behandlung – 126

10.6 Psychotherapie – 131

Zitierte Literatur – 133

© Springer-Verlag GmbH Deutschland, ein Teil von Springer Nature 2020
K. Fritzsche und M. Wirsching (Hrsg.), *Basiswissen Psychosomatische Medizin und Psychotherapie*,
https://doi.org/10.1007/978-3-662-61425-9_10

Einleitung

Funktionelle Körperbeschwerden sind Beschwerden, bei denen die Betroffenen
1. durch körperliche Beschwerden belastet sind, für die keine hinreichenden organischen Ursachen gefunden werden;
2. oft überzeugt sind, dass die körperlichen Beschwerden Ausdruck einer organischen Erkrankung sind;
3. Hilfe suchen für ihre Beschwerden bei primär somatisch ausgebildeten Ärzten und
4. oft kein Bewusstsein über die Zusammenhänge mit aktuellen oder früheren psychischen und sozialen Belastungen haben.

Funktionelle Körperbeschwerden sind abzugrenzen von kurz anhaltenden körperlichen Beschwerden, die bei jedem Menschen vorkommen. Sie führen selten zum Arztbesuch. Die Funktionsfähigkeit ist nur gering beeinträchtigt und die Beschwerden haben keinen Krankheitswert.

10.1 Symptome

Funktionelle Körperbeschwerden können jedes Organsystem betreffen. Die häufigsten Manifestationen zeigt ◘ Tab. 10.1.

Die meisten der in ◘ Tab. 10.1 genannten Beschwerden werden bestimmten Diagnosen zugeordnet. Damit wird suggeriert, dass es sich um eine körperliche Erkrankung handelt. Entsprechend sind die Therapieerfolge mit Medikamenten, Operationen und anderen primär auf der somatischen Ebene einsetzenden Therapieverfahren wenig erfolgreich.

◘ Tab. 10.2. gibt einen Überblick über Diagnosen, wie sie sich in den verschiedensten Fachgebieten finden und bei denen meist funktionelle Körperbeschwerden vorliegen.

10.2 Diagnostische Einteilung und dazu gehörige Begriffe

Die diagnostische Einteilung der funktionellen Körperbeschwerden und der dazugehörigen Begriffe ist verwirrend. Grund ist der nur schwer überwindbare und nur tendenziell aufzulösende Dualismus in der westlichen Medizin zwischen Körper und Seele (s. ► Kap. 1 „Psychosomatische Medizin").

Die folgenden Begriffe können unterschieden werden:
– **Medically unexplained symptoms** (MUS) oder persistent physical symptoms (PPS): allgemeine Begriffe, sehr weit gefasst,

◘ **Tab. 10.1** Manifestationen funktioneller Körperbeschwerden

Organsystem	Häufige Symptome
Herz	Brustschmerzen, paroxysmale Tachykardien
Blutdruck	Hypertone und hypotone Regulationsstörung, Synkope
Oberer Gastrointestinaltrakt	Übelkeit, Globusgefühl, Meteorismus
Unterer Gastrointestinaltrakt	Schmerzen, Diarrhoe, Obstipation
Atmung	Hyperventilation, z. T. mit Parästhesien und Engegefühl
Bewegungsapparat	Rückenschmerzen
Urogenitalsystem	Miktionsstörungen, Menstruationsstörungen
Nervensystem	Schwindel, Krampfanfall, Lähmungen
Allgemeinsymptome	Müdigkeit, Leistungsminderung, Schlafstörungen

Funktionelle Körperbeschwerden

Tab. 10.2 Diagnosen in verschiedenen Fachgebieten

Fachgebiet	Diagnosen
Allergologie	Lebensmittelallergien
Kardiologie	Nicht kardialer Thoraxschmerz Mitralklappenprolaps
Zahnmedizin	Kiefergelenksbeschwerden Atypischer Gesichtsschmerz
HNO	Tinnitus Schwindel Globussyndrom
Gynäkologie	Prämenstruelles Syndrom Chronische Unterleibsschmerzen
Arbeitsmedizin	Multiple Chemische Sensitivität (MCS) Chronic Fatigue Syndrom (CFS) Sick Building Syndrom[a]
Orthopädie	Bandscheibenvorfall
Pneumologie	Dyspnoe Hyperventilation
Rehabilitationsmedizin	Schleudertrauma
Rheumatologie	Fibromyalgie
Militärmedizin	Golfkriegssyndrom[b]

[a]Unspezifische Symptome wie Kopfschmerzen, Übelkeit und Hautausschläge bei längerem Aufenthalt in Gebäuden
[b]Starke Müdigkeit, Hautausschläge, Störungen des Geruchssinns u. a. bei englischen und amerikanischen Soldaten nach Teilnahme am Golfkrieg 1990

werden hauptsächlich in der Primärversorgung verwendet, betreffen körperliche Beschwerden, deren Ätiologie unklar ist.
- **Funktionelle Körperbeschwerden**: Beeinträchtigung einer Organfunktion oder Beeinträchtigung der zentralnervösen Verarbeitung der Beschwerdenwahrnehmung (s. oben).
- **Funktionelle somatische Syndrome**: über längere Zeit bestehende Symptomcluster wie Reizdarmsyndrom (ICD-10: K 59), Chronisches Müdigkeitssyndrom (ICD-10: G 93.3) oder Fibromyalgie (ICD-10: M 75.0).
- **Somatisierung**: ein psychisches Problem oder eine emotionale Belastung wird somatisch ausgedrückt.
- **Somatoforme Störungen:** diagnostische Kategorie in der aktuellen Klassifikation des ICD-10. Somatoform bedeutet, dass die vorhandenen körperlichen Beschwerden somatische Krankheiten nachformen, ohne dass ein ausreichender Organbefund vorliegt. Hierbei hat der Patient die feste Überzeugung, eine körperliche Erkrankung zu haben. Wenn körperliche Befunde vorhanden sind, erklären sie nicht die Art und das Ausmaß der Symptome, das Leiden und die innere Beteiligung des Patienten (s. unten).
- **Somatische Belastungsstörung (Somatic Symptom Disorder SSD):** diagnostische Kategorie in der neuen psychiatrischen Klassifikation DSM-5 (s. unten).
- **Bodily Distress Disorder**: diagnostische Kategorie in der zukünftigen Klassifikation des ICD-11 (s. unten).

10.2.1 Somatoforme Störungen (ICD-10: F 45)

Folgende Unterteilung hat sich in der Praxis bewährt:

Funktionsstörungen der vegetativ versorgten Organsysteme wie Herz, Magen-Darm-Trakt, Atmung und Urogenitalsystem (s. Tab. 8.1).

Die anhaltende somatoforme **Schmerzstörung** (ICD-10: F 45.4, s. Kap. 9 „Chronische Schmerzen").

Als schwerste Ausprägung umfasst die sogenannte Somatisierungsstörung (ICD-10: F 45.0) vielfältige, häufig wechselnde körperliche Symptome, die bereits über Jahren bestehen und mehrere Organsysteme betreffen.

Bei der **hypochondrischen Störung** (ICD-10: F 45.2) beschäftigen sich die Betroffenen in übertriebener Weise und über lange Zeit mit der Möglichkeit, an einer oder mehreren schweren und fortschreitenden körperlichen Erkrankungen zu leiden. Alltägliche Körperempfindungen werden als bedrohlich und belastend fehlinterpretiert.

Bei der **körperdysmorphen Störung** (ICD-10: F 45.2) wird der Körper als vermeintlich missgestaltet interpretiert. Dies geht meist mit dem Wunsch nach kosmetischen Operationen einher.

10.2.2 Dissoziative Störungen (ICD-10: F 44)

Dissoziation heißt wörtlich **„Spaltung des Bewusstseins"**.

Beispiele sind Entfremdungsgefühle wie Depersonalisation und Derealisation, Gedächtnisverlust, Fluchtverhalten, Dämmerzustände, neurologisch nicht erklärbare Lähmungen und Krampfanfälle.

Diese Phänomene kommen häufig in Zusammenhang mit schweren psychischen Traumata, besonders nach Gewalterfahrungen und sexuellem Missbrauch vor. Die verbale Verarbeitung des Ereignisses ist nicht möglich. Das traumatische Erlebnis wird abgespalten und findet als Angst, vegetativer Spannungszustand und in den oben beschriebenen Symptomen seinen Ausdruck (s. Kap. 12 „Traumafolgestörung").

10.2.3 Konversionsstörung (ICD-10: F 44)

Konversionssymptome sind Funktionsstörungen der **Willkürmotorik** und des **Sensoriums**.

Die Symptome betreffen Körperfunktionen und Körperregionen, die eine Bedeutung in der Kommunikation haben, wie Arme, Beine, Augen und Gehör. Beispiele sind Lähmungen der Muskulatur mit Gangstörungen, Störungen der Sinnesempfindungen wie Gefühllosigkeit der Haut, plötzlicher Sehverlust, Taubheit und Ohnmacht.

Ein verdrängter Konflikt wird in Körpersprache **symbolisch** ausgedrückt, um das Bewusstsein von unerträglichen Gefühlen freizuhalten.

10.2.4 Somatische Belastungsstörung (Somatic Symptom Disorder, SSD) nach DSM-5

Das Konzept „körperliche Beschwerden ohne ausreichenden Organbefund" fördert den **Dualismus** zwischen Körper und Seele. Die Beschwerden der Betroffenen werden entweder als organisch verursacht oder als organisch nicht erklärbar angesehen. Letzteres führt oft implizit zur Annahme einer psychischen Ursache. Dieses Konzept widerspricht dem **biopsychosozialen Modell**, bei dem somatische, psychische und soziale Faktoren in unterschiedlicher Gewichtung zum Krankheitsgeschehen beitragen.

Die Neuauflage des Diagnostischen Klassifizierungssystems für psychiatrische Störungen DSM-5 versucht, diesen Dualismus zu überwinden. In einer neuen diagnostischen Kategorie mit dem Namen Somatische Belastungsstörung werden körperliche Beschwerden diagnostiziert, bei denen eine dysfunktionale Krankheitswahrnehmung, auffälliges Krankheitsverhalten und ausgeprägte Gesundheitsängste vorherrschen.

Folgende **Kriterien** müssen erfüllt sein:
1. **Körperliche Beschwerden:** ein oder mehrere somatische Symptome, die belastend sind oder zu erheblichen Einschränkungen in der alltäglichen Lebensführung führen.
2. **Übertriebene Gedanken, Gefühle oder Verhaltensweisen** bezüglich der somatischen

Symptome oder damit einhergehender Gesundheitssorgen, die sich in mindestens einem der folgenden Merkmale ausdrücken:
- unangemessene und andauernde Gedanken bezüglich der Ernsthaftigkeit der vorliegenden Symptome (kognitiv: Gedanken),
- anhaltende, stark ausgeprägte Ängste in Bezug auf die Gesundheit oder die Symptome (affektiv: Gefühle),
- übermäßiger Aufwand an Zeit und Energie, die für die Symptome oder Gesundheitssorgen aufgebracht werden (behavioral: Krankheitsverhalten).
3. **Dauer:** Obwohl keines der einzelnen somatischen Symptome durchgängig vorhanden sein muss, ist der Zustand der Symptombelastung persistierend (typischerweise mehr als 6 Monate).

Die Diagnose **Somatische Belastungsstörung** ersetzt die vormaligen Diagnosen Somatisierungsstörung, undifferenzierte Somatisierungsstörung, somatoforme autonome Funktionsstörung, somatoforme Schmerzstörung und zum Teil die Diagnose **Hypochondrie**.

Die Diagnose Hypochondrie wurde im DSM-5 aus Stigmatisierungsgründen fallengelassen. Bei der Somatischen Belastungsstörung sind gesundheitsbezogene Ängste eingeschlossen. Stehen jedoch die Krankheitsängste im Vordergrund, ist die Diagnose **Krankheitsangststörung** vorgesehen.

10.2.5 Ausblick auf ICD-11 Bodily Distress Disorder (BDD)

Für die Klassifikation in ICD-11 ist der Begriff „Bodily Distress Disorder" vorgesehen.

Die Einführung in Deutschland wird voraussichtlich 2022 erfolgen. Trotz des geänderten Namens ähneln die diagnostischen Kriterien der **Somatischen Belastungsstörung** nach DSM-5.

Die BDD-Diagnose erfordert das Vorhandensein eines oder mehrerer belastender körperlicher Symptome, die sowohl „medizinisch nicht erklärbar" als auch durch eine körperliche Krankheit verursacht sein können. Weiterhin erfordert die BDD-Diagnose ein Vorhandensein von „übermäßigen, unverhältnismäßigen oder unangepassten" Reaktionen auf diese körperlichen Symptome.

10.2.5.1 Kommentar

Die neuen diagnostischen Kategorien von **ICD-11 Bodily Distress Disorder (BDD)** und **DSM-5 Somatische Belastungsstörung** versuchen, den oben und in ▶ Kap. 1 erwähnten **Dualismus** aufzulösen. Bei der Suche nach Erklärungen für „medizinisch nicht erklärbare" funktionelle Körperbeschwerden können sowohl körperliche als auch psychosoziale Prozesse eine Rolle spielen. Entscheidend ist, dass Personen mit körperlichen Symptomen – unabhängig von deren Ursachen – wegen symptombezogener, dysfunktionaler Gedanken, Ängste und Verhaltensweisen leiden und übermäßig medizinische Versorgung in Anspruch nehmen.

Das körperliche Symptom wirkt als **Stressor,** welcher je nach zur Verfügung stehenden Bewältigungsmöglichkeiten (s. ▶ Abschn. 1.3 „Krankheitsverarbeitung (Coping)" zu einer chronifizierten Stressreaktion" (kognitiv, affektiv, behavioral, physiologisch) mit Krankheitswert führen kann.

Von belastenden Körperbeschwerden Betroffene finden sich hauptsächlich beim **Hausarzt** und in Facharztpraxen. Dort können sie mit Hilfe der neuen Klassifikation einfach und schnell erkannt werden. Das frühzeitige Erkennen verhindert eine **Chronifizierung** mit möglichen Sekundärfolgen wie Depressivität, Abnahme der Lebensqualität, Arbeitsunfähigkeit und hohen Gesundheitskosten.

Kritischer Punkt bleibt das Kriterium „Unangemessene und anhaltende Gedanken über die Ernsthaftigkeit der eigenen Symptome". Was ist unangemessen und wer entscheidet das? Die Ärztin, die Patientin oder beide zusammen? Die Suche nach optimalen validen und reliablen diagnostischen Kriterien für funktionelle Körperbeschwerden ist ein fortlaufender Prozess.

10.2.6 Differenzialdiagnose

Funktionelle Körperbeschwerden können auch Teil einer **Angststörung** oder einer **Depression** sein. Gefühle der Angst oder depressive Symptome werden nicht bewusst erlebt, sondern kommen nur auf körperlicher Ebene zum Ausdruck. Wir sprechen hier auch von **Affektäquivalenten**. Die Überschneidungen von funktionelle Körperbeschwerden, Angst und Depression zeigt die ◘ Abb. 10.1.

10.3 Häufigkeit und Verlauf

Die Häufigkeit funktioneller Körperbeschwerden in der erwachsenen Bevölkerung liegt bei ca. 10 %. Zwischen 20 % und 50 % der Patienten, die einen **Hausarzt** aufsuchen, haben funktionelle Körperbeschwerden. Bei **Frauen** werden deutlich häufiger funktionelle Körperbeschwerden diagnostiziert als bei Männern (Geschlechterverhältnis 3:1). In **kultureller Hinsicht** bestehen Unterschiede vor allem bezüglich der Art und Lokalisation der Beschwerden, subjektiver Erklärungsmodelle und des Beschwerdeausdrucks.

Eine amerikanische Studie untersuchte über einen **Zeitraum von 3 Jahren** für die 10 häufigsten Klagen den Anteil körperlicher Erkrankungen in der Primärversorgung. Nur bei 16 % der 1000 Patienten wurde eine organische Ursache gefunden. Bei einem großen Teil der übrigen Patienten handelte es sich wahrscheinlich um funktionelle Körperbeschwerden. (s. Abb. 10.2).

Folgende Verlaufsformen werden unterschieden:
1. **kurzfristige,** oft wenige Stunden oder Tage anhaltende Beschwerden, die bei jedem Menschen vorkommen und rasch wieder ohne weitere Maßnahmen abklingen (sehr häufig),
2. Beschwerden, die **Wochen und mehrere Monate** andauern, häufig in Zusammenhang mit akuten Belastungen stehen, die zum Teil spontan abklingen, zum Teil aber auch einer Behandlung bedürfen, um eine Chronifizierung zu vermeiden (ca. 20–50 %),
3. anhaltende Somatisierung über **Monate und Jahre,** teilweise mit wechselnder Symptomatik, die zu häufigen Arztbesuchen, diagnostischen und therapeutischen Eingriffen, **starkem Leidensdruck,** reduzierter Lebensqualität und Arbeitsunfähigkeit führt (ca. 10–30 %).

10.4 Entstehung funktioneller Körperbeschwerden

Dem biopsychosozialen Modell entsprechend gehen aktuelle Störungsmodelle von einer **multifaktoriellen Genese** aus. Biologische,

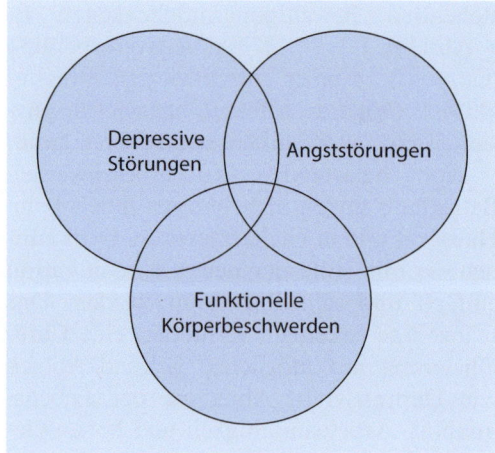

◘ Abb. 10.1 Überschneidungen

Funktionelle Körperbeschwerden

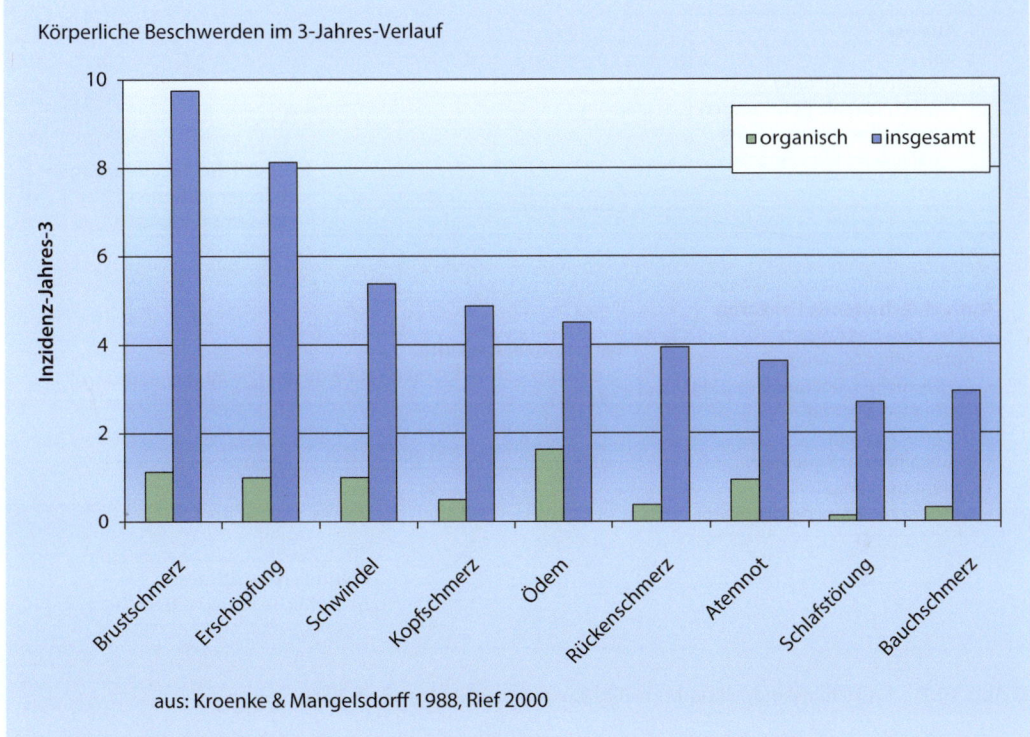

Abb. 10.2 Körperliche Beschwerden. (Kroenke 1998)

psychologische und soziokulturelle Faktoren greifen bei der Entstehung, der Auslösung und bei der Aufrechterhaltung ineinander.

Jeder Mensch reagiert auf psychische Belastungen mit körperlichen Symptomen, z. B. Schwitzen, Schlafstörungen, Herzklopfen, Durchfall etc.

Bei somatisierenden Patienten werden die emotionalen Belastungen nicht wahrgenommen oder es besteht eine Hemmung, die Gefühle auszudrücken. Die Aufmerksamkeit richtet sich stattdessen auf die begleitenden Körpersymptome, die eine negative Bewertung und Verstärkung erfahren und nicht mehr mit dem auslösenden Gefühl in Zusammenhang gebracht werden. Das Klagen über körperliche Beschwerden ersetzt den Ausdruck unangenehmer Gefühle.

In einem **Teufelskreis** (s. ▶ Kap. 9 „Angst- und Zwangsstörungen", Teufelskreis der Angst) verstärken die körperlichen Beschwerden die Angst, die ihrerseits verstärkte körperliche Symptome bedingt (s. Abb. 10.3).

Zu den **psychosozialen** Faktoren, die funktionelle Körperbeschwerden begünstigen, zählen:
- Traumatisierungen in der Kindheit,
- negative Bindungserfahrungen (s. Abschn. 1.3 „Bindungserfahrungen"),
- Modelllernen an elterlichen Vorbildern, die unter ähnlichen Beschwerden litten,
- Neigung zu psychischer und körperlicher Überforderung,
- geringes Selbstbewusstsein, Kränkbarkeit und Verletzbarkeit,
- Verstärkung einer Krankenrolle durch vermehrte Aufmerksamkeit und Unterstützung des Umfeldes,
- Entlastung von sozialen oder familiären Anforderungen und Verpflichtungen als Folge der Beschwerden.

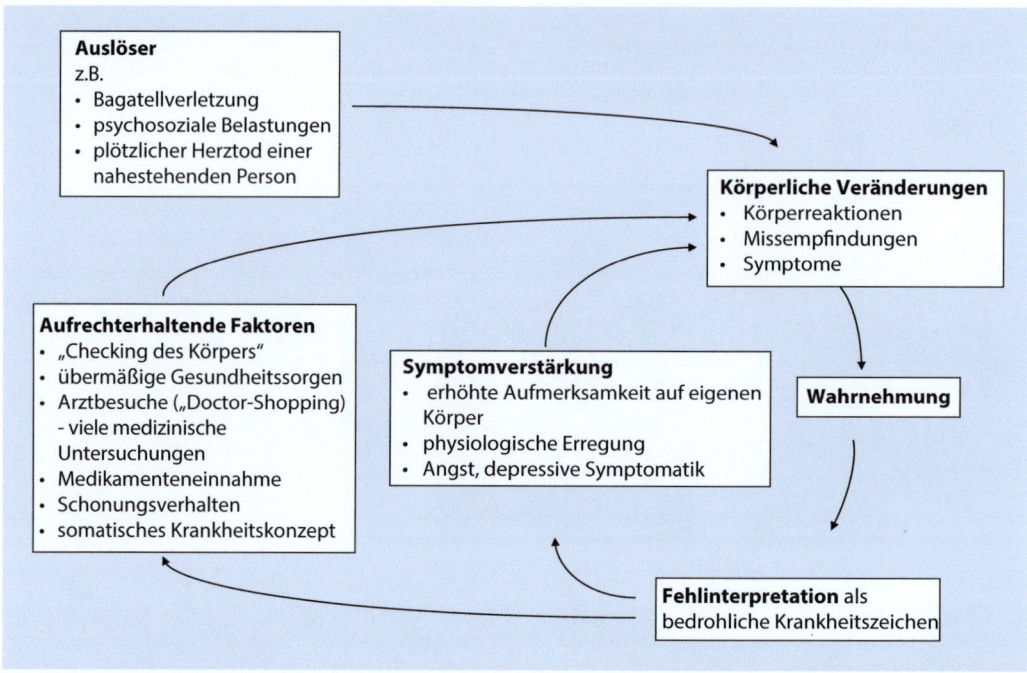

Abb. 10.3 Entstehungsmodell funktioneller Körperbeschwerden (Rief 2000)

10.5 Psychosomatische Grundversorgung

10.5.1 Erkennen

Hinweise neben den oben dargestellten diagnostischen Kriterien von ICD und DSM können sein:
- Die Symptome folgen nicht anatomischen oder physiologischen Mustern.
- Die Schilderung der Symptome ist diffus.
- Beschwerden werden einerseits unbewegt hingenommen, andererseits in dramatischen Bildern und inadäquaten Affekten geschildert.
- Die Patientin wirkt klagend, fordernd, anklammernd.
- Auf Nachfragen finden sich weitere organisch nicht ausreichend erklärbare Beschwerden.
- Häufiger Arztwechsel.
- Aktuelle Belastungen, z. B. im Beruf oder in der Familie.

Erkennen leichter und schwerer Verlaufsformen

Das Ziel ist es, funktionelle Körperbeschwerden frühzeitig zu erkennen und eine Chronifizierung zu verhindern. Dazu wurden in der S3-Leitlinie sog. „Yellow flags" als Hinweise für einen komplizierten Verlauf zusammengestellt (s. Tab. 10.3). Diese stellen zum einen positive Kriterien für das Vorliegen von somatoformen Symptomen dar, zum anderen erlauben sie eine Schweregraddifferenzierung in leichtere und schwerere Verlaufsformen.

10.5.2 Behandlung

Ziel der Behandlung im Rahmen der psychosomatischen Grundversorgung ist der Aufbau einer empathischen und vertrauensvollen Arzt-Patient-Beziehung, in der die Patientin sich mit ihren Beschwerden und ihrer Sicht der Erkrankung ernst genommen fühlt. Nach Ausschluss einer organischen Erkrankung können so andere Erklä-

Funktionelle Körperbeschwerden

Tab. 10.3 Charakteristika leichterer und schwererer Verlaufsformen funktioneller Körperbeschwerden. (Aus Schäfert et al. 2012)

Kriterium/Verlauf	Leichterer, unkomplizierter Verlauf	Schwererer, komplizierter Verlauf
Häufigkeit	ca. 50–75 %	ca. 10–30 %
Anzahl der Beschwerden	Eine oder wenige Beschwerden (mono-/oligosymptomatischer Verlauf)	Mehrere Beschwerden (polysymptomatischer Verlauf)
Häufigkeit/Dauer der Beschwerden	Selten bzw. kurz (längere beschwerdefreie Intervalle)	Häufig bzw. anhaltend (ohne oder nur mit seltenen/kurzen beschwerdefreien Intervallen)
Krankheitswahrnehmung	Weitgehend adäquat	Dysfunktional, z. B. katastrophisierendes Denken, starke Krankheitsängste
Krankheitsverhalten	Weitgehend adäquat, z. B. angemessenes Inanspruchnahmeverhalten	Sicherheit suchendes Verhalten (Schon- und Vermeidungsverhalten, Rückversicherung, Hohes Inanspruchnahmeverhalten)
Funktionelle Beeinträchtigung	Weitgehend normale Funktionsfähigkeit „Befinden" entspricht weitgehend dem „Befund"	Deutlich reduzierte Funktionsfähigkeit; Arbeitsunfähigkeit > ca. 4 Wochen, sozialer Rückzug, körperliche Dekonditionierung, evtl. körperliche Folgeschäden
Psychosoziale (evtl. auch biografische) Belastung	Gering	Hohe Belastungen in Lebenssituation und Biografie (Traumatisierung)
Psychische Komorbidität	Keine relevante psychische Komorbidität	Schwerere psychische Komorbidität (Depression, Angst, PTBS, Sucht, Persönlichkeitsstörung)
Arzt-Patient-Beziehung	Weitgehend unkompliziert	(Von beiden) als „schwierig" erlebt, häufige Behandlungsabbrüche
Medizinsystemische Faktoren	Adäquates Behandlerverhalten	Iatrogene Faktoren (unnötige Diagnostik und Therapie, einseitig biomedizinisches Vorgehen, invasive Maßnahmen)

rungsmodelle besprochen werden und, falls nötig, kann die Patientin für eine weiterführende psychotherapeutische Behandlung motiviert werden.

Das geduldige Anhören der oft umfangreichen Beschwerdeschilderung, der Enttäuschung über vorangegangene Behandlungsversuche und der Klagen der Patientin über das Unverständnis, das ihr bisher bei Ärzten und nahen Bezugspersonen begegnet ist, hat unmittelbare Entlastungsfunktion und therapeutische Wirksamkeit. Da den Betroffenen die psychische Dimension ihres Leidens nicht zugänglich ist, können sie ihre emotionale Bedürftigkeit zunächst nur über ihre körperlichen Beschwerden ausdrücken. Eine Annahme und ein Verständnis für diese Beschwerden fördern das Selbstwertgefühl und stärken das Vertrauen in den Arzt.

Zur therapeutischen Grundhaltung (s. ▶ Kap. 11 „Chronische Schmerzen") gehört:
- Ernstnehmen der körperlichen Beschwerden,
- Verständnis für Hilflosigkeit, Enttäuschung und Ärger der Betroffenen,
- die Unwahrscheinlichkeit einer ernsten organischen Erkrankung benennen und zugleich sorgfältig die somatische Ebene weiter im Blick behalten,
- auch wenn der Arzt nicht an eine organische Ursache der Erkrankung glaubt, die Betroffenen wiederholt zumindest kurz körperlich untersuchen,
- keine vorschnelle Verknüpfung von berichteten oder vermuteten seelischen Belastungen mit den körperlichen Beschwerden, keine „Detektivarbeit"!,
- lange Krankschreibungen, unnötige Weiterüberweisungen und Eingriffe vermeiden bzw. verhindern,
- Geduld, Gelassenheit und Wissen um die Begrenztheit der therapeutischen Möglichkeiten.

> **Praxistipps**
>
> **Behandlungsziel** ist die Linderung der Beschwerden, keine Heilung. Eine **regelmäßige Einbestellung** mit festen, beschwerdeunabhängigen Terminen, z. B. 14-tägig bis alle 4 Wochen, ist zu empfehlen. Für die Behandlung in der Grundversorgung hat sich folgendes **3-Stufen-Modell** bewährt:
> 1. Stufe
>   Empathische, vertrauensvolle Arzt-Patient-Beziehung.
>   Erfragen des **subjektiven** Krankheitsverständnisses: „Was glauben Sie hat Ihre Krankheit verursacht? Wie ernsthaft glauben Sie ist Ihre Krankheit? Von welcher Therapie würden Sie am meisten profitieren?"
>   Gleichzeitige Erweiterung der körperlichen und psychosozialen Diagnostik (**Simultandiagnostik**) (s. ▶ Abschn. 2.2.1 „Die biopsychosoziale Anamnese")
>   Rückmeldung der Untersuchungsergebnisse
>   Zufallsbefunde ohne weitere diagnostische oder therapeutische Bedeutung werden erklärt und **normalisiert.**
> 2. Stufe
>   Benennen und Erklären der Beschwerden im Rahmen eines biopsychosozialen Erklärungsmodells, das auch das subjektive Krankheitsverständnis der Betroffenen mit einschließt.
>   Entwicklung eines **alternativen Krankheitsmodells** durch Erläuterung psychophysiologischer Zusammenhänge, z. B. zwischen Angst und körperlichen Symptomen: „Bei ängstlichen Menschen schüttet der Körper mehr Adrenalin aus. Deshalb schlägt das Herz in Angstsituationen schneller" (s. ◘ Abb. 10.4).
>   Erläuterung des Zusammenhangs zwischen depressiver Stimmung und Körpersymptomen: „Wenn Menschen Sorgen haben, bedrückt sind, kann ihr Darm sich zusammenziehen, was Bauchschmerzen verursacht."
>   Besonders hilfreich sind körperbezogene Redewendungen aus dem Alltag, z. B.
>   – Wenn das Herz flattert
>   – Sich etwas zu Herzen nehmen
>   – Was uns an die Nieren geht
>   – Was mir auf den Magen schlägt
>   – Was uns unter die Haut geht
>   – Viel um die Ohren haben
>   – Die Zähne zusammenbeißen
>   – Kalte Füße bekommen
>   – Vor Angst in die Hose machen
>   – Wut im Bauch haben
> – Weiche Knie bekommen
>   Hierbei können die Beeinflussung der **kognitiven Verarbeitung** der Beschwerden z. B. durch das Teufelskreismodell

Funktionelle Körperbeschwerden

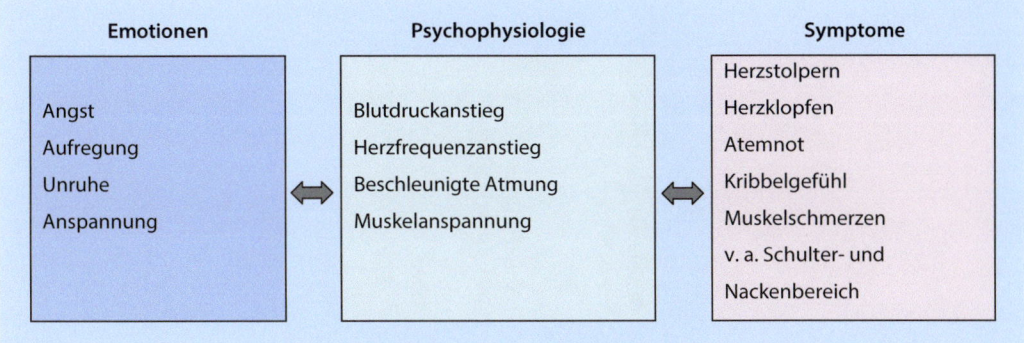

◘ **Abb. 10.4** Zusammenhänge zwischen Angst und körperlichen Symptomen

(s. ▶ Kap. 9 „Angst- und Zwangsstörungen") oder Übungen zur Körperwahrnehmung helfen. Auch das **Verbalisieren** von belastenden Emotionen kann hilfreich sein.

3. Stufe
Erläuterung des Zusammenhangs zwischen Auftreten der körperlichen Beschwerden und der **Lebensgestaltung**. Fragen nach „Auslöser", „Verstärker", „Stressbelastung".

- **Symptomtagebuch**

Der Einsatz eines Symptomtagebuchs dient der Wahrnehmung der Beschwerden und ihrer Fehlbewertung, wie z. B. bei der Angst, eine ernsthafte Krankheit zu haben (s. Tab. 10.4).

Zur Stressbewältigung können hilfreich sein:
- Abbau von Schon- und Vermeidungsverhalten,
- Aufnahme sozialer und körperlicher Aktivitäten,
- Physio- und Ergotherapie,
- Entspannungsverfahren und Körperwahrnehmung.

▶ **Beispiel**

„Legen Sie eine Hand auf den Brustkorb und den Bauch. Spüren Sie die Bewegung unter den Händen, ohne den Atem zu verändern. Nun merken Sie das immer wiederkehrende Ein und Aus des Atems. Sagen Sie dabei zu sich „Ich atme". Stellen Sie sich vor, wie mit dem Ausatmen Anspannung aus dem Körper weichen kann. Stellen Sie sich nun vor, wie mit dem Einatmen neuer Sauerstoff und damit neue Energie in den Körper einströmt."

Entwicklung von **alternativen Verhaltensweisen** in Beruf und Privatleben, Motivierung für eine psychotherapeutische Behandlung. ◄

- **Der Fall**

Eine 40-jährige verheiratete Frau klagt seit einigen Monaten über Bauchschmerzen und kommt erneut in die Sprechstunde. Alle Untersuchungsbefunde waren unauffällig.

((1.Stufe))

A: – „Was denken Sie ist die Ursache für Ihre Bauchschmerzen?"

P: – „Ich weiß, das klingt albern, aber meine Mutter hatte Gebärmutterkrebs und es fing auch mit solchen Bauchschmerzen an. Ich muss jetzt oft denken, dass mein Krebs nur noch nicht erkannt ist."

A: – „Beschäftigt Sie das sehr?"

P: – „Ja, schon."

A: – „Die Laboruntersuchung, Ultraschall und Computertomographie haben keine

Tab. 10.4 Symptomtagebuch zum besseren Verständnis von Bauchschmerzen

Tag/Uhrzeit	Symptome/Ausmaß der Beschwerden (1 bis 10 – gering bis extrem)	Situation Andere Personen Aktivität Anforderungen	Gedanken in der Situation	Gefühle und Stimmungen in der Situation
Montag 10 Uhr	Bauchweh (8) Stuhldrang (8)	Bin im Verkaufsgespräch, ein anderer Kunde möchte auch Beratung	Ich muss zum Abschluss kommen, sonst geht mir der andere Kunde verloren	Leistungsdruck Angst zu versagen
Montag 19 Uhr	Heftige Bauchschmerzen (10) Stuhldrang (9) Brennender Schmerz beim Stuhlgang (9)	Mein Mann ist gerade nach Hause gekommen, 2 Std. zu spät, ohne Begründung und Entschuldigung	Wo hat er sich wieder rumgetrieben? Wenigstens anrufen hätte er können	Ärger Angespannte Atmosphäre

Hinweise auf eine körperliche Erkrankung ergeben. Ich möchte gerne noch einmal Ihren Bauch untersuchen. (...)" „...Im mittleren Bereich ist Ihr Bauch empfindlich, aber sonst kann ich keine Auffälligkeit finden. Aber ich kann mir vorstellen, dass Sie sehr unter Ihren Beschwerden leiden."

A: – „Sie haben beim letzten Besuch erwähnt, dass es berufliche Probleme gibt?"

P: – „Ja, es sollen Arbeitsplätze wegrationalisiert werden. Ich mache mir große Sorgen. Manchmal muss ich sogar weinen."

((2. Stufe))

A: – „Ich sehe, dass Sie auch im Moment angespannt und traurig sind. Körperliche Angespanntheit kann eine Muskelverkrampfung erzeugen und zu ähnlichen Beschwerden führen, wie Sie sie jetzt haben."

P: – „Sie meinen, das hat mit meinen Bauchschmerzen zu tun?"

A: – „Ich meine, die Sorgen sind Ihnen auf den Magen geschlagen."

P: – „Sie glauben, die Muskeln in meinem Bauch verkrampfen sich und verursachen meine Bauchschmerzen? Aber meine traurige Stimmung, macht die auch diese Schmerzen?"

((3.Stufe))

A: – „Ja, natürlich, können Sie sich z. B. im Bett entspannen?"

P: – „Oh nein."

A: – „Ich glaube, auch das ist die Folge der Sorgen, die Sie sich machen."

P: – „Hmh .... das könnte sein. Aber was kann ich dagegen tun?"

A: – „Wie fühlen Sie sich, wenn Sie darüber sprechen?"

P: – „Es tut gut, Ihnen meine Gefühle zu zeigen und verstanden zu werden. Ich versuche, immer stark zu sein, aber eigentlich weiß ich nicht mehr weiter."

A: – „Ich glaube, psychotherapeutische Gespräche könnten Ihnen helfen, Ihre Ängste und Sorgen um den Arbeitsplatz besser zu bewältigen und sich wieder zu entspannen."

P: – „Was heißt 'psychotherapeutische Gespräche' genau?"

Arzt erklärt (s. ▶ Abschn. 3.4 „Wege zur Psychotherapie").

A: – „...und ich schreibe Ihnen jetzt die Telefonnummer einer Psychotherapeutin auf, mit der ich zusammenarbeite. Sie können dann selbst einen Termin vereinbaren. Ich betreue Sie selbstverständlich weiterhin hausärztlich und würde Sie gerne nach dem Termin bei der Psychotherapeutin wieder sehen."

P: – „Danke. Ich weiß nicht, ob mir das helfen wird, aber ich habe jetzt wieder etwas Hoffnung."

10.6 Psychotherapie

Der Übergang von der psychosomatischen Grundversorgung zur Fachpsychotherapie ist fließend und lässt sich am besten im Rahmen eines **zweistufigen Behandlungsmodells,** das von der hausärztlichen Behandlung über die ambulante Psychotherapie bis zur teilstationären (Tagesklinik) und vollstationären Akut- oder Rehaklinik reicht, realisieren (s. Übersicht).

> **Übersicht**
> Stufenweises Behandlungsmodell in der ambulanten und stationären Versorgung
> **Stufe 1** Haus- oder Facharztpraxis
> – Sicherung, dass keine ernsthafte Krankheit vorliegt, alternatives Krankheitsmodell anbieten
> – Gegebenenfalls symptomatische Maßnahmen, z. B. zur Schmerzlinderung
> – Abbau des Schonverhaltens und Beratung zu gestufter Aktivierung
> – Beratung zu dysfunktionaler Krankheitswahrnehmung und Krankheitsverhalten
> – Biopsychosoziales Modell einführen

- Regelmäßige, z. B. 14-tägige Termine anbieten
- Bei Indikation den Patienten für eine Psychotherapie motivieren

Stufe 2, falls Stufe 1 nicht ausreicht, bei schwierigen Verläufen mit starker Beeinträchtigung und hoher Inanspruchnahme des Gesundheitswesens, z. B. bei mittelgradigen oder schweren Depressionen und Angststörungen, die sich häufig hinter einer körperlichen Symptomatik verstecken, oder bei Patienten mit Persönlichkeitsstörungen
- Aufrechterhaltende Bedingungen, z. B. Rentenbegehren und eventuelle Traumaerfahrungen in der Vorgeschichte prüfen
- Medikamentöse antidepressive oder anxiolytische Behandlung in Betracht ziehen
- Enge Zusammenarbeit mit ambulanten Psychotherapeuten oder psychosomatischer Klinik zur weiteren Behandlungsplanung und bei Komplikationen
- Stationäre multimodale psychosomatische Psychotherapie

Insbesondere bei relevanten psychosozialen Belastungsfaktoren und/oder psychischer Komorbidität, starker funktioneller Beeinträchtigung oder anhaltend schwierigen Behandler-Patient-Beziehungen ist eine **störungsorientierte Psychotherapie** indiziert. Wissenschaftlich gut fundiert sind **Kognitive Verhaltenstherapie, Psychodynamische Psychotherapie** und **Hypnotherapie**. Zusätzliche Behandlungselemente, die sich im Rahmen multimodaler Behandlungsansätze bewährt haben, sind **körperorientierte Verfahren** und **Achtsamkeitsbasierte Stressreduktion (MBSR)** (s. ▶ Kap. 3 „Psychotherapie").

Die Therapie fokussiert auf positives Selbst- und Körpererleben, auf Selbstwirksamkeit abzielende therapeutische Interventionen (insbesondere Psychoedukation, Entspannung, Achtsamkeit und körperliche Aktivierung), Beziehungsgestaltung, Förderung von Kreativität und Veränderungsbereitschaft.

■■ **Prognostische Faktoren**
für den Erfolg einer psychotherapeutischen Behandlung sind:

Die körperliche Symptomatik sollte nicht länger als ein Jahr bestehen, da mit Zunahme der Symptomdauer eine Fixierung auf eine organmedizinische Behandlung und eine Gewöhnung an den Krankenstatus eingetreten ist.

Beim Patienten sollte eine Ahnung vorhanden oder durch die Behandlung entstanden sein, dass die Symptome mit der eigenen Lebenssituation zusammenhängen. Prognostisch günstig ist ein akuter beruflicher oder partnerschaftlicher Konflikt, der in zeitlichem Zusammenhang mit dem Auftreten der Körpersymptome steht und lebensgeschichtliche Vorläufer hat.

Der Patient fühlt sich durch die psychotherapeutischen Gespräche entlastet und ist in der Lage, die erarbeiteten therapeutischen Schritte im Alltag umzusetzen.

■ **Medikamentöse Behandlung**
Medikamentöse Therapien, vor allem Psychopharmaka und darunter vor allem Antidepressiva, werden aufgrund ihrer Risiken und Nebenwirkungen nur zur vorübergehenden Beschwerdelinderung (z. B. von Schlafstörungen oder Nervosität), bei bestimmten Schmerzsyndromen (z. B. Fibromyalgiesyndrom) oder bei psychischer Komorbidität wie mittelgradiger oder schwerer Depression oder Angststörung eingesetzt.

Zitierte Literatur

Schäfert R, Hausteiner-Wiehle C, Häuser W et al (2012) Klinische Leitlinie: Nicht-spezifische funktionelle und somatoforme Körperbeschwerden. Dtsch Ärztebl Int 109:803–813

Weiterführende Literatur

Hausteiner-Wiehle C, Henningsen P, Häuser W, Herrmann M, Ronel J, Sattel H, Schäfert R (2013) Umgang mit Patienten mit nicht-spezifischen, funktionellen und somatoformen Körperbeschwerden. Schattauer, Stuttgart

Chronische Schmerzen

Kurt Fritzsche

Inhaltsverzeichnis

11.1 Definition – 136

11.2 Diagnostische Einteilung – 136

11.3 Häufigkeit – 137

11.4 Entstehung chronischer Schmerzen – 138

11.5 Psychosomatische Schmerzanamnese – 138
11.5.1 Schmerztypen – 138
11.5.2 Schmerzstärke – 139
11.5.3 Subjektives Schmerzverständnis – 139
11.5.4 Soziale Anamnese – 139
11.5.5 Emotionales Befinden – 139
11.5.6 Medikamentenanamnese – 140

11.6 Psychosomatische Grundversorgung – 140

11.7 Psychotherapie – 142

11.8 Evidence Based Medicine – 143

Zitierte und weiterführende Literatur – 143

© Springer-Verlag GmbH Deutschland, ein Teil von Springer Nature 2020
K. Fritzsche und M. Wirsching (Hrsg.), *Basiswissen Psychosomatische Medizin und Psychotherapie*,
https://doi.org/10.1007/978-3-662-61425-9_11

▪ Einleitung

Schmerz ist ein allgegenwärtiges und notwendiges Phänomen. Die Entstehung kann peripher oder zentral bedingt sein. Schmerzen sind eine häufige Begleitsymptomatik verschiedener Krankheitsbilder. Sie können nach Operationen, Verletzungen oder ohne erkennbare Ursache auftreten. Schmerzsyndrome sind ein häufiger Anlass, eine Neurologin oder Orthopädin aufzusuchen. Problematisch und häufig sind chronische Schmerzsyndrome.

11.1 Definition

Kennzeichen der chronischen Schmerzstörung sind:
— Die Schmerzen bestehen länger als 6 Monate.
— Der Schmerz hat seine Leit- und Warnfunktion verloren und selbstständigen Krankheitswert erlangt.
— Die Verselbstständigung des Schmerzerlebens führt zu psychischen und sozialen Beeinträchtigungen. Der Schmerz wird für den Patienten zum Mittelpunkt seines Denkens und Verhaltens.

11.2 Diagnostische Einteilung

Die anhaltende **somatoforme Schmerzstörung** (ICD-10: F 45.40) tritt in Verbindung mit emotionalen Konflikten oder psychosozialen Belastungen auf, denen die Hauptrolle für Beginn, Schweregrad, Verschlimmerung oder Aufrechterhaltung der Schmerzen zukommt.

Chronische Schmerzstörungen mit **somatischen und psychischen** Faktoren (ICD-10: F 45.41) sind Schmerzen, die von physiologischen Prozessen oder körperlichen Störungen ausgehen. Psychische Faktoren haben eine hohe Bedeutung für die Schwere und für die Entwicklung dieser Schmerzen. Sie sind jedoch nicht deren Ursache.

Jeder Schmerz kann auf einem Kontinuum von überwiegend körperlich bedingten (z. B. Tumorschmerzen) bis zu somatoformen Schmerzzuständen ohne Organbefund eingeordnet werden.

Differenzialdiagnose chronischer Schmerzen (Egle und Zentgraf 2013; s. Abb. 11.1):
1. Körperlich begründete Schmerzen (nozizeptive und neuropathische Schmerzen) mit reaktiver Angst und Depression als Zeichen einer inadäquaten Krankheitsbewältigung (ICD-10: F 45.41).
2. **Funktionelle Schmerzsyndrome.** Es handelt sich um meist reversible Funktionsstörungen eines Organsystems ohne Vorliegen einer strukturellen Schädigung. Beispiele sind Herzbeschwerden, Ober- und Unterleibsschmerzen (ICD-10: F 45.30 bis F 45.34) und chronische Schmerzen des muskuloskelettalen Systems (F 45.38).
3. Psychische Störungen mit dem Leitsymptom Schmerz.

Dazu gehören:
3.1 Die **anhaltende somatoforme Schmerzstörung** (ICD-10: F 45.4). Schmerzen treten in Verbindung mit emotionalen Konflikten auf. Anamnestisch finden sich häufig negative Kindheitserfahrungen mit emotionaler Vernachlässigung oder Misshandlung. Der Beginn der Schmerzsymptomatik steht in enger Beziehung zu einem belastenden Lebensereignis, das die nicht verarbeiteten inneren frühkindlichen Konflikte reaktiviert. Es findet sich eine hohe Komorbidität mit Depressionen oder Angsterkrankungen.
3.2 **Somatisierungsstörung mit Leitsymptom Schmerz** (ICD-10: F 45.0 und 45.1). Es bestehen vielfältige, wiederholt auftretende und wechselnde körperliche Symptome u. a. Schmerzen wechselnder Lokalisation ohne erklärenden Organbefund. Auch hier finden sich häufig depressive Störungen und Angststörungen.

Chronische Schmerzen

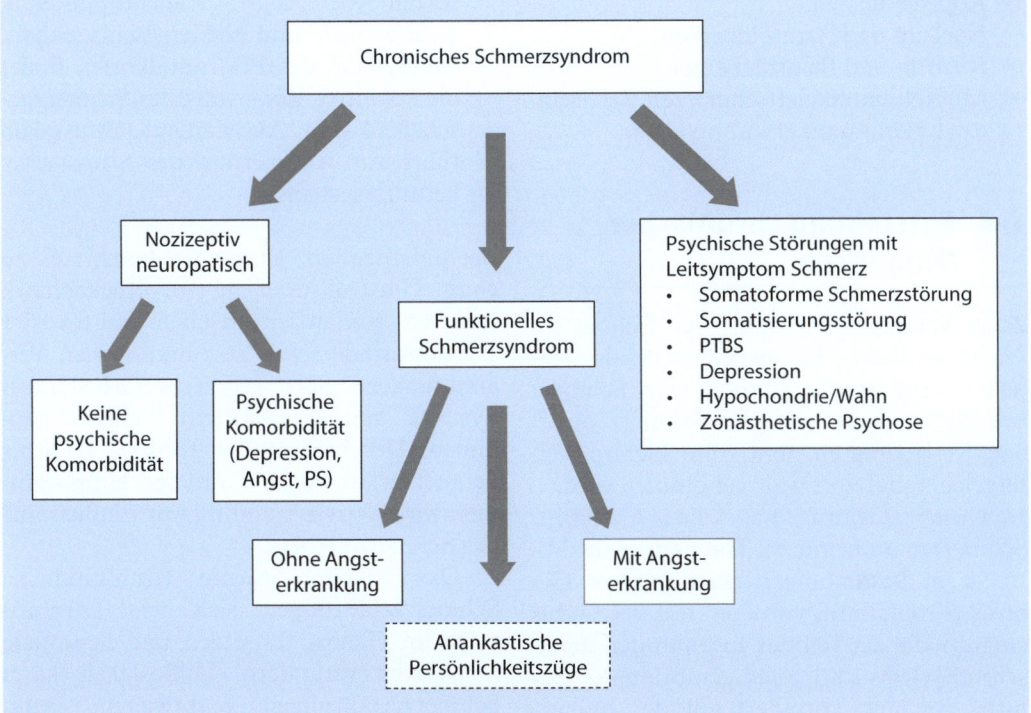

Abb. 11.1 Differenzialdiagnose bei chronischem Schmerz (Egle und Zentgraf 2013)

3.3 **Fibromyalgie.** Chronische Schmerzen des Muskel- und Skelettsystems.
3.4 **Posttraumatische Belastungsstörung** (ICD 10: F 43.0 und F 43.1; s. ► Kap. 12 „Traumafolgestörung"). Auch hier kann primär eine Schmerzsymptomatik (Rückenschmerzen, Kopfschmerzen) im Vordergrund stehen.
3.5 **Hypochondrie** (ICD-10: F 45.2). Anhaltende Überzeugung, an einer oder mehreren schwerwiegenden körperlichen Krankheiten zu leiden.
3.6 **Zönästhetische Psychose** (ICD-10: F 28.2). Seltenes Krankheitsbild mit Schmerzen, Kribbeln, Empfindungen des Schrumpfens des eigenen Körpers oder kreisende Bewegungswahrnehmungen im Bauch. Die Beschwerdeschilderung ist bizarr. Finden sich zusätzliche Symptome wie akustische Halluzinationen und Depersonalisation, dann handelt es sich um eine schizophrene Psychose.

Im **DSM-5** wird die chronische Schmerzstörung unter „Somatische Belastungsstörung mit überwiegendem Schmerz" geführt.

Mit dem Inkrafttreten der **ICD-11** zum 1. Januar 2022 wird der Schmerz erstmals nicht mehr nur als Symptom erfasst: Unter der Diagnoseziffer MG30 findet sich eine eigenständige Kategorie für die Klassifizierung chronischer Schmerzen.

11.3 Häufigkeit

Ca. 7–10 % der Bevölkerung leiden an behandlungsbedürftigen chronischen Schmerzen. Ca. 2 % der Bevölkerung benötigen eine spezielle Schmerztherapie.

Am häufigsten sind:

- Kopfschmerzen,
- Nacken- und Armschmerzen,
- Rücken- und Beinschmerzen,
- Muskel und Skelettschmerzen wechselnder Lokalisation (Fibromyalgie).

11.4 Entstehung chronischer Schmerzen

Zum Verständnis chronischer Schmerzen reicht ein lineares Schmerzverständnis nicht aus. Dieses ist nur beim akuten Schmerz brauchbar, wenn z. B. der Schmerz durch eine Verletzung entsteht, zum Gehirn weitergeleitet und dort wahrgenommen wird.

Unser Gehirn hat die Fähigkeit, Schmerzen zu hemmen. Die neuronale Aktivität in bestimmten Teilen unseres Gehirns (Frontalhirn, vorderer Teil des Gyrus cinguli), die ein Teil des sogenannten **limbischen Systems** sind, auch „emotionales Gehirn" genannt, korreliert mit der Intensität der subjektiv empfundenen Schmerzen. Negatives Denken, z. B. Katastrophisieren und emotionale Belastungen, verstärken die Schmerzwahrnehmung. Drei Ursachen der Schmerzmodulation sind bekannt:

1. Die **Hemmung** der Schmerzneurone im Hinterhorn des Rückenmarks durch absteigende Fasern, sodass die „Eintrittspforte des Schmerzes" zum zentralen Nervensystem verschlossen bleibt. Dies wird mit der **Gate-Control-Theorie** und ihrer Weiterentwicklung der **Neuromatrix** (komplexes Regulationssystem) beschrieben.
2. Die **Endomorphine**. Diese endogenen Opiate und andere Neuropeptide sowie ihre zugehörigen Rezeptoren sind Teil eines psychosomatischen Netzwerkes, welches die Befindlichkeit und ganz besonders die Angst-, Stress- und Schmerzempfindlichkeit reguliert. Das Netzwerk aus unterschiedlichen Gehirnregionen wird als **„Schmerzmatrix"** bezeichnet.
3. Im Bereich des vorderen Gyrus cinguli (ACC) besteht eine Verbindung zu Affekten wie Angst, Katastrophisieren, Bedrücktsein und Niedergeschlagenheit. Im Bereich des Präfrontalkortex findet die kognitive Bewertung des Schmerzgeschehens statt. Aktivieren der Amygdala führt zur Aktivierung des Stressverarbeitungssystems.

Bei anhaltenden Schmerzen kommt es zu einer Umstrukturierung im Rückenmark und im somatosensorischen Kortex der Großhirnrinde sowie zu funktionellen Veränderungen der schmerzverarbeitenden Systeme mit verstärktem Schmerzempfinden. Der biografische Kontext früherer Schmerzerfahrungen (vorderer Hippocampus) wird aktiviert und nimmt Einfluss auf das Schmerzerleben.

Das erklärt, warum (früh)kindliche Schmerzerfahrungen sich wie Lernprozesse im Gehirn festsetzen und neuronale Strukturen verändern. Hilflosigkeit kann Schmerzerfahrungen reaktivieren, wenn im Rahmen (früh)kindlicher Lernprozesse eine Verknüpfung zwischen Hilflosigkeits- und Schmerzerleben gespeichert wurde (s. Tab. 11.1).

Das Phänomen **Phantomschmerz** zeigt, dass chronifizierter Schmerz auch dann empfunden wird, wenn die schmerzauslösende Amputation vorüber ist und Schmerz nicht mehr von peripher nach zentral geleitet werden kann. Die Schmerzen haben zu einer neuroplastischen Reorganisation der Hirnrinde geführt **(Neuroplastizität des Gehirns)**, sind dort gespeichert und können jederzeit aktiviert werden.

11.5 Psychosomatische Schmerzanamnese

11.5.1 Schmerztypen

Um zwischen neuropathischen (Schädigung somatosensorischer Nervenstruk-

Chronische Schmerzen

◘ Tab. 11.1 Faktoren, die eine Chronifizierung von Schmerzen begünstigen

Faktoren

– Anhaltender Distress in Beruf, Familie und Partnerschaft (z. B. Gewalt, dauerhafte Pflege von Angehörigen)
– Belastende Lebensereignisse in engem zeitlichen Zusammenhang mit dem Beschwerdebeginn
– Angst und Depression
– Schmerzmittelabusus
– Katastrophisierung möglicher Schmerzursachen („Es wird doch keine schlimme Krankheit dahinterstecken")
– Ängstliches Vermeidungsverhalten und Schonhaltung („Bewegen wird mir noch mehr Schmerzen und Schaden zufügen")
– Unrealistische Behandlungserwartungen („Erfolgreich ist eine Behandlung nur, wenn ich schnell schmerzfrei werde")
– Passive Behandlungserwartungen
– Alleine leben ohne soziale Unterstützung
– Sekundärer Krankheitsgewinn
– Negative Kindheitserfahrungen mit Schmerzerfahrungen in der Kindheit und Jugend

---

turen) und nozizeptiven (Gewebeschädigung) und Schmerzen aus psychischer Ursache unterscheiden zu können, sollten der Schmerzcharakter, die Motorik, die Sensibilität und weitere Zeichen erfragt werden (s. Tab. 11.2).

Neben Lokalisation, Intensität und Qualität der Schmerzen sollte im Rahmen der Anamneseerhebung geklärt werden:
- Was lindert die Schmerzen?
- Was verschlimmert die Schmerzen?
- Wie sieht ein typischer Tag mit Schmerzen aus?
- Wie verändern sich die Schmerzen im Laufe des Tages?
- Wann sind die Schmerzen zum ersten Mal aufgetreten?
- Welche Schmerzerfahrungen bestehen in der Familie und in der eigenen Lebensgeschichte?

11.5.2 Schmerzstärke

Schmerz ist eine subjektive Empfindung und nicht objektivierbar. Die Schmerzstärke lässt sich am besten auf einer **visuellen Analogskala (VAS)** von 0–10 erfassen (0 bedeutet keine Schmerzen und 10 stärkste, nicht mehr aushaltbare Schmerzen).

11.5.3 Subjektives Schmerzverständnis

Chronisch Schmerzkranke haben ihre eigenen Krankheits- und Behandlungsvorstellungen. Folgende Fragen sind nützlich:
- „Was glauben Sie, hat Ihre Schmerzen verursacht?"
- „Warum glauben Sie, haben die Schmerzen zu diesem Zeitpunkt begonnen?"
- „Was lindert Ihre Schmerzen?"

11.5.4 Soziale Anamnese

Ergänzend zu den Grundlagen der biopsychosozialen Anamneseerhebung (s. ▶ Abschn. 2.2.1 „Die biopsychosoziale Anamnese") sollten bei Schmerzpatienten die Arbeitssituation, die Wohnsituation, die Freizeitgestaltung und das Ausmaß der sozialen Unterstützung erfragt werden.

11.5.5 Emotionales Befinden

Das emotionale Befinden der betroffenen Person sollte abgeklärt werden:
- „Sie sagen, die Schmerzen quälen Sie. Wie fühlen Sie sich dabei?"

● **Tab. 11.2** Die 3 Schmerztypen und ihre Eigenschaften (Egle et al. 2003)

Merkmal	Neuropathisch	Nozizeptiv	Primär psychisch
Schmerzcharakter	Brennend, bohrend, elektrisierend	Drückend, bohrend, reißend	Variabel
Gestörte Motorik	Entsprechende Beteiligung motorischer Nerven	Schonung, keine Paresen	Nicht einheitlich
Gestörte Sensibilität	Entsprechende Beteiligung sensibler Nerven bzw. Verbindungen	Lokal, jedoch nicht topografisch dem somatosensorischen System zuzuordnen	Nicht somatotopisch
Autonome Zeichen	Häufig bei peripheren oder spinalen Läsionen	Nur lokale Zeichen	Fehlend
Diverses	Allodynie, Hyperalgesie, Neuralgie	Keine Somatotopie (peripher, radikulär, zentral), weder dermatomal, myotomal noch sklerotomal	Inkonsistente Angaben, weitere Hinweise für primär psychische Ursache

– „Sie wirken sehr angespannt. Wie würden Sie Ihre Verfassung beschreiben?"

Typische körperliche Symptome einer Depression (s. ▶ Abschn. 8.1 „Symptome") und einer Angststörung (s. ▶ Abschn. 9.1 „Angststörungen") können direkt erfragt werden.

11.5.6 Medikamentenanamnese

Fast alle Patienten mit einer chronischen Schmerzstörung nehmen Analgetika ein. Ein Missbrauch oder die Abhängigkeit von diesen Medikamenten kann die Qualität und Intensität der Schmerzen, z. B. beim medikamenteninduzierten Schmerz durch Analgetika, wesentlich beeinflussen.

> **Wichtig**
> Folgende Kriterien sprechen für ein Schmerzsyndrom mit überwiegend psychischen Ursachen:
> – Fehlende Abhängigkeit der Schmerzen von der Willkürmotorik
> – Fehlen schmerzverstärkender bzw. schmerzlindernder Faktoren
> – Fehlen schmerzfreier Intervalle
> – Vage Lokalisation
> – Inadäquate Affekte, z. B. demonstrativ theatralisch oder völlig affektindifferent

11.6 Psychosomatische Grundversorgung

Erfolge in der Behandlung einer chronischen Schmerzstörung werden im Rahmen eines Gesamtbehandlungskonzeptes in Kooperation der Hausärztin mit einer Schmerztherapeutin und anderen Fachärztinnen erzielt.

> **Praxistipps**
>
> Bei der Behandlung einer chronischen Schmerzstörung muss beachtet werden:
> – Schmerz ist ein **subjektives** Phänomen. Für die Entwicklung eines tragfähigen Arbeitsbündnisses und die Erfahrung einer hilfreichen Beziehung ist es wichtig, dass die Ärztin das subjektive Schmerzerleben des Patienten versteht und ernst nimmt.

Chronische Schmerzen

- Viele Patienten kommunizieren psychosoziale Belastungen in Form von Schmerzen (s. ▶ Abschn. 10.2 „Somatisierung"). Ursächlich hierfür sind oft Vernachlässigung und Gewalterfahrungen in der Kindheit. Es braucht lange Zeit, um auch die **seelischen Schmerzen** zu spüren und auszudrücken.
- Die Ärztin sollte sich Zeit für die Erklärung **psychosomatischer Zusammenhänge** nehmen. Zufallsbefunde und Normvarianten dürfen dem Patienten nicht vorschnell als relevant vermittelt werden. Die Erklärung der diagnostischen Befunde hilft bei der Entwicklung eines gemeinsamen Krankheitsverständnisses.
- Vor der Durchführung invasiver diagnostischer Maßnahmen ist **größte Zurückhaltung** geboten. Bei Auftreten von neuen Schmerzen sollte die Diagnostik gezielt durchgeführt werden und nur dann, wenn therapeutische Konsequenzen folgen. Körperliche Untersuchungen können in begrenztem Umfang jederzeit durchgeführt werden.
- Eine Trennung von somatischen und psychosozialen Aspekten fördert die Chronifizierung.
- Die Vereinbarung **regelmäßiger Vorstellung** in der Sprechstunde, z. B. alle 2–4 Wochen, ist beziehungsfördernd und symptomlindernd. Sie dient dazu, dass der Patient nicht Symptome entwickeln oder verstärkt darstellen muss, um einen Kontakt zur Ärztin zu begründen.
- Neben dem Gespräch über die körperlichen Einschränkungen und seelischen Belastungen durch die Schmerzen steht in jedem ärztlichen Gespräch die Rückbesinnung auf vergangene und aktuelle positive Einstellungen und Fertigkeiten im Mittelpunkt **(Ressourcenaktivierung)**.
- Einbeziehung von wichtigen Bezugspersonen wie **Partnern** oder Familienangehörigen.
- Eine Schmerztherapie braucht Zeit. Die bei den begrenzten Behandlungserfolgen auftretenden Gefühle von Insuffizienz, Ärger, Ungeduld und Unzufriedenheit bei Ärztin und Patient sind Themen für eine **Balint-Gruppe**.
- **Interdisziplinäre Schmerzkonferenzen** von Niedergelassenen und Klinikärztinnen dienen der Koordinierung der Behandlung und bieten die Möglichkeit des Kennenlernens unterschiedlicher Behandlungsansätze (s. Abb. 11.2).

■ **Der Fall**
42-jährige Patientin mit Morbus Sudeck

Die Patientin hatte sich im Rahmen eines Skiunfalls eine Fraktur des linken distalen Radius zugezogen. Sie wurde ambulant operativ versorgt. Nach Gipsentfernung 6 Wochen später entwickelte sich eine sog. sympathische Reflexdystrophie (M. Sudeck).

Die Patientin war zum Zeitpunkt der Fraktur in einem psychisch sehr labilen Zustand: In einem für sie sehr belastenden Scheidungsprozess wurde ihr das Sorgerecht für die 15-jährige Tochter zugesprochen. In diesem Rahmen entwickelte sie eine Angststörung und depressive Symptome, die mit häufiger Krankschreibung verbunden waren. Außerdem hatte sie Angst, ihren Arbeitsplatz zu verlieren. Die Patientin fühlte sich hilflos und hoffnungslos. Aufgrund dieses komplexen psychosomatischen Krankheitsbildes kam ein multimodaler Therapieansatz zur Anwendung:
- Physiotherapie, manuelle Therapie, Sport,
- medikamentöse Therapie gegen neuropathische Schmerzen (Carbamazepin),
- Antidepressivum (Amitriptylin),
- operativer Eingriff,
- Plexusblockade zur schmerzfreien Bewegung durch Anästhesie,

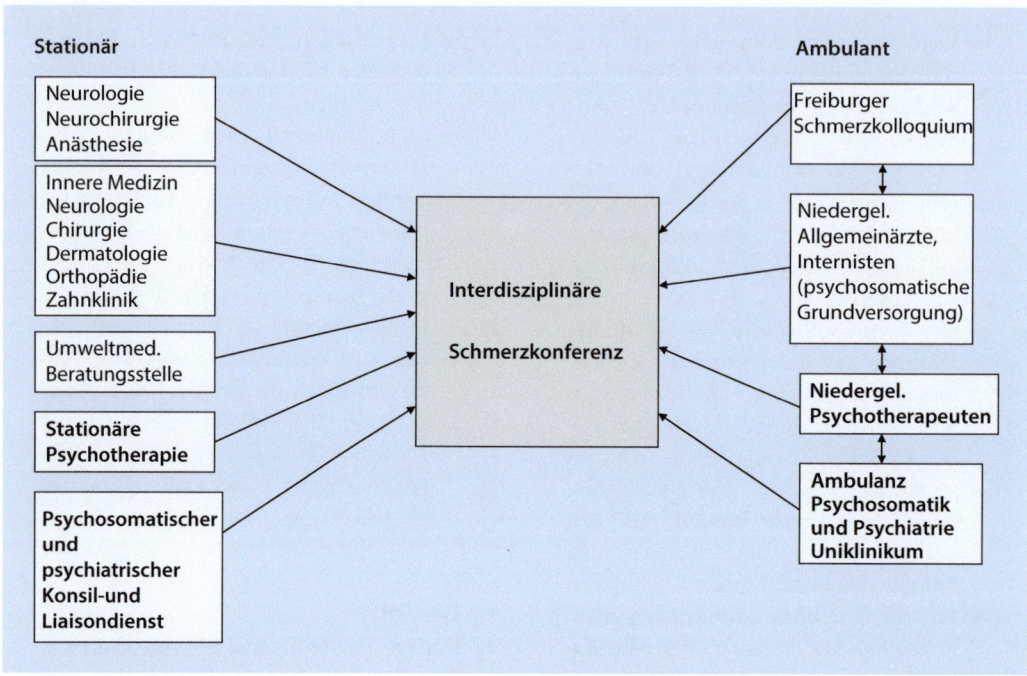

◘ Abb. 11.2 Schmerzkonferenz

- psychotherapeutische Unterstützung zur Verbesserung des Selbstwertgefühls, Unterstützung des Trauerprozesses um die gescheiterte Ehe und Stärkung ihrer Position am Arbeitsplatz.

Nach einem halben Jahr nahmen die Schmerzen langsam ab, sie wurde beweglicher. Die Behandlung dauerte fast 2 Jahre und führte zu einer weitgehenden Schmerzfreiheit und zu einer Verbesserung des psychischen Befindens. Die Patientin wagte sich in eine neue Partnerschaft. Eine leichte, schmerzhafte Bewegungseinschränkung im linken Handgelenk mit einschießendem Hitzegefühl blieb bestehen.

11.7 Psychotherapie

Ist eine Psychotherapie notwendig, muss die Patientin vom Hausarzt gut aufgeklärt und motiviert werden. Bewährt hat sich eine Kombination aus bewältigungsorientierten Elementen der Kognitiven Verhaltenstherapie und der Psychodynamischen Therapie unter Einbeziehung von Bezugspersonen (s. ◘ Tab. 11.3). Weiterhin besteht die Möglichkeit einer stationären Behandlung in einer psychosomatischen Akut- oder Rehabilitationsklinik.

> **Wichtig**
> Psychotherapeutische Behandlungsverfahren bei chronischen Schmerzen, vor allem im stationären Bereich, sind:
> - Entspannungsverfahren
> - Hypnose
> - Biofeedback
> - Nonverbale Verfahren wie Konzentrative Bewegungstherapie, Musiktherapie, Kunsttherapie
> - Kognitive Verhaltenstherapie
> - Schmerzbewältigungsgruppen
> - Psychodynamische Psychotherapie
> - Paar- und Familiengespräch

Chronische Schmerzen

◘ **Tab. 11.3** Zusammenstellung verschiedener Behandlungsverfahren aus dem Bereich der Psychosomatischen Medizin und ihre dazugehörigen Zielbereiche

Regulationssystem	Behandlungsziele	Methode
Vegetativ	Dämpfung schmerzfördernder physiologisch-vegetativer Hyperaktivierung und Beeinflussung des subjektiven Kontrollbewusstseins	Entspannungsverfahren – Progressive Muskelrelaxation – Autogenes Training – Atemtherapie
Kognitiv	Steuerung der Schmerzwahrnehmung	Aufmerksamkeitslenkung – Ablenkung – Imagination – Suggestion (Hypnose)
	Veränderung schmerz- und stressrelevanter Kognitionen – Eigene Kompetenz – Krankheitsvorstellungen – Aktivierung, Abbau von Schonverhalten Anleitung zur Selbstbeobachtung, um den Zusammenhang von Kognitionen, Emotionen, Verhalten und Schmerz erfahrbar zu machen	Kognitive Verhaltenstherapie Schmerztagebuch
Affektiv	Reduzierung von Angst und Depression Verbesserung der Affektwahrnehmung und -integration	– Kognitive Verhaltenstherapie – Psychodynamische Behandlungsverfahren – Psychopharmaka, z. B. Amitriptylin 25–50 mg
Sozial	Abbau von Verstärkung des Schmerzverhaltens durch die soziale Umwelt	Angehörigenberatung Arbeitsversuch
	Klärung psychosozialer Konflikte Verbesserung der zwischenmenschlichen Kommunikation am Arbeitsplatz, in der Partnerschaft, in der Familie	Paar- und Familiengespräche Soziotherapie
	Arzt-Patient-Beziehung	Balint-Gruppe, Supervision

11.8 Evidence Based Medicine

Entspannungsverfahren, Hypnotherapie und Kognitive Verhaltenstherapie sind wirksame Verfahren zur Reduzierung chronischer Schmerzen. Bei somatoformen Schmerzen haben sich sowohl kognitiv-behaviorale Verfahren als auch psychodynamische Behandlungsverfahren zur Reduktion der Schmerzen und zur Behandlung der begleitenden oder zugrunde liegenden psychischen Störungen, z. B. Angst oder Depression, als wirksam erwiesen. Der analgetische Effekt von trizyklischen Antidepressiva ist überzeugend nachgewiesen.

Zitierte und weiterführende Literatur

Egle UT, Zentgraf B (2013) Psychosomatische Schmerztherapie. Kohlhammer, Stuttgart
Egle UT, Hoffmann SO, Lehmann KA, Nix WA (2003) Handbuch chronischer Schmerz. Schattauer, Stuttgart

Traumafolgestörungen

Kurt Fritzsche und Michael Wirsching

Inhaltsverzeichnis

12.1 Symptome – 146

12.2 Diagnostische Einteilung – 146
12.2.1 Akute Belastungsreaktion (ICD-10: F 43) – 147
12.2.2 Anpassungsstörung (ICD-10: F 43.2) – 147
12.2.3 Posttraumatische Belastungsstörung (PTBS) (engl.: Posttraumatic Stress Disorder, PTSD, ICD-10: F 43.1) – 147
12.2.4 Geplante Ergänzungen in der ICD-11 – 147

12.3 Typologie von Traumata – 148

12.4 Häufigkeit und Verlauf – 148

12.5 Entstehungsbedingungen – 149

12.6 Psychosomatische Grundversorgung – 149
12.6.1 Akute Krisensituation und akute PTBS – 149
12.6.2 Verzögerte Posttraumatische Belastungsstörung – 150

12.7 Psychotherapie – 151

Weiterführende Literatur – 152

© Springer-Verlag GmbH Deutschland, ein Teil von Springer Nature 2020
K. Fritzsche und M. Wirsching (Hrsg.), *Basiswissen Psychosomatische Medizin und Psychotherapie*,
https://doi.org/10.1007/978-3-662-61425-9_12

- **Einleitung**

Ein **psychisches Trauma** wird definiert als Folge eines kurzzeitigen oder länger andauernden belastenden Ereignisses, das außerhalb der üblichen menschlichen Erfahrung liegt und das für jeden Menschen belastend wäre. Beispiele sind Naturkatastrophen, Kampfhandlungen, Verkehrsunfälle, Diagnose einer unheilbaren Krankheit, Behandlung auf einer Intensivstation, Terrorismus, Vergewaltigung und andere Gewaltverbrechen sowie der besonders folgenschwere körperliche, seelische oder sexuelle Missbrauch in Kindheit und Jugend.

Wichtigstes Kennzeichen ist die starke Diskrepanz zwischen äußerer Bedrohung und den zur Verfügung stehenden Bewältigungskompetenzen. Ausgeliefertsein, Hilflosigkeit, Angst und Schrecken sind häufige psychische Reaktionen und führen zu einer dauerhaften Erschütterung des Selbst- und Weltverständnisses.

Die Patienten klagen beim Arztbesuch über Schlafprobleme, unklare körperliche Beschwerden, innere Abwesenheit, Nervosität, Angst, Traurigkeit, Unlust und viele andere Symptome, die man als „posttraumatisch" verstehen kann.

▶ **Fallbeispiel 1**

Ein 45-jähriger HNO-Arzt wird von einem betrunkenen 52-jährigen Patienten mit mehreren Stichwunden im Bauch schwer verletzt. Diesem Vorfall ging ein Streit über das aus Sicht des Patienten unbefriedigende Behandlungsergebnis voraus. Der Arzt wurde zuerst in der Notaufnahme, dann auf einer Station seines Krankenhauses behandelt. In den folgenden Tagen entwickelte er Angst in geschlossenen Räumen, war gereizt und beklagte Schlaflosigkeit und Unruhe. Er berichtet von ängstigenden Träumen, die direkt oder indirekt mit Gewalt zusammenhängen. Er wacht schweißgebadet auf und hat oft Schwierigkeiten, sich wieder zurechtzufinden. Zunächst vermied er es, über diese Erfahrungen und seinen psychischen Zustand zu sprechen. Nur durch die einfühlsamen Fragen seiner Stationsärztin konnte das volle Ausmaß des akuten Traumas verstanden werden. ◀

12.1 Symptome

> **Wichtig**
> Symptomgruppen der posttraumatischen Belastungsstörung:
> - **Ungewolltes Wiedererleben der traumatischen Situation (Intrusion).** Sich zwanghaft aufdrängende Bilder, z. B. Albträume, Flashbacks oder andere Sinneseindrücke wie Geräusche und starkes Geruchsempfinden, die unmittelbar dem auslösenden Ereignis (Unfall, Überfall usw.) entspringen und kaum der willentlichen Kontrolle der Betroffenen zugänglich sind.
> - **Übererregbarkeit (Hyperarousal).** Erhöhtes Erregungsniveau mit Schreckhaftigkeit, Durchschlafstörungen, Konzentrationsstörungen, erhöhter Reizbarkeit und deutlich herabgesetzter körperlicher und seelischer Belastbarkeit.
> - **Vermeidungsverhalten.** Meidung von Orten und Situationen, die gedanklich und emotional zum traumatischen Erleben in Beziehung stehen. Interesseverlust, Isolation und Abflachung der Gefühle bis hin zur emotionalen Taubheit.

12.2 Diagnostische Einteilung

Folgende drei psychische Störungsbilder können als Folge von Traumata auftreten:

12.2.1 Akute Belastungsreaktion (ICD-10: F 43)

Dies ist eine **vorübergehende** Störung bei einem psychisch stabilen Menschen nach einer außergewöhnlichen körperlichen und/oder seelischen Belastung, die ca. 4 Wochen nach dem Trauma wieder abklingt.

Die Symptomatik besteht aus einer Schreckreaktion, dem Gefühl der Abwesenheit, Betäubung und Desorientiertheit sowie aus Überaktivität und vegetativer Erregtheit. Es handelt sich um **adäquate** seelische und körperliche Reaktionen nach schweren Belastungen.

12.2.2 Anpassungsstörung (ICD-10: F 43.2)

Die psychischen Reaktionen, meist in Form von depressiven oder ängstlichen Symptomen, dauern hier mehrere Monate **bis zu einem halben Jahr.** Einige der Betroffenen setzen sich aktiv mit dem Trauma und den damit verbundenen psychischen und körperlichen Symptomen auseinander, andere versuchen, sich mit Alkohol oder Medikamenten zu betäuben.

12.2.3 Posttraumatische Belastungsstörung (PTBS) (engl.: Posttraumatic Stress Disorder, PTSD, ICD-10: F 43.1)

Die Symptome setzen bis zu 6 Monate (**akute** PTBS) oder erst später (**verzögerte** PTBS) nach dem traumatischen Ereignis ein. Die Symptome dauern länger als einen Monat. Die Betroffene ist psychisch und sozial beeinträchtigt.

Langzeitfolgen der Posttraumatischen Belastungsstörung sind:
- Andauernde Persönlichkeitsänderungen (ICD-10: F62.0) wie eine feindliche oder misstrauische Haltung der Welt gegenüber, sozialer Rückzug, Gefühle der Leere oder Hoffnungslosigkeit, ein chronisches Gefühl von Nervosität, Gefühl von ständigem Bedrohtsein, Gefühl der Entfremdung. Beispiele sind Persönlichkeitsänderungen nach längerer lebensbedrohender Misshandlung und Gefangenschaft.
- Muskel- oder Gelenkschmerzen durch Daueranspannung der Tiefstrukturen der Muskulatur als Folge der im Körpergedächtnis gespeicherten, in der Akutphase der Traumatisierung „eingefrorenen" Kampf- oder Fluchtreflexe.
- Unterbauchschmerzen bei Geschlechtsverkehr als Folge sexueller Traumatisierung.

12.2.4 Geplante Ergänzungen in der ICD-11

12.2.4.1 Komplexe posttraumatische Belastungsstörung

Neben der Kernsymptomatik der PTBS (intrusives Wiedererleben, Übererregung, Vermeidung traumaassoziierter Reize) ist die komplexe PTBS durch zusätzliche Symptome charakterisiert:
- schwerwiegende und tief greifende Störungen der Affektregulation,
- die Überzeugung, durch das traumatische Ereignis vernichtet, entwertet oder entwürdigt worden zu sein, mit starken Gefühlen von Schuld, Scham und Versagen,
- Schwierigkeiten, zwischenmenschliche Beziehungen aufrechtzuerhalten und Nähe zu anderen Menschen zu empfinden.

12.2.4.2 Anhaltende Trauerstörung

Die Anhaltende Trauerstörung beschreibt die intensive Sehnsucht nach oder dauernde Beschäftigung mit einer nahestehenden Person, auch sechs oder mehr Monate lang nach deren Tod. Hauptsymptom ist ein starker emotionaler Schmerz, aber auch emotionale Taubheit. Weitere Gefühle sind Verbitterung und Wut, aber auch Einsamkeitsgefühle und Gefühle von Sinnlosigkeit. Die betroffenen Personen sind in vielen Lebensbereichen beeinträchtigt.

12.3 Typologie von Traumata

Traumatisierung, die durch ein eher kurzes und einzelnes Ereignis (z. B. schwerer Unfall oder sexueller Missbrauch im Erwachsenenalter) verursacht wurde, wird als Trauma Typ I, ein länger andauerndes und wiederholtes Trauma (wiederholter körperlicher und sexueller Missbrauch in der Kindheit) wird als Trauma Typ II bezeichnet. Beim Typ-I-Trauma gibt es in der Regel sehr klare, lebendige Erinnerungen an das Ereignis und typische Symptome der PTBS. Beim Typ-II-Trauma hingegen gibt es oft nur diffuse, wenig klare Erinnerungen. Hier können sehr unterschiedliche komorbide psychische Störungen (z. B. Angst, Depression, körperliche Symptome und Essstörungen) auftreten (s. Tab. 12.1).

12.4 Häufigkeit und Verlauf

Die Posttraumatische Belastungsstörung tritt am häufigsten auf:
- nach Vergewaltigung, Konzentrationslagererfahrung und schweren Gewaltverbrechen (ca. 60 % entwickeln eine PTBS),
- bei Soldatinnen im Kriegseinsatz und bei Kriegs- und politischer Gefangenschaft (30 % der in Vietnam kämpfenden Soldaten entwickelten eine PTBS),
- nach Unfällen (ca. 10 %).

> **Wichtig**
> Etwa 80 % aller Menschen erleben im Laufe ihres Lebens ein Trauma. Von den mit einem traumatischen Ereignis konfrontierten Personen erkranken aber nur etwa 25 % an einer PTBS.
> - Die 12-Monats-Prävalenz für PTBS liegt in der Allgemeinbevölkerung bei 2,4 % mit einem Verhältnis Frauen:Männer von 2:1. Das Lebenszeitrisiko für PTBS liegt bei Frauen mit 10 bis 12 % doppelt so hoch wie bei Männern.
> - In Risikogruppen ist die Wahrscheinlichkeit für das Auftreten einer PTBS deutlich höher.
> - Es besteht eine Tendenz zur Chronifizierung.

Tab. 12.1 Typologie von Traumata

Akzidentielle Traumata		Man-made Traumata (zwischenmenschliche Traumata)
Typ-I-Traumata kurzdauernd	– Verkehrsunfälle – Berufsbedingt (z. B. Polizei, Feuerwehr) – Arbeitsunfälle – Kurzdauernde Naturkatastrophen (z. B. Wirbelsturm, Blitzeinschlag)	– Kriminelle und körperliche Gewalt – Vergewaltigung – Zivile Gewalterlebnisse (z. B. Banküberfall)
Typ-II-Traumata langdauernd wiederholt	– Langdauernde Naturkatastrophen (Flut, Erdbeben) – Technische Katastrophen (z. B. Giftgaskatastrophen)	– Sexuelle und körperliche Misshandlungen in der Kindheit – Geiselhaft – Kriegserlebnisse – Folter und politische Inhaftierung – Massenvernichtung (KZ-/Vernichtungslagerhaft)

12.5 Entstehungsbedingungen

Im Unterschied zur Konfliktverarbeitung bei einer neurotischen Symptombildung kommt es beim **Trauma** zu einer Überforderung und Einschränkung der intrapsychischen Verarbeitung und Bewältigung. Das Erlebte kann nicht mehr kommuniziert werden, es wird nicht mehr gefühlt und oft auch nicht mehr erinnert. Das Trauma bleibt eine **isolierte,** abgekapselte, psychisch **nicht verarbeitete Erfahrung,** die im impliziten Gedächtnis gespeichert wird und durch bestimmte Trigger jederzeit wieder ausgelöst werden kann.

> **Wichtig**
> **Neurobiologie des Traumas**
> Traumatische Erfahrungen können im Gehirn bleibende Schäden hervorrufen, die sich in den psychischen Symptomen der posttraumatischen Reaktionen (Intrusion – Vermeidung – Hyperarousal) äußern. Neurobiologisch kommt es durch das Trauma zu:
> - einer Aktivierung und Sensibilisierung der neuroendokrinen Stressachse mit initialem **Hyperkortisolismus** und langfristigem Hypokortisolismus,
> - neurotoxische Effekte im **Hippocampus** durch anhaltenden traumatischen Stress,
> - veränderte Wahrnehmung und gestörte Gedächtnisspeicherung durch Hyperarousal in der **Amygdala,**
> - Blockade der Informationsverarbeitung **frontal und im limbischen System,**
> - Ausbildung traumadominierter neuronaler Netzwerke.

▶ **Fallbeispiel 2**

Die 60-jährige Frau E. konsultiert die Hausärztin. Sie ist seit 20 Jahren in zweiter Ehe verheiratet, sie hat zwei Kinder und zwei Enkelkinder. Sie lebt mit ihrem Mann in einer kleinen Stadt in der Nähe der Arztpraxis. Sie wird von der Hausärztin wegen hohen Blutdrucks und zunehmender Schmerzen in den Handgelenken behandelt. Aktuell sucht sie die Hausärztin wegen Schlaflosigkeit und innerer Spannungen auf. Auf die Frage der Ärztin nach stressigen Ereignissen in der nahen und fernen Vergangenheit berichtete Frau E. über einen Autounfall vor zweieinhalb Jahren, bei dem ein 4-jähriges Enkelkind starb. Ihr Ehemann hatte einen Sekundenschlaf. Das Auto war dadurch auf freier Strecke von der Fahrbahn abgekommen und hatte sich überschlagen. Die Patientin kam mit einigen Prellungen davon, ihr Ehemann hatte einen Arm und eine Rippe gebrochen. Ihre Enkelin ist innerlich verblutet. Seitdem ist der Ehemann zu einem bloßen Schatten seines früheren Selbst geworden. Auch ihr erster Mann starb zu Beginn der Ehe bei einem Autounfall. ◀

12.6 Psychosomatische Grundversorgung

12.6.1 Akute Krisensituation und akute PTBS

Das Wichtigste in einer akuten Krisensituation ist die Schaffung eines sicheren Ortes, an dem die Erregung der Patientin abklingen kann und sie wieder zu sich findet.

Insbesondere bei zeitlicher Nähe zu dem Ereignis besteht die verstärkte Gefahr der **Retraumatisierung** durch flashbackartiges Wiedererleben der traumatischen Situation mit der Folge einer erneuten psychischen Destabilisierung. Ein direktes oder wiederholtes Nachfragen in Bezug auf die traumatische Situation ist zu vermeiden, um die beginnende Stabilisierung nicht zu gefährden. Die **Akutphase,** auch **Schockphase** genannt, dauert bis zu einer Woche.

▶ **Fallbeispiel 1: Fortsetzung**

In einem weiteren Gespräch informiert die Stationsärztin den Patienten über den Zusammenhang zwischen seinem akuten Trauma und seinen aktuellen Gedanken, Gefühlen, körperlichen Empfindungen und Verhaltensimpulsen. Sie berät ihn, welche Maßnahmen sich als hilfreich für die emotionale Stabilität erwiesen haben (s. *Wichtig*). ◀

> **Wichtig**
>
> Was kann der Arzt/die Ärztin nach akutem Trauma tun?
> - Guten tragfähigen Kontakt herstellen
> - Verständnis für die Schwere des Traumas zeigen
> - Stabilisierungstechniken
> - Sichere Orte schaffen – echte oder in der Fantasie, „in sensu"
> - Kräfte und Fähigkeiten der Betroffenen entdecken und verstärken
> - Das verständliche Vermeidungsverhalten des Betroffenen aufgreifen und gegensteuern
> - Vorsichtig Besprechung des Traumas anbieten („Debriefing")
> - Die Normalität der Symptome betonen
> - Das Denken traumatisierter Menschen ändert sich (Weltbild, Selbsteinschätzung, Menschenbild) und dies sollte vom Arzt aufgegriffen werden
> - Nicht in die Traurigkeit des Patienten verfallen. Das verhindert, Ressourcen beim Patienten zu entdecken.

Die folgenden Wochen sind von dem Versuch bestimmt, wieder normal zu leben und das Trauma als extremes Erlebnis zu verarbeiten und zu integrieren. Zur Unterstützung dieses Prozesses gibt es Atemübungen und Entspannungsverfahren sowie kognitive Techniken. Diese sollen die Entwicklung hilfreicher Gedanken und Vorstellungen unterstützen. Mittelfristig sollen dadurch die Selbstregulation und die Selbstheilungskräfte des Körpers aktiviert werden. In dieser Zeit, die als **Einwirkungsphase** bezeichnet wird, treten oft psychische Symptome wie Angst und Vermeidung auf. Bei anhaltender Belastung sind Depressionen häufig. Diese Phase kann bis zu einem halben Jahr dauern.

Danach verblassen in der Regel die Erinnerungen an das Trauma und die Symptome klingen ab (**Erholungsphase**). Bei ca. einem Drittel aller Patienten muss jedoch mit einer Chronifizierung gerechnet werden.

Eine **psychotherapeutische** und **psychopharmakologische** Behandlung ist notwendig, wenn in den ersten Tagen und Wochen nach dem akuten Ereignis keine Beruhigung eintritt und stattdessen Übererregung, erhöhte Vigilanz und vegetative Reaktionen fortbestehen.

12.6.2 Verzögerte Posttraumatische Belastungsstörung

Bei Betroffenen, die wegen unklarer Symptome wie Schlafstörungen, Herzrasen, Schwitzen, Anspannung, Reizbarkeit, depressiver Stimmung oder auch Alkohol- und Drogenmissbrauch die Ärztin aufsuchen und über zwischenmenschliche und berufliche Konflikte berichten, ist immer an die Möglichkeit einer PTBS zu denken. Vor allem, wenn die psychische Reaktion auf ein akutes Ereignis, z. B. leichter Unfall oder Tod eines entfernten Angehörigen, übersteigert erscheint, sollte behutsam (Gefahr der Retraumatisierung) nach einem Unfall oder anderen Gewalterfahrungen in der Vorgeschichte gefragt werden.

Anhand der Schilderung der Patientin kann die Ärztin entscheiden, in welcher Phase (Akutphase, Einwirkungsphase oder Chronifizierungsphase) die Patientin ist. Anhand der Anamnese und der aktuellen Symptome kann sie die Diagnose einer Posttraumatischen Belastungsstörung stellen und die Patientin einfühlsam aufklären und motivieren. Damit wird eine fachgerechte Psychotherapie möglich.

▶ Fallbeispiel 2: Fortsetzung

Frau E. berichtet von Schlafstörungen und inneren Spannungen. Auf empathische Nachfrage der Ärztin schildert sie, dass sie den Unfall manchmal erneut, wie im Film, erlebt, besonders wenn sie auf einer Landstraße fährt. Dann fängt sie an zu schwitzen, ihr wird schwindlig und das Herz rast. Sie kann nicht mehr klar denken, kann den Film nicht mehr stoppen. Dann fühlt sie sich fassungslos, hilflos. Sie träumt immer wieder von dem Unfall und wacht dann schweißgebadet auf. Wenn sie in der Zeitung oder im Fernsehen von schweren Unfällen erfährt, selbst wenn andere Menschen von kleineren Unfällen berichten, geschieht es öfters, dass sie heftig weint, die Fassung verliert. Überhaupt sei sie rastlos, gereizt, kann sich schwer konzentrieren. Während sie so zur Ärztin spricht, wirkt die Patientin angespannt. Sie spricht zögernd, schaut die Ärztin nicht an. Stattdessen schweifen die Augen unruhig im Raum umher.

Nachdem die Ärztin dies gehört hat, vermutet sie eine PTBS. Sie klärt die Patientin auf und empfiehlt ihr eine traumaspezifische Psychotherapie. ◀

12.7 Psychotherapie

Für die Psychotherapie gilt die Regel: Je früher sie begonnen wird, umso größer sind die Erfolgsaussichten und umso kürzer ist die Behandlungsdauer. Je länger der Vorfall zurückliegt, desto größer ist das Risiko, dass die **PTBS** chronifiziert.

Es gibt traumaspezifische psychodynamische und verhaltenstherapeutische Behandlungen mit nachgewiesener Wirksamkeit.

Bei der **Mehrdimensionalen Psychodynamischen Traumatherapie (MPTT)** werden Opfer krimineller Gewalt und Unfallopfer in 10 Sitzungen behandelt. Erfolgreich sind auch **verhaltenstherapeutische Kurztherapien**. Bei länger zurückliegenden Traumata und Extremtraumatisierung (Krieg, Folter) oder wenn z. B. schwere und wiederholte Traumatisierungen bereits in der Kindheit erlitten wurden (Beziehungstraumata), ist eine mehrjährige Therapie mit voll- oder teilstationären Anteilen notwendig.

Eine verbreitete und wirksame Methode ist die **EMDR-Behandlung** (Eye Movement Desensitization and Reprocessing). Hier werden die beiden Hirnhälften mit akustischen oder taktilen Reizen stimuliert. Die Behandlung erfolgt in acht Schritten mit dem Ziel einer unmittelbaren Belastungsreduktion. Mit dem Trauma assoziierte negative Kognitionen, z. B. „Ich bin schuld!", sowie Gefühle, Bilder und körperliche Missempfindungen werden aktualisiert und einer Überwindung zugänglich gemacht. Dies geschieht auf dem Wege einer vom Therapeuten geleiteten bilateralen Hirnstimulation. Am gebräuchlichsten sind geführte Augenbewegungen. Sobald die traumatischen Erinnerungen weniger belastend sind, werden diese neu und positiv bewertet, z. B. „Ich habe überlebt!". Die fortgesetzte bilaterale Stimulation festigt diese Neuerfahrung. In einer Abschlusssitzung werden Maßnahmen für Krisen und etwaige Rückfälle vereinbart.

> **Wichtig**
> Psychotherapeutische Prinzipien bei PTBS:
> − **Sicherheit**
>   Einfühlsamer Umgang mit Symptomen, Aktivierung von Ressourcen, Erlernen von Entspannungs- oder Atemtechniken
> − **Stabilisierung**
>   Verbesserung der Selbstwahrnehmung und
>   Akzeptanz, Aktivierung von Grenzen in zwischenmenschlichen Beziehungen
> − **Gestufte Konfrontation**
>   Kognitive und emotionale Auseinandersetzung mit der Wirkung des Traumas, Arbeit mit der Erinnerung

- **Integration**
  Entwicklung einer Perspektive, Annahme des Traumas und der Veränderung
- **Traumaspezifisch**
  EMDR „Eye Movement Desensitization and Reprocessing" (Evidence-Based)

Weiterführende Literatur

Fischer G, Riedesser P (2009) Lehrbuch der Psychotraumatologie. Reinhardt, München

Flatten G, Gast U, Hofmann A, Knaevelsrud C, Lampe A, Liebermann P, Maercker A, Reddemann L, Wöller W (2011) S3-Leitlinie Posttraumatische Belastungsstörung. Trauma & Gewalt 3, S. 202–210. Klett-Cotta, Stuttgart

Hoffmann A (Hrsg) (2014) EMDR. Praxishandbuch zur Behandlung traumatisierter Menschen, 5. Aufl. Thieme, Stuttgart

Reddemann L, Dehner-Rau C (2020) Trauma verstehen, bearbeiten, überwinden. Ein Übungsbuch für Körper und Seele. Thieme, Stuttgart

Essstörungen

Kurt Fritzsche und Daniela Wetzel-Richter

Inhaltsverzeichnis

13.1 Anorexia nervosa – 155
13.1.1 Symptome – 155
13.1.2 Diagnostische Einteilung – 156
13.1.3 Häufigkeit und Verlauf – 156
13.1.4 Entstehungsbedingungen der Anorexia nervosa – 157
13.1.5 Psychosomatische Grundversorgung – 157
13.1.6 Erkennen – 158
13.1.7 Therapeutische Grundhaltung – 159
13.1.8 Psychotherapie – 160

13.2 Bulimia nervosa – 160
13.2.1 Symptome – 160
13.2.2 Häufigkeit und Verlauf – 161
13.2.3 Pathogenese der Bulimia nervosa – 161
13.2.4 Psychosomatische Grundversorgung – 162
13.2.5 Psychotherapie – 162
13.2.6 Psychopharmaka – 162

13.3 Binge-Eating-Disorder (BED) – 162
13.3.1 Symptome und diagnostische Einteilung – 162
13.3.2 Pathogenese der Binge-Eating-Disorder – 163
13.3.3 Behandlungsziele der BED-Therapie – 163
13.3.4 Psychotherapie – 163
13.3.5 Medikamentöse Therapie – 164

© Springer-Verlag GmbH Deutschland, ein Teil von Springer Nature 2020
K. Fritzsche und M. Wirsching (Hrsg.), *Basiswissen Psychosomatische Medizin und Psychotherapie*,
https://doi.org/10.1007/978-3-662-61425-9_13

13.4 Adipositas – 164
13.4.1 Definition Adipositas – 164
13.4.2 Abgrenzung von BED und Adipositas – 164
13.4.3 Körperliche Folgen der Adipositas – 164
13.4.4 Psychosoziale Folgen der Adipositas – 164
13.4.5 Psychosomatische Grundversorgung – 164

Weiterführende Literatur – 165

Essstörungen

Einleitung

Ess- und Trinkverhalten sind neben biologischen Prozessen im Wesentlichen das Ergebnis von Erziehungs- und Umwelteinflüssen. Essstörungen nahmen in den 60er- und 70er-Jahren des letzten Jahrhunderts an Häufigkeit zu. Seit einigen Jahren scheint die Zahl der Neuerkrankungen konstant zu bleiben. Es gibt drei Störungsgruppen: die Anorexia nervosa (AN), die Bulimia nervosa (BN) und die Binge-Eating Disorder (BED). AN und BN beginnen meist in der Pubertät und Adoleszenz und betreffen mehrheitlich junge Frauen.

Die Festlegung des Normalgewichts erfolgte früher nach Broca: Körpergröße in cm minus 100 ergibt das Normalgewicht, -10 % bei Männern und -15 % bei Frauen ergibt das Idealgewicht. Diese Gewichtseinteilung wurde abgelöst durch den aussagekräftigeren „Body-Mass-Index" (BMI).

> **Wichtig**
>
> $$\text{Body-Mass-Index (BMI)} = \frac{\text{Körpergewicht (kg)}}{\text{Körpergröße (m)}^2}$$
>
> Beispiel: $BMI = 75 : (1{,}79)^2 = 24$

13.1 Anorexia nervosa

13.1.1 Symptome

Zu den **Symptomen** der Anorexia nervosa zählen nach ICD-10:

Gewichtsabnahme auf mindestens 15 % unterhalb des Idealgewichts oder BMI kleiner oder gleich 17,5 (im ICD-11: BMI kleiner oder gleich 18,5). Meist erfolgt eine Gewichtsabnahme auf deutlich unterhalb dieses Wertes bis hin zur Kachexie. Der Gewichtsverlust ist selbst herbeigeführt durch Vermeidung von Speisen, selbstinduziertes Erbrechen, selbstinduziertes Abführen, übertriebene körperliche Aktivität und/oder Gebrauch von Appetitzüglern und Diuretika.

Trotz deutlichen Untergewichts wird der eigene Körper als zu dick erlebt. Besonders einzelne Körperpartien wie Bauch, Gesäß und Oberschenkel werden als dick empfunden (**Körperschemastörung**).

Verleugnung des Hungers, stattdessen demonstrative **Unabhängigkeit** von **körperlichen Bedürfnissen,** Kontrolle über den Körper und die Gefühle.

Häufig fehlendes Krankheitsbewusstsein.

Endokrine Störungen auf der Hypothalamus-Hypophysen-Gonaden-Achse: Amenorrhö bei Frauen, Libido- und Potenzverlust bei Männern, Wachstumshormon und Kortisol erhöht, Gonadotropin verringert, Störungen des Schilddrüsenhormonmetabolismus und der Insulinsekretion.

Die Folgen eines gestörten Essverhaltens **bei Anorexia nervosa** sind in ◘ Tab. 13.1 dargestellt.

> ▶ **Fallbeispiel**
>
> Die 19-jährige Patientin kommt in Begleitung und auf Initiative ihrer Mutter in die Praxis eines Facharztes für Allgemeinmedizin. Sie habe seit dem Sommer des vergangenen Jahres von 60 kg (Größe 172 cm, BMI 20,3) auf jetzt ca. 40 kg (BMI 13,6) abgenommen. Ein Auslöser wird nicht benannt. Im Anamnesegespräch zeigt sich ein zeitlicher Zusammenhang mit ihrer ersten festen Partnerschaft. Der Freund habe sie öfters mit schlankeren Mädchen verglichen. Ihr Versuch abzunehmen sei außer Kontrolle geraten, ganz besonders nach der Trennung vom Freund. Nach einem Familienurlaub im letzten Sommer kam es zu einer noch weitergehenden und beschleunigten Gewichtsabnahme. Die Eltern fühlten sich überfordert und veranlassten den Arztbesuch. Sie selber, als schulisch hervorragende Zwölftklässlerin kurz vor dem Abitur, sei zwiespältig, leide jedoch unter ihrem massiven Leistungsabfall, insbesondere hinsichtlich ihrer vielfältigen Sportarten (Mountainbiking, Klettern, Reiten, Schwimmen und Laufen). ◀

Tab. 13.1 Folgen gestörten Essverhaltens

Psyche
– Emotionale Veränderungen (Depressivität, Instabilität, Ängstlichkeit)
– Kognitive Defizite
– Reduktion des emotionalen Erlebens („weniger negative Gefühle haben")

Körperliche Folgen des Hungerzustands
– Schwächegefühl
– Bradykardie
– Hypotonie
– Muskelatrophie
– Haarausfall
– Reduzierte Knochendichte (→ Osteoporose)
– Hirnatrophie
– Endokrine Störungen (veränderte Spiegel von Serotonin, Östradiol, LH, Kortisol, Wachstumshormon, Schilddrüsenhormonen u. a.)→Amenorrhö, Leukopenie

Folgen von selbstinduziertem Erbrechen und Abführmittelmissbrauch
– Elektrolytstörungen (v. a. Hypokaliämie)
– Dehydratation
– Störungen des Säure-Basen-Haushalts (Alkalose oder Azidose)
– Kardiainsuffizienz
– Ösophagitis
– Reflux
– Zahnschmelzdefekte, Parodontitis
– Sialadenose (Schwellung der Ohrspeicheldrüse)
– Langfristig Nierenschädigung

Sozial
– Eingeschränkte Freizeitaktivitäten
– Sozialer Rückzug
– Evtl. Verschuldung (bei ausgeprägten Essanfällen)
– Schwierigkeiten in Ausbildung und Beruf

13.1.2 Diagnostische Einteilung

Unterschieden werden:
Anorexia nervosa ohne aktive Maßnahmen zur Gewichtsabnahme, ausschließlich durch Hungern oder exzessives Sporttreiben, sog. **restriktive Anorexie** (ICD-10: F 50.00).

Anorexia nervosa mit aktiven Maßnahmen zur Gewichtsabnahme wie Erbrechen, Missbrauch von Abführmitteln, Diuretika, Appetitzüglern bei gleichzeitigen Essanfällen, sog. **bulimische** oder **aktive Anorexie** (ICD-10: F 50.01).

Differenzialdiagnostisch abgegrenzt werden:
- **anorektische Reaktion** (ICD-10: F 50.8) als vorübergehende zeitlich begrenzte Essstörung im Rahmen von Belastungssituationen,
- Gewichtsverlust aufgrund einer depressiven Episode,
- **Erbrechen bei anderen psychischen Störungen** (ICD-10: F 50.5, s. ▶ Kap. 10. „Funktionelle Körperbeschwerden"),
- Tumorkachexie,
- entzündliche Darmerkrankungen,
- endokrine Störungen wie Hyperthyreose.

13.1.3 Häufigkeit und Verlauf

1 % aller Frauen erkranken zwischen dem 15. und 35. Lebensjahr. Am häufigsten beginnt die Krankheit in der Adoleszenz. Frauen erkranken ca. 12-mal häufiger als Männer.

Eine Komorbidität mit anderen Erkrankungen ist häufig, vor allem mit Depressionen, Angststörungen und Zwangserkrankungen. Die Erkrankung verläuft in der Regel über mehrere Jahre. In ungefähr der Hälfte der Fälle kommt es zu Heilungen nach 4 bis 6 Jahren, bei 20 % zur Besserung mit Restsymptomatik, in ca. 15 % zu einem chronischen Verlauf. Das Sterberisiko ist sechsfach erhöht.

Eine **schlechte Prognose** findet sich bei Kombination der Anorexie mit Laxantienabusus, bei extrem ausgeprägtem Untergewicht, langjährigem Krankheitsverlauf, Suchtmittelabusus und schlechter sozialer und beruflicher Anpassung.

13.1.4 Entstehungsbedingungen der Anorexia nervosa

▶ **Fallbeispiel Fortsetzung**

Die Patientin ist das mittlere von drei Kindern (Bruder +1,5, Schwester −1,5 Jahre) eines mittelständischen Kleinunternehmers und einer Ärztin, welche ihre Berufstätigkeit aufgrund der Kinder stark eingeschränkt habe. Die Patientin sei eine Stütze ihrer Mutter gewesen, ihre Schwester war dagegen eine Rebellin. Sie strebt an, das Abitur mit einem Notendurchschnitt von 1,1 zu bestehen, um anschließend Medizin zu studieren. ◄

Es handelt sich um ein komplexes Zusammenwirken von Faktoren, die im Einzelfall mit unterschiedlicher Gewichtung zur Entstehung beitragen können:
- Abwehr von **weiblicher Identität** und Sexualität.
- Der Kampf um **Autonomie.** Hungern als Versuch, sich als eigenständiger Mensch zu definieren. Ein therapeutisches Angebot wird als Bedrohung der Autonomie erlebt.
- Abwehr von Abhängigkeitswünschen. Es besteht ein starker Wunsch nach nahen und engen Beziehungen, die aber Angst auslösen. Beherrschung des Hungers bedeutet, sich abgrenzen zu können und die eigenen Gefühle kontrollieren zu können.
- Verzerrung der **Körperwahrnehmung,** z. B. das Bild des eigenen Körpers im Spiegel als „zu dick".
- Familiendynamik: Neigung zur Harmonisierung und Konfliktvermeidung bei gleichzeitigen Spannungen in der Familie; rigide Familienstrukturen. (Häufig besteht eine enge, keine abgegrenzte Beziehung zur Mutter, wobei die Vaterbeziehung wenig dominiert.)
- Hoher Leistungsanspruch.
- Gewalterfahrungen oder sexuelle Traumatisierung.
- Genetische Faktoren.
- Auslöser: tatsächliche oder fantasierte Trennungssituationen; erste Verliebtheit.

13.1.5 Psychosomatische Grundversorgung

Aufgaben des **Hausarztes** oder primär behandelnden Arztes sind:
- Erkennen und Benennen der Erkrankung sowie Aufklären über körperliche und psychische Folgen einer Anorexie,
- Einbeziehung der Familie (v.a. bei Kindern und Jugendlichen, wenn nicht Gründe dagegen sprechen),
- Aufklärung über die notwenige Behandlung,
- Gefahr der Chronifizierung deutlich machen,
- Erlangen eines Behandlungsauftrags durch die Patientin und möglichst auch durch die Familie,
- Motivierung für eine Psychotherapie angesichts der oft deutlichen Ambivalenz der Patientin.

13.1.6 Erkennen

Patientinnen mit Essstörungen haben häufig keinen Kontakt zu ärztlichen oder psychologischen Psychotherapeutinnen. Ärztinnen für Allgemeinmedizin, Zahnmedizin oder Gynäkologie sind daher oft die ersten, die die Erkrankung bemerken.

So ist bei folgenden Risikogruppen in Erwägung zu ziehen, ob eine Essstörung vorliegt (Leitlinie 2011):
- junge Frauen mit niedrigem Körpergewicht,
- unter- bzw. normalgewichtige Patientinnen mit inadäquaten Gewichtssorgen,
- Frauen mit Zyklusstörungen oder Amenorrhö,
- Hinweise auf eine Mangelernährung,
- Patientinnen mit gastrointestinalen Symptomen,
- Patientinnen mit wiederholtem Erbrechen und ggf. Zahnschäden,
- Kinder mit einer Wachstumsstörung,
- Patientinnen mit Hypokaliämie.

Bei Verdacht auf eine Essstörung können folgende Fragen für ein erstes Screening hilfreich sein:
- „Wie zufrieden sind Sie mit Ihrem Essverhalten?"
- „Gibt es etwas, das Sie ändern wollen im Hinblick darauf, was und wieviel Sie essen?"
- „Beeinflusst Ihr Gewicht Ihr Selbstbewusstsein?"
- „Machen Sie sich Sorgen wegen Ihrer Figur?"
- „Essen Sie heimlich?"
- „Kommt es vor, dass Sie sich übergeben, wenn Sie sich zu voll fühlen?"
- „Können Sie manchmal mit dem Essen nicht aufhören?"

Patientinnen mit Anorexia nervosa schwanken oft zwischen dem Wunsch, sich anzuvertrauen, um Hilfe zu bekommen, und andererseits ihren Schamgefühlen und der Angst vor Veränderung. Die Symptomatik kann als ein **Lösungsversuch** für **innere Konflikte** verstanden werden. Deshalb teilt sich die Patientin nicht direkt mit, sondern „testet", ob die Ärztin die vage geschilderten Beschwerden versteht.

> **Wichtig**
> Warnsignale für eine **Anorexia nervosa:**
> - Beschäftigung mit dem Gewicht, ausgeprägtes **Interesse an Diäten,** absurd niedriges Wunschgewicht, **übertriebene Furcht vor dem Dickwerden**
> - Starke Gewichtsschwankungen
> - Zyklusstörungen
> - **Hypokaliämie,** (Brady-)Arrhythmie, geschwollene Speicheldrüsen, schorfiger Hand- und Fingerrücken, je nach Technik des Erbrechens
> - BMI unter 17,5
> - Missverhältnis zwischen Körpergewicht und Aktivitätsniveau
> - Kaum psychische Beschwerden, wenig emotionale Äußerungen

Bei einem BMI von unter 15 kg/m^2 bei Erwachsenen ist eine stationäre Behandlung angezeigt (Leitlinie 2011).

Im allgemeinärztlichen Bereich reichen bereits wenige Parameter für eine begründete Verdachtsdiagnose:
- Körpergröße und Körpergewicht (Bewertung mithilfe des BMI oder mit Perzentilkurven bei Kindern und Jugendlichen),
- Blutdruck und Puls (Hypotonie, Bradykardie).

Zur Abschätzung der vitalen Gefährdung durch Untergewicht und Folgen des Erbrechens sind weitere Befunde wichtig:
- Körpertemperatur,
- periphere Durchblutungsstörungen oder Ödeme,
- Orthostasetest,
- Blutbild,
- Blutsenkung,

Essstörungen

- Harnstoff,
- Elektrolyte,
- Kreatinin,
- Leberfunktionstest,
- Blutglukose,
- Urinstatus,
- Elektrokardiogramm,
- Knochendichtemessung.

13.1.7 Therapeutische Grundhaltung

Die Therapiemotivation der Patientinnen ist zu Beginn der Behandlung meist ambivalent. Eine empathische, wertungsfreie, nicht vorwurfsvolle Haltung ist grundlegend. Die Entwicklung einer vertrauensvollen Beziehung steht im Vordergrund.

Behandlungsprobleme entstehen in der Regel aus folgenden Gründen:

Ambivalente Behandlungsmotivation

Der Vorschlag zur Behandlung kommt oft von Angehörigen, von der Schule, vom Arbeitsplatz oder von behandelnden Ärzten, selten von der Patientin. Vordergründig fügt sich die Patientin, insgeheim boykottiert sie aber die therapeutischen Bemühungen, sogar durch bewusste Lügen oder Manipulationen. Dahinter steht ein geradezu verzweifelter Kampf um Autonomie, Anerkennung und Selbstwert bei unbewussten Abhängigkeitswünschen.

Vorschlag für eine Intervention bei ambivalenter Behandlungsmotivation: „Ein Teil in Ihnen wünscht eine Veränderung, ein anderer Teil möchte am Hungern und an Ihrem niedrigen Gewicht festhalten. Wie stark würden Sie prozentual beide Anteile einschätzen? Wären Sie bereit, mir für den 20 %-Anteil, der eine Veränderung wünscht, Ihre Behandlung zu erlauben?"

„Friss oder stirb" - Haltung des Arztes

Die Patienten lösen mit ihrer Verzweiflung und ihrem destruktiven Essverhalten beim Arzt oft einen Aktionismus aus. Rigide „Essvereinbarungen" bewirken meist das Gegenteil: Alles dreht sich nur noch ums Essen. Solch eine verfrühte Konfrontation endet meist im schädlichen Clinch mit Wiederholung der schon der Familie sattsam bekannten Interaktionen.

Der Behandler fühlt sich hilflos und hoffnungslos, ohnmächtig und auch wütend. Dies kann sogar dazu führen, dass die **lebensbedrohende Situation übersehen** wird. Die Patientin mag dann glauben, dass ihr Arzt ihre Symptome stillschweigend übersieht. Untergründig mag sie sogar darüber triumphieren, wie es ihr gelingt, ihren Behandler zu täuschen und zu manipulieren. In der Folge verliert sie jedoch das Vertrauen, dass der Arzt ihr helfen kann. Der Arzt muss seine Gefühle von Hilflosigkeit und Wut im Sinne der Gegenübertragung aushalten und reflektieren, ohne sie zurückzugeben. Sie spiegeln den inneren Konflikt der Patientin wieder.

Spaltung

Die Spaltung in gute, empathische Behandler und harte, strenge Behandler stellt sich in allen Behandlungssystemen ein, vor allem, wenn die Patienten unabgesprochen bei unterschiedlichen Praxen, Kliniken oder Beratungsstellen auftauchen, oft ohne dass die Behandelnden von einander wissen. Die Spaltungsprozesse im Behandlersystem sind ein Abbild der Dynamik, die sich auch **innerhalb der Familie** der Patientin abspielt. Die verschiedenen Behandler sollten verstehen, dass sie Teilnehmer der unbewussten Inszenierung unbewusster innerer Konflikte sind. Das Ziel ist die Integration der widerstreitenden Konfliktanteile, d. h. auch, wenn möglich, den Kontakt zu den anderen Ärztinnen und Therapeuten suchen. Im Extremfall braucht es dazu ein umfassendes und vielfältiges Behandlungskonzept, wie es z. B. Tageskliniken oder Krankenhausstationen bieten. Gegenüber der Patientin und ihrer Familie sollte der Hausarzt eine warmherzige und wohlwollende Haltung fern von Überfürsorge oder Ablehnung einnehmen.

13.1.8 Psychotherapie

> ▶ **Fallbeispiel Fortsetzung - Behandlung und Verlauf**
>
> Die erste stationäre Aufnahme erfolgt mit einem Gewicht von 38 kg (BMI 12,7). Im Rahmen einer multimodalen Behandlung basierend auf einem Gewichtszunahmevertrag, der nach internationalem Standard das Erreichen von 18,5–19 BMI-Punkten vorsieht, erreicht die Patientin unter erheblichen Mühen und Gewichtsschwankungen ein Gewicht von 40,4 kg. Dies wurde als Grundvoraussetzung vereinbart, das Abitur absolvieren zu können, unter der Bedingung, die Behandlung fortzuführen. Nach erfolgreichem Abitur erfolgt die zeitnahe Wiederaufnahme im Sinne einer Intervallbehandlung. Die Ambivalenzen der Patientin und die verstrickt-rigide Familienstruktur werden deutlich. Es kommt immer wieder zu Gewichtsabstürzen. Eine intensivmedizinisch-internistische Behandlung muss erwogen werden. Nach dieser Episode kommt es schließlich doch zu einer Gewichtsentwicklung bis zu noch immer niedrigen 44,4 kg (BMI = 15). Die Entlassung in eine ambulante hausärztliche und psychotherapeutische Behandlung ist weiterhin nicht möglich. Die Patientin geht nicht mehr ins Elternhaus zurück, sondern zieht zunächst zu einer Tante zur weiteren Gewichtsentwicklung im teilstationären Setting vor dem geplanten Studienbeginn. Die Prognose ist unsicher. ◀

Die Behandlung sollte bei einem BMI von 15 und niedriger stationär oder teilstationär in einer spezialisierten Einrichtung beginnen. Nach Erreichen eines Basisgewichtes (BMI um 18) ist eine anschließende längere ambulante Psychotherapie notwendig. Nicht selten sind wiederholte stationäre Aufnahmen erforderlich.

Stationäres Behandlungskonzept
Das Behandlungskonzept sollte **symptombewältigende und konfliktbearbeitende** Anteile verbinden; nach anfänglicher Fokussierung auf die Symptomminderung (Essverhalten normalisieren, Gewichtssteigerung) wird im Verlauf der Behandlung vermehrt auf interpersonelle und intrapsychische Konflikte eingegangen:

1. **Verhaltenstherapeutische Ansätze** mit dem Ziel der Normalisierung des Essverhaltens im Sinne einer vermehrten Selbstkontrolle durch:
   - Vertrag mit Festlegung einer regelmäßigen Gewichtszunahme bis Erreichen des Basisgewichts,
   - Esstagebuch (ggf. mit Dokumentation von Gedanken und Gefühlen),
   - Aufklärung über normale Essensmengen und Essstruktur.
2. Nach Symptomreduktion zunehmend Einzel- und Gruppentherapie zur Bearbeitung der intrapsychischen und interpersonellen **Konflikte** mit den Zielen:
   - Stärkung des Selbstwertgefühls,
   - Entwicklung von Problemlösungsstrategien,
   - Selbstsicherheitstraining,
   - Verbesserung der Wahrnehmung von Affekten und Konflikten,
   - Verbesserung der Affektregulation,
   - ggf. familientherapeutische Intervention.

Alle bisher untersuchten Therapieansätze haben nur mäßige Erfolgsraten. Es gibt keinen Hinweis auf die Überlegenheit eines bestimmten Therapieverfahrens.

13.2 Bulimia nervosa

13.2.1 Symptome

Zu den Symptomen der Bulimia nervosa zählen:
- Andauernde Beschäftigung mit dem Essen und unwiderstehliche Gier nach Lebensmitteln.

- Regelmäßige Essattacken (mind. 2 pro Woche über mind. 3 Monate), bei denen Nahrungsmittel in sehr großer Menge in sehr kurzer Zeit konsumiert werden („Fressanfall").
- Der befürchteten Gewichtszunahme wird durch selbstinduziertes Erbrechen, Missbrauch von Abführmitteln, Appetitzügler, Schilddrüsenpräparate oder Diuretika und zeitweiliges Hungern entgegengewirkt. Wenn die Bulimie bei Diabetikerinnen auftritt, kann es zu einer Vernachlässigung der Insulinbehandlung kommen.
- Es besteht eine starke Furcht, dick zu werden, verbunden mit einer Körperschemastörung. Das Wunschgewicht ist sehr niedrig, evtl. findet sich eine Anorexia nervosa in der Vorgeschichte.
- In der Regel Normgewicht, da immer ein Teil der zugeführten Kalorien verbraucht wird.

Folgen der Bulimie, v. a. durch häufiges Erbrechen bedingt, sind:
- Elektrolytstörungen, v. a. massive **Hypokaliämie,** die zu Herzrhythmusstörungen, sogar plötzlichem Herzstillstand sowie chronischen, oft irreversiblen Nierenschäden führen können,
- **Zahnschädigung** durch Magensäure,
- chronische Entzündung und Schwellung der Parotisdrüse, sogenanntes **„Hamstergesicht",**
- Reizung der Ösophagusschleimhaut bis hin zu Ulzerationen und Kardiainsuffizienz,
- **Schuld- und Schamgefühle** (welche die Kommunikation mit den Behandlern erschweren).

▶ Fallbeispiel

Zitat einer 23-jährigen Patientin
„Ich denke nur noch ans Essen und die übrige Welt ist völlig ausgeschaltet. Alle Selbstzweifel, Traurigkeit und Wut sind verschwunden. Ich stopfe dann alles mit Genuss in mich hinein, was sonst verboten ist. Es ist wie ein Rausch.
Wenn ich mich voll fühle, bekomme ich plötzlich Angst, zuzunehmen. Nach dem Kotzen fühle ich mich dann befreit und leer, bekomme aber auch riesige Schuldgefühle und ekle mich so sehr vor mir selber. Ich habe panische Angst, dass jemand mitbekommt, wie abstoßend ich eigentlich bin, und nehme mir dann vor: Morgen wird alles anders." ◀

13.2.2 Häufigkeit und Verlauf

Die Prävalenzrate bei 20- bis 40-jährigen Frauen beträgt ca. 3 %. Bei ca. einem Drittel der Patientinnen gab es zuvor eine anorektische Phase. Zwischen dem Beginn der Erkrankung und der Diagnose liegen oft Jahre, da die Patientinnen bei starken Scham- und Schuldgefühlen ihre Symptome verheimlichen.

Prognose: 10 Jahre nach einer fachgerechten ambulanten und/oder stationären Psychotherapie sind 70 % der bulimisch Erkrankten symptomfrei. Die Mortalität, auch durch Suizid, ist nur geringfügig erhöht.

13.2.3 Pathogenese der Bulimia nervosa

Selbstunsicherheit, Gefühle der inneren Leere und Sinnlosigkeit werden durch eine **unabhängig wirkende Fassade** verborgen.
Hoher Leistungsanspruch.
Nach Enttäuschung, z. B. in einer Partnerschaft, dienen Ess- und Brechanfälle der Neutralisierung **innerer Spannungen** und aggressiver Impulse.
Bei einem Teil der Patienten kommen als Ausdruck des Verlustes der Impulskontrolle **selbstverletzende Handlungen** in Form von Schneiden oder Ritzen meist der Unterarme und Oberschenkel vor.
Es können Komorbiditäten mit Persönlichkeitsstörungen bestehen.

13.2.4 Psychosomatische Grundversorgung

- **Erkennen**

Patientinnen mit Bulimia nervosa stehen i. d. R. unter hohem psychischen Leidensdruck. Aus **Scham** verheimlichen sie aber ihre Erkrankung. Ein mutiges, **behutsames und offenes Ansprechen der Krankheitsvermutung durch die Ärztin** entlastet meist.

Warnsignale für Bulimie sind:
- Elektrolytveränderungen,
- Karies,
- Schwielen an den Fingern durch selbstinduziertes Erbrechen,
- ansonsten ähnlich wie bei Anorexie, jedoch keine Kachexie.

Im Anamnesegespräch sollten Informationen über folgende Lebens- und Erfahrungsbereiche gewonnen werden:
- Essstörungen in der Familie,
- Auffälligkeiten im Essverhalten und bei den Einstellungen zum Essen in der Familie,
- Vernachlässigung, körperliche oder sexuelle Gewalterfahrung,
- Selbstwertentwicklung,
- Impulskontrolle,
- Diätverhalten,
- übertriebene Beschäftigung mit dem eigenen Körper.

- **Information und Beratung**

Hauptziele sind wie bei der Anorexia nervosa das Erkennen und Benennen sowie die Aufklärung über das Krankheitsbild, die Grundzüge der Behandlung und die Motivierung für eine Psychotherapie. Eine besondere Herausforderung sind die meist starken Schamgefühle der Erkrankten und deren schwankende Behandlungsbereitschaft („jetzt sofort" oder „brauch ich nicht").

13.2.5 Psychotherapie

Eine ambulante störungsspezifische Kurzzeittherapie ist in vielen Fällen ausreichend. Für Patientinnen mit Medikamentenmissbrauch, Suizidalität oder Persönlichkeitsstörungen ist eine anfangs stationäre, dann ambulante Psychotherapie angezeigt.

Das Behandlungskonzept umfasst ähnlich wie bei der Anorexia nervosa **verhaltenstherapeutische** Elemente:
- Mahlzeitenstruktur,
- Esstagebuch (ggf. mit Dokumentation von Gefühlen und Gedanken),
- Reintegration „verbotener" Nahrungsmittel,
- Affekttoleranz und -regulation, Selbstkontrolle (z. B. durch „Skills", Entspannungstechniken u. a.),
- Selbstwertgefühl,
- Problemlösungsstrategien,
- Selbstsicherheitstraining.

Die Betroffenen lernen, Gefühle der Leere auszuhalten und in Konflikten Traurigkeit und Wut verbal ohne Ess-Brech-Anfall auszudrücken. Im weiteren Verlauf rückt die Bearbeitung innerseelischer und zwischenmenschlicher **Konflikte** in den Vordergrund.

13.2.6 Psychopharmaka

Ergänzend zur Psychotherapie ist die **psychopharmakologische Behandlung** mit selektiven Serotoninwiederaufnahmehemmern (SSRI), z. B. Fluoxetin, bei ausgeprägter depressiver Symptomatik und bei Impulskontrollverlust wirksam.

13.3 Binge-Eating-Disorder (BED)

13.3.1 Symptome und diagnostische Einteilung

Die **Binge-Eating-Disorder (BED,** engl. *to binge* = schlingen) wird im ICD-10 noch nicht als eigenständiges Störungsbild geführt (zu finden unter „Andere Essstörun-

gen" 50.81), ist jedoch im DSM-5 wie folgt definiert:
A. Wiederholte Episoden von Esssucht. Eine Episode ist durch zwei Merkmale bestimmt:
   1. Innerhalb von zwei Stunden wird eine Nahrungsmenge aufgenommen, die eindeutig größer ist als für die meisten Menschen in einer vergleichbaren Zeit und unter vergleichbaren Umständen.
   2. Das Gefühl des Kontrollverlustes, z. B. nicht mit dem Essen aufhören zu können.
B. Die Esssucht wird von mindestens drei der folgenden Verhaltensweisen begleitet:
   1. Sehr schnelles Essen
   2. Essen trotz unangenehmen Völlegefühls
   3. Essen von großen Mengen ohne Hunger
   4. Alleine essen aus Scham
   5. Selbstekel, depressive Gefühle oder Schuldgefühle nach dem Essen
C. Starke psychische Belastung wegen der Esssucht
D. Essanfälle mindestens 1 Mal pro Woche in 3 Monaten
E. Kein Kompensationsverhalten wie bei Bulimia nervosa

Die Binge-Eating-Störung soll auch im neuen ICD-11 als eigenständiges Störungsbild aufgenommen werden.

13.3.2 Pathogenese der Binge-Eating-Disorder

Die Ursachen sind unbekannt. Die Binge-Eating-Disorder kommt sowohl bei normalgewichtigen als auch bei adipösen Menschen vor. Ca. 50 % der Patienten leiden oder litten auch an einer Depression. Der wechselseitige Einfluss von Depression und Essattacken ist nicht geklärt. Depressionen können Auslöser oder Folge von Essattacken sein. Häufige Auslöser von Essattacken sind belastende („stressende") Trauer, Wut, Langeweile oder Angst.

Wenn ein Kind nicht gelernt hat, negative Affekte zu differenzieren, z. B. Hunger von Angst oder Trauer zu unterscheiden, dann können durch kohlenhydratreiche Nahrung diese belastenden Affekte gemildert werden. Neurobiologisch sind der Serotoninstoffwechsel und der Leptinstoffwechsel beteiligt. Die Regulation, das Gefühl der „Sättigung", geht verloren.

Bei der Binge-Eating-Störung ist eine Komorbidität mit affektiven Störungen und Persönlichkeitsstörungen häufig. Die Essattacken dienen der Linderung dysphorischer Stimmungen.

13.3.3 Behandlungsziele der BED-Therapie

— Behandlung der Symptome: Essanfälle, Adipositas, Psychopathologie des Essverhaltens
— Behandlung psychischer Probleme, z. B. geringer Selbstwert, Schuldgefühle; Emotionsregulation
— Behandlung von komorbiden psychischen Störungen, z. B. Depression, soziale Phobie
— Rückfallprophylaxe durch Psychoedukation

13.3.4 Psychotherapie

Die Binge-Eating-Störung ist Ausdruck einer Affektregulationsstörung und einer gestörten Impulskontrolle. Die Kognitive Verhaltenstherapie fördert die Impulskontrolle. Angeleitete Selbsthilfegruppen helfen bei der Verringerung der Essanfälle.

Wichtige Behandlungselemente von multimodalen Konzepten sind:

- verhaltenstherapeutische Gruppensitzungen mit Psychoedukation zur Verbesserung von Ernährung und Bewegung mit sozialem Kompetenztraining, Problemlösetraining, Stressbewältigungstraining,
- Ernährungsberatung,
- Bewegungstherapie, Sport,
- evtl. Kochgruppe,
- längerfristige Selbsthilfegruppe.

13.3.5 Medikamentöse Therapie

Medikation zur Verbesserung der Impulskontrolle und Affektregulation wie Lisdexamfetamine (Indikation ADHS), Antidepressiva und Antikonvulsiva sind indiziert, wenn die psychotherapeutische Behandlung keine Wirkung zeigt oder der Patient diese ablehnt.

13.4 Adipositas

13.4.1 Definition Adipositas

Adipositas wird definiert als eine über das Normalmaß hinausgehende Vermehrung des Körperfetts mit einem Body-Mass-Index von 30 kg/m² oder mehr.

13.4.2 Abgrenzung von BED und Adipositas

Die Binge-Eating-Disorder (BED) führt oft zu Adipositas. Dabei ist zu unterscheiden: Bei der Adipositas stehen die körperlichen Gefahren im Vordergrund, bei der BED die beschriebenen psychischen Probleme. Bei der BED sind komorbide psychische Erkrankungen häufiger als bei der Adipositas.

BED kann mit und ohne Adipositas vorliegen. Umgekehrt gibt es Adipositas mit und ohne BED.

13.4.3 Körperliche Folgen der Adipositas

- Endokrin-metabolische Störungen, Arteriosklerose, Fettstoffwechselstörungen, Diabetes mellitus Typ 2, arterielle Hypertonie, Metabolisches Syndrom, Hormonstörungen wie Hirsutismus, Fertilitätsstörungen.
- Herzinsuffizienz, Schlaf-Apnoe-Syndrom.
- Arthrosen und degenerative Erkrankungen der Wirbelsäule.
- Verminderte Leistungsfähigkeit und 12-fach höhere Mortalität gegenüber Normalgewichtigen. Die Lebenserwartung verkürzt sich um ca. 6 Jahre.

13.4.4 Psychosoziale Folgen der Adipositas

Vergleichbar mit anderen schweren und chronischen körperlichen Krankheiten verringert sich im Allgemeinen die Lebensqualität. Die Betroffenen werden bei der Arbeitssuche benachteiligt und erhalten weniger Lohn. Arbeitsunfähigkeit und vorzeitige Berentung sind häufig. Sie haben Schwierigkeiten bei der Partnersuche und es kommt zu negativen Interaktionen mit anderen Menschen, auch mit den behandelnden Ärztinnen. Psychische Probleme sind Selbstwertzweifel, Schuld- und Schamgefühle und sozialer Rückzug. Depressionen, Angststörungen und funktionelle Körperbeschwerden sind häufig. Umgekehrt erhöhen Depressionen das Risiko von „Essattacken".

13.4.5 Psychosomatische Grundversorgung

Therapeutische Grundhaltung
Der Arzt muss eine Arbeitsbeziehung aufbauen, um den Patienten langfristig zu begleiten. Es braucht Zeit und viele kleine Schritte. Dies gelingt nur, wenn der Arzt ein

Krankheitsmodell hat, welches den Patienten nicht für sein Verhalten schuldig spricht, sondern biografische, soziokulturelle und emotionale wie auch genetische Ursachen anerkennt. Hilfreich ist, das Essverhalten und die Gewichtsreduktion mit Lebenszielen und dem Lebensalltag zu verknüpfen (z. B. wieder Treppe laufen können).

Arzt-Patient-Beziehung

Zur Gestaltung einer tragfähigen, hilfreichen **Arzt-Patient**-Beziehung ist der Arzt besonders gefordert. So gilt es, den Patienten mit Übergewicht ernst zu nehmen und die Selbstwahrnehmung des Patienten, „Ich verstehe nicht, warum ich zunehme, ich esse doch kaum etwas", nicht als Täuschung anzusehen.

Es gilt, die **Gegenübertragungsgefühle** von Ärger, Ablehnung, Verachtung zu beherrschen. Der Patient würde sonst in seinem Selbstwertgefühl weiter geschwächt. Fehlschläge müssen in Kauf genommen werden. Der Arzt sollte sich darauf einstellen, um bei Misserfolgen nicht gekränkt zu reagieren.

Operative Therapie der Adipositas

Bariatrische Eingriffe (Schlauchmagen, Magenband, Magenbypass) sind indiziert bei BMI >40 kg/m^2 oder BMI 35–40 kg/m^2 mit zusätzlichen Risikofaktoren. Durch diese Operationen können Gewichtsreduktionen von 20–40 kg in 1–2 Jahren und eine Remission des Typ-2-Diabetes erreicht werden. Auch psychosoziale Probleme wie Depressivität und Angststörungen, Selbstwertprobleme und Lebensqualität bessern sich. In Langzeitbeobachtungsstudien fand sich allerdings nach 10 Jahren ein erhöhtes Risiko für Alkoholabusus, Suizid und Ernährungsdefizite.

Da Ungewissheit über den Nutzen und Schaden im Langzeitverlauf besteht, sollte jeder Entscheidung für eine operative Adipositasbehandlung ein Entscheidungsprozess von Ärztin und Patient vorausgehen ("shared decision making"). Gleichzeitig sollte die bariatrische Chirurgie von prä- und postoperativen Therapien konservativer oder psychologischer Art unterstützt werden (integrierter Therapieansatz), um langfristig den Therapieerfolg zu sichern. Eine lebenslange interdisziplinäre Nachsorge wird gefordert.

Weiterführende Literatur

AWMF (2018) Gemeinsame S3-Leitlinie, Diagnostik und Therapie der Essstörungen. ▶ https://www.awmf.org/leitlinien/detail/ll/051-026.html. Zugegriffen: 06. Nov. 2019

Bundesfachverband Essstörungen. Binge-Eating-Disorder. ▶ https://www.bundesfachverbandessstoerungen.de/essstoerungen/essstoerung-mit-essanfaellen-binge-eating-disorder.php. Zugegriffen: 17. Dez 2019

Herpertz S, De Zwaan M, Zipfel S (2015) Handbuch Essstörungen und Adipositas. Springer, Berlin

Tuschen-Caffier B, Hilbert A (2016) Binge-Eating-Störung. Hogrefe, Göttingen

Zeeck A (2008) Essstörungen. Wissen, was stimmt. Herder, Freiburg

Psychoonkologie

Kurt Fritzsche

Inhaltsverzeichnis

14.1 Diagnose Krebs – 169
14.1.1 Psychische Reaktionen nach der Diagnosestellung – 169
14.1.2 Krankheitsverarbeitung (Coping) – 169
14.1.3 Subjektive Krankheitstheorien – 170
14.1.4 Krebserkrankung und Familie – 171
14.1.5 Kinder krebskranker Eltern – 171
14.1.6 Problem Fatigue – 172

14.2 Psychosomatische Grundversorgung – 172
14.2.1 Mitteilen der Diagnose – 172

14.3 Psychotherapie bei Krebs – 175

14.4 Sterbebegleitung – 176

Zitierte Literatur – 176

© Springer-Verlag GmbH Deutschland, ein Teil von Springer Nature 2020
K. Fritzsche und M. Wirsching (Hrsg.), *Basiswissen Psychosomatische Medizin und Psychotherapie*,
https://doi.org/10.1007/978-3-662-61425-9_14

- **Einleitung**

Die Ursachen der Vielzahl unterschiedlicher Krebserkrankungen sind noch weitgehend ungeklärt. Soweit psychosoziale Faktoren bei der **Krebsentstehung** eine Rolle spielen, handelt es sich dabei um das Zusammenwirken von gesundheitsschädigendem Verhalten (u. a. Rauchen, Alkohol, Ernährung, Exposition gegenüber krebserregenden Substanzen, z. B. am Arbeitsplatz) und psychosozialen Belastungen. Überforderung, Bindungsverlust und eine daraus resultierende depressive Symptomatik führen zur Aktivierung der Hypothalamus-Hypophysen-Nebennierenrinden-Achse und der damit verbundenen vermehrten Ausschüttung von Kortisol. Kortisol in seiner entzündungshemmenden Funktion verringert die Genregulation von Zytokinen (Tumornekrosefaktor, Interleukin 1, 2, 6) und die Zellaktivität der T-Lymphozyten und der natürlichen Killerzellen (NK). Die Abwehrfunktion des Immunsystems bei der Entstehung und Beseitigung von Tumorzellen ist damit eingeschränkt. Schützende und schädigende Einflüsse bei der Krebsentstehung sind nicht mehr im Gleichgewicht. Krebserregende Substanzen, wie sie z. B. im Rauch von Zigaretten enthalten sind, oder chemische Stoffe, eine genetische Disposition, Strahlen oder Viren können ihre schädigende Wirkung stärker entfalten (s. Abb. 14.1).

Für den Nachweis eines Zusammenhangs zwischen psychosozialen Belastungen und der Entstehung einer Krebserkrankung sind prospektive Studien mit sehr großen Fallzahlen über lange Zeiträume notwendig. Die bisher vorliegenden Studien lassen keine klaren Schlussfolgerungen zu.

Anders ist es bei den Untersuchungen zum **Verlauf** und der **Bewältigung** einer Krebserkrankung. In der Mehrzahl der Studien hatten folgende psychosoziale Belastungen einen negativen Einfluss auf die Rezidivrate und die Mortalität: Depression, Ängstlichkeit, Hilflosigkeit und Hoffnungslosigkeit, Unterdrückung von Gefühlen und soziale Isolation. Bewältigungsstile (s. ▶ Abschn. 1.3 Krankheitsverarbeitung (Coping)) wie eine aktive problemorientierte Auseinandersetzung mit der Erkrankung hatten im Vergleich zu Resignation und Rückzug einen positiven Einfluss auf die Krankheitsverarbeitung.

> **Wichtig**
>
> Es gibt bisher keine eindeutigen Hinweise, dass psychosoziale Faktoren die **Krebsentstehung** beeinflussen. Es gibt aber deutliche Hinweise, dass psychoso-

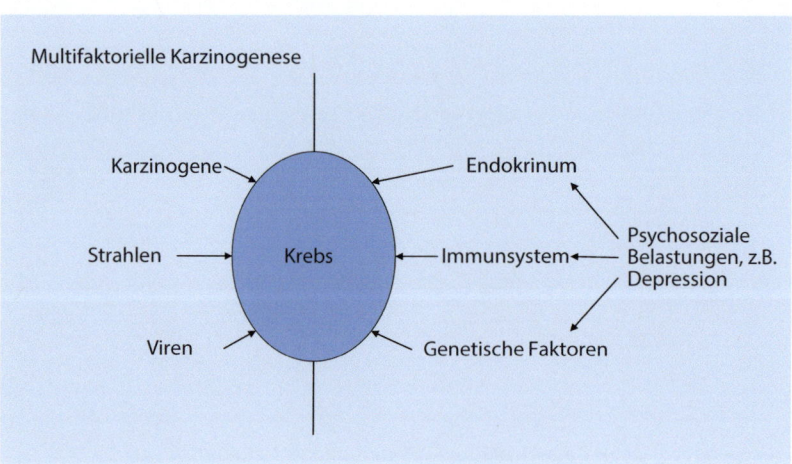

Abb. 14.1 Karzinogenese

Psychoonkologie

ziales Befinden und bestimmte dysfunktionale Bewältigungsstrategien einen Einfluss auf den **Krankheitsverlauf** haben.

> ▶ **Fallbeispiel**
>
> Der 55-jährige Herr M. wird wegen therapieresistenten Hustens untersucht. Die Anamnese ergibt, dass Herr M. seit seinem 18. Lebensjahr bis vor 5 Jahren durchschnittlich 20 Zigaretten pro Tag geraucht hat. Er ist verheiratet und hat zwei erwachsene Kinder. Er arbeitet als Elektroinstallateur in einem mittelständischen Betrieb.
> Röntgen-Thorax und Thorax-CT zeigen eine Raumforderung. Die Biopsie bei der Bronchoskopie ergibt ein **kleinzelliges Bronchialkarzinom**. ◀

14.1 Diagnose Krebs

14.1.1 Psychische Reaktionen nach der Diagnosestellung

Vor allem in den ersten Wochen nach der Diagnosemitteilung zeigen je nach Art der Krebserkrankung 20–50 % der Betroffenen Symptome einer psychischen Störung, meist einer akuten Belastungsreaktion mit Angst- und depressiven Symptomen (ICD-10: F 43.0, ICD-10: F 43.2).

Eine Zusammenfassung der psychischen Reaktionen, die im Laufe einer Tumorerkrankung auftreten, und der Aufgaben, die sich den Betroffenen und deren Angehörigen stellen, zeigt ◘ Tab. 14.1.

14.1.2 Krankheitsverarbeitung (Coping)

Definition:
Jedes Verhalten, das vom Patienten eingesetzt wird, um bereits bestehende oder erwartete krankheitsbedingte Belastungen zu überwinden, zu lindern oder zu akzeptieren, ist ein Versuch der Krankheitsverarbeitung. Gefühle der Bedrohung, der Selbstwertbeeinträchtigung und des Kontrollverlustes werden versucht, in aushaltbaren Grenzen zu halten.

Es finden sich Coping-Strategien auf der kognitiven, emotionalen und Verhaltensebene:

- kognitive Verarbeitung wie z. B. Erklärungen für die Krankheit, die Diagnose nicht wahrhaben wollen, die Selbstermutigung oder auch, andere für die Erkrankung verantwortlich zu machen,
- Emotionen wie z. B. Traurigkeit, Angst, Reizbarkeit, Grübeln, Hadern, Galgenhumor,
- Verarbeitung durch Handlungen wie z. B. Dinge anpacken, im Internet suchen, nach vorne schauen, sich ablenken, gewissenhaft dem Arzt folgen, in der Familie zusammenzurücken oder sozialer Rückzug.

Die Art der Krankheitsverarbeitung hat entscheidenden Einfluss auf das emotionale Befinden und die Lebensqualität.

Als **günstig** haben sich erwiesen:
- eine aktive Auseinandersetzung mit der Erkrankung,
- Sinnsuche und Spiritualität,
- gute zwischenmenschliche Beziehungen und soziale Unterstützung,
- Vertrauen in die Ärzte.

Ungünstige Bewältigungsformen sind:
- passive Hinnahme, Resignation,
- sozialer Rückzug und Isolation,
- Hilflosigkeit und Hoffnungslosigkeit.

Krankheitsbewältigung ist ein individuelles Geschehen (s. ◘ Abb. 14.2.), bei dem je nach spezifischer Situation und lebensgeschichtlich determiniertem Bewertungsprozess Bewältigungsressourcen aktiviert werden.

Tab. 14.1 Im Verlauf einer Krebserkrankung auftretende psychische Reaktionen und zu bewältigende Aufgaben (Stein et al. 2002)

Erkrankungsphase	Psychische Reaktionen	Zu bewältigende Aufgaben
Diagnosemitteilung	Schock, Angst Ungläubigkeit, Verzweiflung, Depression Wut	Akzeptieren der Diagnose, Ertragen von heftigen Emotionen Entscheidungsfindung bzgl. der Behandlung Unterrichtung der Zugehörigen
Primäre Behandlungsphase	Angst, Depression, Kontroll- und Autonomieverlust Verlust der körperlichen Integrität Einsamkeit, Verlust von Intimität und sexuellen Kontakten	Akzeptieren der Erkrankung und Behandlung Ertragen der Behandlungsnebenwirkungen (Übelkeit, Erbrechen, Haarausfall, körperliche Erschöpfung, Fatigue) Aufbau von tragfähigen Beziehungen zum Behandlungsteam Wiedererlangung des psychischen und körperlichen Selbstwertgefühls
Remission	Erleichterung, Dankbarkeit Angst vor Rezidiven und Metastasen Progredienzangst Verstärkte Wahrnehmung des Körpers	Rückkehr in den Alltag, Leben mit Unsicherheit Entwicklung neuer Lebensperspektiven, beruflicher Wiedereinstieg
Rezidiv	Schock, Angst, Depression Verleugnung Verlust der Hoffnung und des Vertrauens Erhöhte Verletzbarkeit Sinnsuche, Schuldgefühle	Akzeptieren der Zukunftsunsicherheit Akzeptieren des Fortschreitens der Erkrankung und der Wahrscheinlichkeit des Todes Anpassung der Lebensperspektive an die neue Situation
Terminales Stadium	Todesangst, Depression, Demoralisierung Verleugnung Kontrollverlust Angst vor Einsamkeit Zunehmende Abhängigkeit von Ärzten und Pflegeteam Rückzug Wut und Ärger	Auseinandersetzung mit dem Tod und dem eigenen Sterben, Betrauern des Verlustes Akzeptieren des eigenen Todes Akzeptieren des körperlichen Verfalls und der Prognose Regelung der familiären und rechtlichen Angelegenheiten, Abschiednehmen von Familie und Freunden Rückblick auf das eigene Leben, Auseinandersetzung mit spirituellen Themen

14.1.3 Subjektive Krankheitstheorien

Angesichts der existenziellen Bedrohung durch eine Krebserkrankung entwickeln Betroffene Vorstellungen zur Ursache der Erkrankung, ihrem Verlauf und was sie tun können, um die Erkrankung zu bewältigen. Diese „subjektiven Krankheitstheorien" können widersprüchlich sein oder wissenschaftlichen Erkenntnissen widersprechen. Bei der Ursachenvorstellung spielen psy-

Psychoonkologie

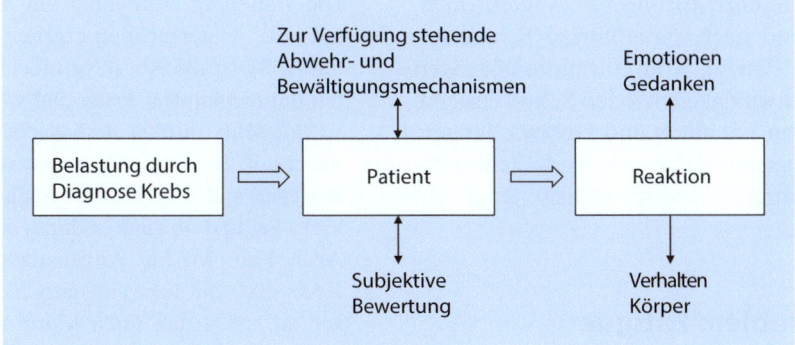

Abb. 14.2 Individuelle Verarbeitung der Diagnose Krebs

chische Faktoren eine große Rolle: In einer Befragung von hauptsächlich Mammakarzinom-Patientinnen nannten 80 % die Umwelt, 70 % Stress, 68 % seelische Probleme, 58 % das Schicksal und 54 % familiäre Belastungen als vermutete Ursachen ihrer Krebserkrankung.

Die Hälfte der Betroffenen erkennt in der Krebserkrankung eine **Herausforderung,** ein Drittel betrachtet sie als eine wertvolle Erfahrung. Jede 20. bis 30. betroffene Person erblickte in der Erkrankung ein persönliches Versagen oder eine Strafe.

14.1.4 Krebserkrankung und Familie

Eine Krebserkrankung ist eine Katastrophe für die Familie. Die Diagnose Krebs stellt nicht nur den Betroffenen, sondern auch nächste Angehörige, Partner, Eltern, Kinder auf eine harte Probe. Einige scheitern daran. Manche erleben es als schwierig, ihre Gefühle in der Krise zu teilen, machen das Schwere mit sich alleine aus, oft sogar aus dem Wunsch, die anderen zu schonen. Die Angst vor den Folgen, auch Todesangst, bleibt dann unausgesprochen. Andere berichten, wie sie angesichts der lebensbedrohenden Krankheit zusammenrücken, wie manche früheren Probleme in den Hintergrund rücken. Die Sexualität tritt in den Hintergrund, wird selten weitergelebt, auch ohne körperliche Gründe.

Neue ethische Herausforderungen birgt die prädiktive Diagnostik. Hilfreich für den Betroffenen kann die Erkennung eines erhöhten (erblichen) Erkrankungsrisikos sein, z. B. für präventorische Maßnahmen. Andererseits wird auf diese Weise gleichzeitig das erhöhte Risiko der Kinder zutage gefördert. Sollen diese auch informiert werden? Wenn ja, wann und von wem? Auch im Bereich onkologischer Krankheitsrisiken mit dem zuverlässigen Nachweis von **Genmutationsträgern** und im Angebot von Biomarkern für Prädisposition, Krankheitsverlauf und Therapiewirksamkeit ist das familiäre Bewältigungspotenzial zusätzlich herausgefordert: Wie werden solche genetischen Risiken und Prädispositionen in der Familie kommuniziert? Wer wird mit Kindern und Jugendlichen sprechen, die selbst Genmutationsträger sind, und wann ist der richtige Zeitpunkt dafür?

14.1.5 Kinder krebskranker Eltern

Die Krebserkrankung eines Elternteils ist für ein Kind ein einschneidendes Erlebnis. Ca. 200.000 Kinder sind in Deutschland jährlich davon betroffen. Manche von ihnen entwickeln altersabhängige Verhaltenssymptome: Daumenlutschen, Trennungsängste, Bettnässen, Einschlafstörungen, Aggressionen. Möglich sind auch somatoforme Schmerzen (Kopf und Bauch), Konzentrationsstörungen mit Lernschwierigkeiten oder Schulversagen, Rückzug von Freunden und Hobbys. Jüngere Kinder reagieren öfter mit Verhaltensänderungen, während Adoleszente sich „cool" geben wollen.

14.1.6 Problem Fatigue

Fatigue äußert sich in starker Müdigkeit und Erschöpfung, vermindertem Leistungsvermögen und Muskelschwäche. Betroffen sind insbesondere Patienten in Bestrahlung oder Chemotherapie. Ca. 30–40 % leiden auch nach Abschluss der Behandlungsphase unter **chronischer Fatigue.**

Auch wenn es Überschneidungen mit depressiven Symptomen gibt, gilt Fatigue als eigenes Syndrom. Zugrunde liegt wahrscheinlich ein komplexes Wechselspiel zwischen Tumorerkrankung, Chemo- und Radiotherapie, Tumoranämie, weiteren Begleiterkrankungen, Reaktionen des Immunsystems und psychischen Verarbeitungsprozessen.

14.2 Psychosomatische Grundversorgung

14.2.1 Mitteilen der Diagnose

> ▶ **Fallbeispiel (Fortsetzung)**
>
> Die behandelnde Ärztin fragt den Patienten Herrn M., ob es in Ordnung sei, wenn seine Ehefrau am Gespräch teilnähme. Er stimmt zu. Herr M. hat vor 5 Jahren das Rauchen aufgegeben, weil er miterlebt hat, wie ein jüngerer Kollege und Freund „aus heiterem Himmel" an **Lungenkrebs** erkrankte und nach kurzer Zeit daran verstarb. Besonders hat ihn belastet, dass der Kollege erstickt sei.
>
> Die stationäre Aufnahme und das Warten auf die Untersuchungsergebnisse machen Herrn M. große Angst, er möchte am liebsten mit niemandem reden und weglaufen. Er schläft sehr unruhig und wacht schweißgebadet auf. Er denkt oft an den verstorbenen Kollegen und fragt sich, ob auch er Lungenkrebs hat und ob auch er daran sterben wird. Auch Frau M. hat Angst, dass ihr Mann Krebs hat. Sie versucht, sich nichts anmerken zu lassen, um ihren Mann zu schonen. Die Zeit seit dem ersten Krankheitsverdacht ist für sie sehr anstrengend. Einerseits versucht sie, vor ihrem Mann Stärke zu zeigen, andererseits zerreißt sie die Angst geradezu. Bald stellen sich auch wirtschaftliche Sorgen ein. Was geschieht, wenn ihr Mann nicht mehr arbeiten kann? Nachdem die Ärztin beiden mitgeteilt hat, dass ihr Mann Lungenkrebs hat, versucht die Frau, ihre Fassung zu bewahren. Sie fragt nach den Behandlungsmöglichkeiten. Vielleicht versucht sie, von der Angst abzulenken, ihren Mann ihre Angst nicht spüren zu lassen.
>
> Die Stationsärztin war, bevor sie das Ergebnis der Biopsie las, noch davon ausgegangen, dass eher eine chronische Bronchitis vorlag. Vor dem Gespräch überlegt sie, was sie dem Ehepaar mitteilen will. Sie will die Hoffnung auf ein Überleben erhalten. Sie will den Fokus auf die Erörterung von Behandlungsmöglichkeiten richten und darauf, dass es Möglichkeiten gibt, die zu erwartenden Nebenwirkungen erträglich zu machen. Dies alles soll in möglichst einfachen, verständlichen Worten geschehen. Keinesfalls will sie sich jetzt auf eine Erörterung der Lebensaussichten einlassen, so sehr das Ehepaar sie auch bedrängen mag. Sie will ehrlich sein und sagen, dass es dafür noch weitere Untersuchungen und den Verlauf der Behandlung abzuwarten bedarf. Sie will Hoffnung vermitteln, die ja trotz der schwerwiegenden Diagnose auch noch gegeben ist.
>
> Im Gespräch teilt sie ohne Umschweife die Befunde mit. Dabei bleibt sie sachlich und zugewandt. Sie versucht, den ersten Schock zu lindern, indem sie Vertrauen in die Be-

Psychoonkologie

handlungsmöglichkeiten stärkt. Sie vermeidet Fremdwörter und erklärt dem Ehepaar die erwartete Wirkungsweise so genau wie möglich.

Herrn M. fällt es schwer, den Ausführungen der Ärztin zu folgen. Er fühlt sich wie betäubt. Gegen Ende des Gesprächs fragt er, ob er jetzt **sterben** muss. Die Ärztin ist von seiner Direktheit überrascht. Durch einfühlsames Nachfragen erfährt sie von dem qualvollen Tod des Arbeitskollegen und versteht den Hintergrund der Frage. Einfühlsam geht sie auf die Ängste des Patienten ein und versichert ihm, dass alles getan werden wird, Schmerzen und Leiden zu lindern. ◄

Aufklärung einer Krebspatientin über ihre Diagnose

Das Aufklärungsgespräch orientiert sich am **SPIKES-Schema** (Baile et al. 2000):
1. Vorbereitung (**S** = setting)
2. Einleitung des Gesprächs (**P** = patient's perception)
3. Informationsbedürfnis klären (**I** = information need)
4. Informationen vermitteln (**K** = provide knowledge)
5. Empathisches Eingehen auf die emotionalen Reaktionen (**E** = responding to the emotions with empathy)
6. Abschluss des Gespräches: Zusammenfassung, Ausblick, weitere Schritte (**S** = summary)

1. Vorbereitung
   Bereiten Sie das Gespräch **sorgfältig vor:** Liegen alle Untersuchungsergebnisse vor? Gibt es einen Plan für die Behandlung, für Kontrolluntersuchungen oder weitere diagnostische Schritte? Was möchte ich konkret mitteilen? Womit fange ich an?
2. Einleitung des Gesprächs
   Begrüßung: Wie geht es der Patientin heute? Ist der Patientin ein Gespräch jetzt körperlich und psychisch zuzumuten? Benennen Sie das Anliegen des Gesprächs und den **Zeitrahmen:** „Ich möchte mit Ihnen die Ergebnisse der Untersuchungen besprechen". „Wir haben etwa eine halbe Stunde Zeit".
   Wie nimmt die Patientin gegenwärtig ihre Krankheit wahr? Sind Sie und die Patientin auf dem gleichen Informationsstand? „Was wissen Sie über Ihre Krankheit?" Fassen Sie die vorangegangen Untersuchungsschritte und evtl. Behandlungen zusammen und leiten Sie zur jetzigen Situation über. Ermutigen Sie die Patientin, Fragen zu stellen.
   Sorgen Sie für eine ruhige Umgebung, eine ungestörte Gesprächsatmosphäre und ausreichend Zeit. Bringen Sie ein Schild „Bitte nicht stören" an.
   Besprechen Sie mit der Patientin, ob **Familienangehörige** dabei sein sollen.
3. Informationsbedürfnis berücksichtigen
   Erfragen Sie den **Informationswunsch** und die **Behandlungsvorstellungen** der Patientin (und der Familienangehörigen). Wie viele und welche Informationen braucht die Patientin? „Wenn ich Ihnen zu viel oder zu wenig erzähle sagen Sie es bitte sofort."
4. Informationen vermitteln
   Passen Sie Ihre Informationen der Sprache der Patientin an. Benutzen Sie Bilder für komplexe Informationen (manchmal sogar Grafiken oder Modelle). Knüpfen Sie an Alltagserfahrungen der Patientin an.
   Tabuisieren Sie das Wort „**Krebs**" nicht, aber beobachten Sie die Reaktion der Patientin und passen Sie Ihre Wortwahl der Reaktion an.
   Informieren Sie die Patientin ausführlich über die Erkrankung und die Therapieoptionen. Kommentieren Sie die Statistiken und betonen Sie den individuellen Krankheitsverlauf. Gliedern Sie die Informationen thematisch, z. B. „Ich erzähle Ihnen nun etwas über die Behandlungsmöglichkeiten...".

5. Empathisches Eingehen auf die emotionalen Reaktionen
Greifen Sie **emotionale Reaktionen** der Patientin und der Familienangehörigen auf: „Es ist verständlich, dass Sie das sehr bedrückt und ratlos macht." Weichen Sie bei emotional schwierigen Situationen nicht sofort auf die Sachebene („Fakten") aus.
Lassen Sie immer **Hoffnung** zu, auch in scheinbar „hoffnungslosen" Situationen. Sichern Sie verlässliche, kompetente und bestmögliche Behandlung z. B. gegen Schmerzen zu. Geben Sie der Patientin das Gefühl, dass sie nicht aufgegeben wird, wecken Sie jedoch **keine falschen Hoffnungen**.

> **Wichtig**
>
> Für die **emotionale Unterstützung** von Patienten und Bezugspersonen ist eine Orientierung
> an folgendem 5-stufigem Schema hilfreich:
> 1. Emotionen benennen: vorsichtig, fragend, als Angebot formuliert, eventuell im Konjunktiv
> 2. Eigenes Verständnis prüfen: weiterfragen, aktiv zuhören, Pausen machen
> 3. Wertschätzung für die Situation und den Versuch, diese zu bewältigen: verbal und/oder nonverbal durch Mimik, Veränderung der Sitzposition, evtl. Berührung
> 4. Ernst gemeinte und machbare Unterstützung anbieten
> 5. Wenn passend, vertieftes Nachfragen
> 6. Abschluss des Gespräches, Möglichkeit der Fortsetzung oder Wiederholung

6. Weiterer Verlauf
Überprüfen Sie, ob die Patientin Sie verstanden hat. **Bieten Sie ein weiterführendes Gespräch an:** „Wenn Sie jetzt keine Fragen mehr haben, können wir das Gespräch beenden. Ich kann mir vorstellen, dass Ihnen danach noch vieles durch den Kopf geht. Wir können gern heute Abend (morgen früh) nochmal darüber sprechen." Vereinbaren Sie einen Termin. Informieren Sie die Patientin, dass sie sich im Notfall an das Pflegepersonal oder an den diensthabenden Arzt wenden kann.

Informieren Sie alle an der Behandlung **Beteiligten** (ärztliches und pflegerisches Fachpersonal, Fachkräfte für Krankengymnastik u. a.) über den Therapieplan. Berücksichtigen Sie **Rückmeldungen** vonseiten des Pflegepersonals.

Akzeptieren Sie die Patientin auch, wenn sie ihr Leiden nicht wahrhaben will. Begreifen Sie Aggression als Ausdruck von Verzweiflung und Mittel zur Abwehr der Bedrohung und zur Krankheitsverarbeitung.

Informieren Sie Drittpersonen erst nach Rücksprache mit der Patientin, wenn möglich gemeinsam mit der Patientin.

Wenn notwendig, **sprechen Sie nach dem Gespräch** mit der Patientin **mit einem Kollegen** über den Gesprächsverlauf und über ihre eigenen Gefühle.

> **Wichtig**
>
> Die Kunst der **Informationsvermittlung** besteht darin, vor dem Gespräch zu entscheiden, welche Informationen der Patient aus Sicht des Arztes unbedingt benötigt, und die Vermittlung der übrigen Informationen vom Befinden und den Informationsbedürfnissen des Patienten abzuleiten.

▶ **Fallbeispiel Fortsetzung**
Die Chemotherapie musste nach 2 Monaten wegen starker Nebenwirkungen, v. a. Übelkeit und Erbrechen, Appetitlosigkeit, Gewichtsverlust und schlechtem Allgemeinzustand, abgebrochen werden. Der Patient ist ein halbes Jahr später im Kreise seiner Familie verstorben. Während dieser Zeit wurde er im Rahmen einer ambulanten **Palliativbehandlung** von seinem vertrauten und geschätzten Hausarzt begleitet. ◀

Psychoonkologie

Stufen psychoonkologischer Begleitung nach der Diagnosemitteilung

1. **Information und Beratung (Psychoedukation).** Diese erste Stufe sollte jedem Patienten nach der Diagnose einer Krebserkrankung im Rahmen einer psychosomatischen Grundversorgung angeboten werden, als Einzelberatung oder gemeinsam mit engsten Angehörigen (z. B. Partner). Ängste und depressive Reaktionen sind häufige Reaktionen auf die Diagnose. Den Patienten und die Angehörigen zu informieren und zu begleiten erfordert keine psychotherapeutische Kompetenz. Der behandelnde Arzt (Hausarzt oder Onkologe) ist hier unverzichtbar. Meist in späteren Stadien profitieren viele auch von Selbsthilfegruppen.
2. **Symptomorientierte Maßnahmen.** Bei Schmerzen, Erschöpfung, Übelkeit oder Erbrechen gibt es neben somatischen Maßnahmen ein breites Spektrum an psychologischen Interventionsmöglichkeiten: Progressive Muskelentspannung, Autogenes Training, Hypnose, Tiefenatmung, Meditation, Biofeedback, passive Entspannung und geleitete Imagination (Phantasiereisen).
3. **Psychonkologische Betreuung.** Der behandelnde Arzt sollte über psychosoziale Unterstützungsangebote informieren. Dazu gehören neben Mal- und Gestaltungstherapie, Musiktherapie und imaginativen Verfahren auch kognitiv-behaviorale, psychodynamische oder systemische Behandlungsansätze und Gesprächspsychotherapie, meist als Einzel- Paar- und Familientherapie, selten in der Gruppe. Je nach Problem können einzelne Elemente oder eine Kombination der Behandlungsverfahren zum Einsatz kommen. Eine psychoonkologische Intervention ist umso erfolgreicher, je mehr sie auf die Probleme des Patienten/der Familie, den Krankheitsverlauf und die psychischen und sozialen Ressourcen abgestimmt ist.

In einigen Kliniken steht ein psychoonkologischer Konsil- und Liaisondienst zur Verfügung, der die psychotherapeutische Behandlung übernimmt und in Fortbildungen Ärzte und Pflegepersonal beim Erwerb der psychoonkologischen Basiskompetenz unterstützt.

Bei einer mittelschweren bis schweren Angststörung, einer Depression oder einer psychotischen Dekompensation, z. B. unter Kortison oder Chemotherapie, ist eine zeitlich begrenzte psychopharmakologische Behandlung notwendig.

14.3 Psychotherapie bei Krebs

Eine psychotherapeutische Behandlung durch ärztliche oder psychologische Psychotherapeutinnen ist indiziert bei:
— Ängsten und depressiven Reaktionen nach Diagnosemitteilung oder im Rahmen der Therapie,
— Suizidalität (s. ▶ Kap. 8 Depressive Störungen),
— psychovegetativen Reaktionen wie verstärkter Übelkeit, Schwäche und Müdigkeit, Schlaf- und Konzentrationsstörungen (Fatigue-Syndrom),
— psychischen Beeinträchtigungen und Konflikten in der Partnerschaft durch chirurgische Eingriffe, z. B. nach Brustamputation bei Mammakarzinom oder bei erektiler Dysfunktion nach chirurgischem Eingriff bei Prostata- oder Hodenkarzinom,
— Vermeidung der Öffentlichkeit bei Gesichts- und Kehlkopfoperierten,
— Persönlichkeitsstörungen, die durch die Krebserkrankung verstärkt wurden,
— schon länger bestehenden seelischen Erkrankungen, die die traumatisierende Wirkung der Diagnosemitteilung

verstärken und die Anpassung an die Krankheitssituation erschweren,
- körperlich nicht erklärbaren Schmerzsyndromen, die trotz symptomatischer Maßnahmen über längere Zeit anhalten,
- Posttraumatischer Belastungsstörung (s. ▶ Kap. 12 Traumafolgestörungen), z. B. nach komplikationsreicher Knochenmarktransplantation.

Die Wirksamkeit psychoedukativer und psychotherapeutischer Behandlungsverfahren zur Verbesserung des emotionalen Befindens und der Lebensqualität ist gesichert. Auch konnte gezeigt werden, dass mit kognitiv-behavioralen Techniken und Imaginationsverfahren Schmerzzustände sowie Übelkeit und Erbrechen als Begleitsymptomatik der Chemotherapie beeinflusst werden können. Der Einfluss der Psychotherapie auf den Krankheitsverlauf und die Überlebenszeit ist wahrscheinlich sehr gering und bisher noch nicht überzeugend nachgewiesen.

14.4 Sterbebegleitung

Belastende Aspekte der Kommunikation mit Tumorpatienten sind:

Das ärztliche Gespräch ist schwer, wenn dem Patienten keine Therapiemöglichkeiten mehr angeboten werden können. Sowohl beim Patienten als auch beim Arzt breiten sich Gefühle der Ohnmacht und Hilflosigkeit aus (Syndrom der „leeren Hände"). Dazu sagt die Krebspatientin Paula in Irvin D. Yaloms *Die Reise mit Paula:* „Warum begreifen die Ärzte nicht die Bedeutung ihrer schieren Gegenwart? Warum können sie nicht erkennen, dass gerade der Augenblick, in dem sie sonst nichts mehr zu bieten haben, der Augenblick ist, in dem man sie am nötigsten hat?"

Hoffnung wird meistens mit einem positiven Ziel assoziiert und auf eine Erfolgsorientierung, z. B. auf die Formulierung „mit günstiger Prognose", reduziert. Es scheint so, als würde Misserfolg Hoffnung ausschließen. Hoffnung zu geben ist jedoch eine wesentliche Dimension der Arzt-Patient-Beziehung. Krebskranke, deren Hoffnung auf Heilung und Genesung enttäuscht wird, sind nicht hoffnungslos. Die Hoffnung zu überleben tritt zurück, andere Hoffnungen, z. B. auf einen friedlichen Tod, auf eine Versöhnung mit zerstrittenen Familienangehörigen, oder Wünsche, z. B. den neuen Enkel zu sehen, gewinnen an Bedeutung. Manche Sterbende zeigen in dieser Extremsituation ein neues Gleichgewicht mit Ruhe, Weisheit und Humor. Für die Entfaltung dieser Fähigkeiten ist eine respektvolle und empathische Begleitung hilfreich. Der Sterbende will nicht alleingelassen werden.

Dem Arzt muss klar sein, dass er bei der Sterbebegleitung eine intensive Bindung mit dem Patienten eingeht. Frühere Erfahrungen mit verstorbenen nahestehenden Menschen leben wieder auf. Jeder Arzt sollte seine Verletzlichkeiten kennen. Ärzte, die sich mit eigenen Traumata und Verlusten auseinandergesetzt haben, sind in der Lage, sich einzufühlen und ihre eigenen Grenzen zu erkennen. Sie können nachvollziehen, was es bedeutet, dem eigenen Tod entgegenzugehen.

Zitierte Literatur

Stein B, Fritzsche K, Kochinki N (2003) Krisenintervention in der Onkologie. In: Riecher-Rössler A, Stiglitz RD (Hrsg) Psychiatrisch-psychotherapeutische Krisenintervention. Hogrefe, Göttingen

Baile WF et al. (2000) SPIKES – A six-step protocol for delivering bad news: application to the patient with cancer. Oncologist 5:302–311

Yalom YD (2000) Die Reise mit Paula. Bertelsmann, München

Weiterführende Literatur

Tschuschke V (2011) Psychoonkologie. Psychologische Aspekte der Entstehung und Bewältigung von Krebs. Schattauer, Stuttgart

Holland JC, Breitbart WS, Jacobsen PB, Loscalzo MJ, McCorkle R, Butow P (Hrsg) (2015) Psycho-Oncology, 3. Aufl. Oxford University Press, Oxford

Weis J, Brähler E (2013) Psychoonkologie in Forschung und Praxis. Schattauer, Stuttgart

Deutsche Krebsgesellschaft, Deutsche Krebshilfe, AWMF (2014) Leitlinienprogramm Onkologie: Psychoonkologische Diagnostik, Beratung und Behandlung von erwachsenen Krebspatienten. ▶ http://www.awmf.org/leitlinien/detail/ll/032-051OL.html

Literaturverzeichnis

Abbildung 14.1 entstammt Abbildung 13.1 Multifaktorielle Karzinogenese aus

Hürney C (2003) Psychische und soziale Faktoren in Entstehung und Verlauf maligner Erkrankungen. In: von Uexküll: Psychosomatische Medizin, 2003; 6.Auflage Urban & Fischer Verlag München, S. 1015

Abbildungslegende

Abb. 14.1 Karzinogenese

Abb. 14.2 Individuelle Verarbeitung der Diagnose Krebs

Psychokardiologie am Beispiel Herzinfarkt

Kurt Fritzsche

Inhaltsverzeichnis

15.1 Psychosoziale Faktoren bei Entstehung, Verlauf und Bewältigung eines Herzinfarktes – 180
15.1.1 Psychische Belastungsfaktoren – 180
15.1.2 Berufliche Belastungsfaktoren – 180
15.1.3 Depression und Koronare Herzkrankheit – 181
15.1.4 Geschlechtsspezifische Aspekte der Koronaren Herzerkrankung – 182

15.2 Diagnose Herzinfarkt – 182
15.2.1 Psychische Reaktionen nach der Diagnosestellung (ICD-10:F 43) – 182
15.2.2 Krankheitsverarbeitung (Coping) – 183

15.3 Psychosomatische Grundversorgung – 183
15.3.1 Akutphase – 183
15.3.2 Postinfarktphase – 184
15.3.3 Sexualität und Koronare Herzkrankheit – 184

15.4 Interventionen nach Herzinfarkt – 184

15.5 Psychotherapie nach Herzinfarkt – 185

15.6 Psychopharmaka – 185

15.7 Weitere häufige Herzerkrankungen und ihre psychosozialen Aspekte – 185

Literatur – 187

© Springer-Verlag GmbH Deutschland, ein Teil von Springer Nature 2020
K. Fritzsche und M. Wirsching (Hrsg.), *Basiswissen Psychosomatische Medizin und Psychotherapie*,
https://doi.org/10.1007/978-3-662-61425-9_15

Einleitung

Als Koronare Herzerkrankung (KHK) bezeichnet man die Unterversorgung des Herzens mit Sauerstoff aufgrund einer zunehmenden Verengung der Herzkranzarterien (Angina pectoris) bis zum vollständigen Gefäßverschluss mit Ausbildung eines Herzinfarktes. Die Folgen des Gewebeuntergangs beim Herzinfarkt sind Störungen der kardialen Pumpfunktion mit Herzinsuffizienz und Herzrhythmusstörungen bis zum plötzlichen Herztod.

Neben den bekannten Risikofaktoren wie Hypertonie, erhöhten Serumwerten für LDL-Cholesterin und Triglyceride, Diabetes mellitus, Rauchen, Übergewicht, Bewegungsmangel und genetischen Faktoren hat auch psychosozialer Stress in Wechselwirkung mit somatischen Risikofaktoren einen entscheidenden Anteil bei Entstehung und Verlauf der Koronaren Herzerkrankung. Durch Änderung des individuellen Lebensstils ließe sich das Risiko für einen Herzinfarkt um 80 % verringern. Nach einem Herzinfarkt erfüllen ca. 20 % der Patienten die Diagnosekriterien für eine behandlungsbedürftige Depression oder Angststörung und haben dadurch ein um das 2- bis 4-Fache erhöhtes Mortalitäts- und Reinfarktrisiko. Im Rahmen der biopsychosozialen Anamnese kann der Arzt psychosoziale Risikofaktoren wie anhaltenden Ärger und Feindseligkeit, vitale Erschöpfung, soziale Isolation, Unzufriedenheit und Überlastung am Arbeitsplatz feststellen. Behandlungsmaßnahmen umfassen die Stärkung des Selbstwertgefühls, die Reduzierung von Angst und Misstrauen und die Unterstützung bei der Änderung des Lebensstils (Ernährung, körperliche Aktivität, Raucherentwöhnung und Stressreduktion).

▶ **Fallbeispiel**

Herr S. ist 50 Jahre alt, verheiratet und hat 3 Töchter. Seit 5 Jahren leidet er unter thorakalen Beschwerden. **Risikofaktoren** sind hoher Blutdruck, erhöhte Blutfette, Adipositas und Rauchen. Seine Risikofaktoren sind nur unzureichend behandelt, Arztkontakte werden vermieden. Vor 4 Wochen hat er einen akuten Hinterwandinfarkt erlitten. ◀

15.1 Psychosoziale Faktoren bei Entstehung, Verlauf und Bewältigung eines Herzinfarktes

Alle folgenden aufgeführten psychosozialen Belastungsfaktoren waren in mehreren Studien mit einem **2- bis 3-fach erhöhten Risiko** für eine Koronare Herzerkrankung und einen Herzinfarkt verbunden.

15.1.1 Psychische Belastungsfaktoren

Zu den psychischen Belastungsfaktoren gehören:
— negative Bindungserfahrung in der Kindheit,
— Selbstwertproblematik,
— chronische Partnerschaftskonflikte,
— Feindseligkeit,
— soziale Isolation,
— vitale Erschöpfung,
— Depressivität.

15.1.2 Berufliche Belastungsfaktoren

Berufliche Belastungsfaktoren sind:
— übersteigerte **Verausgabungsbereitschaft** mit Unterschätzung der Anforderungen und Überschätzung der eigenen Kraft mit dem Bedürfnis nach Geltung und Anerkennung,
— hohe berufliche Anforderungen bei gleichzeitig **geringer Kontrolle** und Entscheidungsspielraum über die Arbeitsaufgabe und das Ergebnis,

Psychokardiologie am Beispiel Herzinfarkt

Tab. 15.1 Zusammenhang zwischen Depression und kardiovaskulären Erkrankungen

Depression		
HPA-Achse[a]	Sympathovagale Dysregulation	Verändertes Gesundheitsverhalten
Hyperkortisolämie Erhöhte Blutfette Adipositas Insulinresistenz Diabetes mellitus	Gestörte Endothelfunktion Arrhythmien Vasokonstriktion Hypertonie	Non-Compliance, z. B. Medikamente, Rauchen, geringe Aktivität, ungesunde Ernährung

[a]HPA = Hypothalamus-Hypophysen-Nebennierenrinden-Achse

- hohe Verausgabung bei **niedriger Belohnung** durch Geld, Achtung, Arbeitsplatzsicherheit und Aufstiegschancen,
- Fehlen guter Beziehungen am Arbeitsplatz.

▶ **Fallbeispiel (Fortsetzung)**

Psychosoziale Anamnese
Die Mutter erkrankte, als der Patient 4 Jahre alt war, an einem Krebsleiden und ist im 12. Lebensjahr des Patienten nach langer Krankheit verstorben. Auch heute noch wird sie vom Patienten vermisst. Der Vater hatte wenig emotionales Verständnis für die Bedürfnisse des Jungen gezeigt („nur Leistung zählt"). Nach dem Herzinfarkt wird er vom Patienten als verständnislos und entwertend („fauler Hund!") erlebt.
Der Patient absolvierte eine Ausbildung zum Autoschlosser. Er hat sich bis zuletzt beruflich sehr verausgabt („unentbehrlich"), bei geringer Gegenleistung. Die Arbeit hat er als unterwertig empfunden („nur malochen, malochen").
Regelmäßig ärgerte er sich, hatte wiederholte Wutausbrüche, die auch zu Konflikten am Arbeitsplatz und in der Familie geführt hatten. Zustände von starker innerer Spannung und Gereiztheit versuchte er mit übermäßigem Essen und Alkoholabhängigkeit zu kompensieren. ◀

> **Wichtig**
> Psychosoziale Faktoren wie niedriger sozialer Status, akuter und chronischer Stress, Depression und Angst sind mit einem erhöhten kardiovaskulären Erkrankungsrisiko und mit einem ungünstigeren Verlauf nach Krankheitseintritt verbunden.

15.1.3 Depression und Koronare Herzkrankheit

Depression ist ein unabhängiger Risikofaktor bei der Entwicklung und dem Verlauf einer Koronaren Herzerkrankung (KHK). 25–30 % der Betroffenen erfüllen nach einem Herzinfarkt die Kriterien einer depressiven Störung und haben ein 2- bis 3-fach erhöhtes Mortalitätsrisiko. Den Zusammenhang zwischen Depression und kardiovaskulären Erkrankungen zeigt Tab. 15.1.

15.1.3.1 Typ-D-Persönlichkeit

Negative Affekte und soziale Kontakthemmung (**„soziale Inhibition"**) beschreiben das „Typ-D-Persönlichkeitsmuster". D steht für Distress. Die negativen Affekte umschreiben Verärgerung, Ängstlichkeit, schnelle Reizbarkeit und düstere Stimmung. Die soziale Inhibition äußert sich im Rückzug von anderen Menschen und in einem fehlenden

Selbstvertrauen. Dieses Muster ist mit einer erhöhten kardialen Sterblichkeit bei KHK verknüpft.

Das **Zusammenwirken psychischer, sozialer und somatischer Risikofaktoren** lässt sich folgendermaßen beschreiben:

Durch eine Häufung negativer Erfahrungen in der **Kindheit** entstehen eher ängstliche oder misstrauische Interpretations- und Verhaltensmuster. Dies führt zu **Stressreaktionen** in zwischenmenschlichen Beziehungen. Eine langanhaltende Dysbalance der Stresssysteme verstärkt die **depressive Symptomatik** und fördert einen ungesunden Lebensstil wie Rauchen, ungesunde Ernährung, körperliche Inaktivität und Stressexposition. Andererseits stellt die Depression ihrerseits einen anhaltenden internen Stressor dar, der über eine Aktivierung des **Immunsystems**, der **Blutgerinnung** und Proliferationen am **Gefäßendothel** die Entstehung einer Koronaren Herzerkrankung beeinflusst (s. ◘ Tab. 15.1).

Psychische Spannungen werden mit erhöhtem **Nikotinabusus** und vermehrtem Essen zu lindern versucht. **Negative Beziehungserfahrungen** und berufliche Enttäuschungen werden als **Retraumatisierung** erlebt und lösen Depressivität und unterdrückte **Feindseligkeit** aus. Das Zusammenwirken dieser somatischen und psychosozialen Risikofaktoren erhöht die Wahrscheinlichkeit, an einem frühen Herztod zu sterben.

> **Wichtig**
>
> Ausgeprägte akute Stresssituationen (z. B. Angst, Ärger, Trauer) sind in der Lage, über die akute Antwort der Stresshormone, des Immunsystems und des Gerinnungssystems Plaquerupturen zu begünstigen und einen Herzinfarkt auszulösen.

15.1.4 Geschlechtsspezifische Aspekte der Koronaren Herzerkrankung

Das Manifestationsalter bei Frauen steigt nach der Menopause zunächst moderat, in den hohen Altersgruppen (ab 75 Jahren) dann exponentiell an. Die Post-Infarkt-Mortalität ist vor allem bei jüngeren Frauen höher als bei Männern. Ursache ist vermutlich eine **Doppelbelastung** in Beruf und Familie. Zusätzliche psychosoziale Stressoren bei Frauen sind daher Partnerschaft, Kinder, Enkel und andere geschlechtsspezifische Rollenerwartungen.

15.2 Diagnose Herzinfarkt

Obwohl viele den Herzinfarkt „wie aus heiterem Himmel" erleben, hat ein Viertel der Betroffenen uncharakteristische **Warnsignale**, die jedoch meistens ignoriert werden. Dazu zählen Müdigkeit, Leistungsschwäche, Konzentrationsstörungen, Schwindel, Schlafstörungen, Angst und ein Krankheitsgefühl. Diese Symptome werden unter dem Begriff **„vitale Erschöpfung"** zusammengefasst.

15.2.1 Psychische Reaktionen nach der Diagnosestellung (ICD-10:F 43)

Bei ca. 30 % der Patienten bestehen in den ersten Tagen und Wochen nach akutem Herzinfarkt Angstzustände und depressive Symptome. Auslöser dieser psychischen Reaktionen sind eine Labilisierung des Selbstwertgefühls, die Angst vor kardialen Komplikationen, vor Verlust der körperlichen Integrität, vor Verlust des Arbeitsplatzes und vor sozialem Abstieg, die Abhängigkeit von ärztlichem und pflegerischem Fachpersonal und die Abwehr von aggressiven Impulsen.

Angst

Die Angst ist das bedeutsamste psychische Symptom während der Akutphase. Die Angst kann sich bis zur Panik mit Gefühlen der tödlichen Bedrohung steigern. Die Angst äußert sich in zitternder Stimme, ängstlichem Gesichtsausdruck, anklammerndem Verhalten, häufigem Nachfragen und misstrauischem Kontrollieren. Ursachen der Angst sind fortbestehende Angina-pectoris-Beschwerden, bedrohliche Phantasien über Ursache und Konsequenzen des Herzinfarkts, Kontrollverlust, Abhängigkeit von medizinischen Geräten, Angst vor bleibenden Schäden und Beeinträchtigungen.

Depressivität

Eine depressive Person wirkt verlangsamt, interesselos, oft zurückgezogen. Hinter einer stillen Unauffälligkeit verbirgt sich eine Hoffnungslosigkeit bis zur Selbstaufgabe. Diese Symptomatik wird in der Hektik der Akutkrankenhäuser oft nicht erkannt. Die American Heart Association (AHA) empfiehlt daher ein Screening zunächst mittels zweier Screening-Fragen, bezogen auf die letzten 4 Wochen.

> **Wichtig**
>
> Screening-Fragen für Depression:
> 1. „Haben Sie sich im letzten Monat häufig niedergeschlagen, traurig, bedrückt oder hoffnungslos gefühlt?"
> 2. „Hatten Sie im letzten Monat deutlich weniger Interesse und Lust an Dingen, die Sie sonst gerne tun?"

Wenn beide Fragen bejaht werden, dann besteht mit hoher Wahrscheinlichkeit eine behandlungsbedürftige Depression (s. ▶ Kap. 8 „Depressive Störungen").

Ursachen sind neben einer unspezifischen Reaktion auf die Erkrankung vor allem das Gefühl der Hilflosigkeit, abgewehrte aggressive Impulse wie Wut und Ärger, die gegen sich selbst gerichtet werden, vorangegangene berufliche und/oder private Kränkungen oder eine depressive Persönlichkeitsstruktur.

15.2.2 Krankheitsverarbeitung (Coping)

Verdrängung und Verleugnung der lebensbedrohlichen Diagnose hat zunächst das Ziel, Angst zu mindern und die psychische Funktionsfähigkeit wieder herzustellen (s. ▶ Abschn. 1.3 „Krankheitsverarbeitung (Coping)"). Dies hat z. B. nach der Diagnose einer Krebserkrankung in den ersten Wochen und Monaten auch einen stabilisierenden Effekt. Bei der Koronaren Herzerkrankung ereignen sich aber 50 % der Todesfälle in den ersten 4 Stunden nach dem Infarkt.

Verleugnung beim Herzinfarkt ist deshalb mit folgenden Konsequenzen verbunden:
- Fachärztliche Hilfe wird zu spät in Anspruch genommen.
- Angina-pectoris-Symptomatik wird nicht erkannt und nicht ernst genommen.
- Verordnete Bettruhe wird nicht eingehalten.
- Informationen über die Entstehung von Herzinfarkt und die konsequente Durchführung späterer Therapie- und Rehabilitationsmaßnahmen werden nur selektiv aufgenommen.

Das durch die Verleugnung kurzfristig bessere emotionale Empfinden wird nach einem Jahr mit einer schlechteren Compliance, häufigerer Rehospitalisierung und einer erhöhten Sterblichkeitsrate erkauft.

15.3 Psychosomatische Grundversorgung

15.3.1 Akutphase

In der Akutphase befindet sich der Patient in einer **Ambivalenz** zwischen Bestrebungen nach Unabhängigkeit und hypochondrischen Befürchtungen. Die ängstliche Seite und der Wunsch nach Regression werden durch ein dominantes und expansives Auftreten abgewehrt, um die „Führung" nicht abgeben zu müssen.

> **Wichtig**
> Die Ärztin versucht, die Ambivalenz des Patienten zu verstehen und anzunehmen, indem sie ihm **beide Seiten spiegelt:**
> „Sie sind immer gewohnt gewesen, Ihr Leben im Griff zu haben und selbst zu bestimmen. Nun sind Sie von Ärztinnen, Pflegekräften und Apparaten abhängig und vielleicht empfinden Sie zum ersten Mal in Ihrem Leben so etwas wie Angst und Ohnmacht. Wenn Sie möchten, können Sie mir gern mehr über Ihre Gedanken und Gefühle mitteilen.
> Wie ging es Ihnen denn seelisch, als Sie von der Herzkrankheit erfuhren? Ich könnte mir vorstellen, und so kenne ich es auch von anderen Patienten, dass man nach so einer Diagnose erstmal ziemlich geschockt sein kann."
> Die Ärztin informiert den Patienten über die Behandlungsziele und den Behandlungsplan sowie über Techniken der Verminderung von Unsicherheit und Angst (s. ▶ Kap. 9 „Angst- und Zwangsstörungen"). Je nach Informationsbedürfnis des Patienten wird auch über potenzielle Auslöser des Herzinfarkts gesprochen:
> „Ein Infarkt kommt selten aus heiterem Himmel. Was haben Sie in letzter Zeit durchmachen müssen?"

15.3.2 Postinfarktphase

Die Notwendigkeit zur Schonung und die nur langsam wieder einsetzende Belastbarkeit erleben viele Betroffene als schwer zu ertragende Passivität. Ihr Leben war bisher auf Selbstbestätigung durch Leistung ausgerichtet und nicht mit einer längeren Bettruhe und Schonung vereinbar. Dadurch zeigen diese Patientinnen bald wieder die Tendenz, in ihre alten Lebens- und Arbeitsweisen, z. B. in Bezug auf Rauchen, Ernährung, Überstunden zurückzufallen.

15.3.3 Sexualität und Koronare Herzkrankheit

Viele Patienten und ihre PartnerInnen haben Sorge, dass die körperliche Belastung durch den Sexualakt den Kranken gefährdet. Männer sind häufig verunsichert, was ihre Potenz betrifft, vor allem dann, wenn sie Medikamente nehmen müssen, welche vermeintlich die Sexualität stören können (z. B. Betablocker). Das aktive Ansprechen der Sexualität durch den Arzt entlastet den Patienten und zeigt das Interesse an seiner zukünftigen Lebensqualität (s. ▶ Kap. 16 „Störungen der Sexualität"). Das Gesprächsangebot wird meist gern angenommen. Ausführliche Empfehlungen bzgl. sexueller Aktivität bei kardiovaskulären Erkrankungen veröffentlichte die American Heart Association (AHA).

15.4 Interventionen nach Herzinfarkt

Multimodale Interventionen umfassen medikamentöse, edukative, sport- und bewegungstherapeutische sowie psychosoziale Therapieansätze wie unterstützende und motivierende Gespräche und Stressmanagement. Ziel ist die emotionale Bewältigung des Herzinfarkts und eine umfassende Förderung von Lebensstiländerungen. Diese Interventionen werden im Rahmen einer kardiologischen und psychosomatischen Rehabilitationsmaßnahme angeboten. Es konnte gezeigt werden, dass eine Anschlussrehabilitation nach akutem Myokardinfarkt und nach Bypassoperation die Gesamtmortalität, die Reinfarktrate und die Hospitalisierung im Verlauf von 1–2 Jahren signifikant senkte.

15.5 Psychotherapie nach Herzinfarkt

Bei 20 % der Patienten besteht sowohl im Akutkrankenhaus als auch in der ambulanten oder stationären Rehabilitation ein Bedarf an psychotherapeutischer Unterstützung. Ziele psychotherapeutischer Interventionen sind die Abnahme psychischer Symptome, Förderung der Krankheitsbewältigung und Reduzierung psychosozialer Belastungsfaktoren (siehe 15.1).

Folgende Behandlungsmaßnahmen haben sich bewährt:
- kognitiv-behavioral ausgerichtete Trainingsprogramme zur Reduktion von Stressbelastung und Förderung gesundheitsbewusster Verhaltensweisen,
- psychotherapeutische Modifikation koronar gefährdender Verhaltens- oder Persönlichkeitsmerkmale (Typ D), z. B. unterdrückter Ärger, sozialer Rückzug,
- psychotherapeutische Behandlung der Depressivität und Ängstlichkeit.

Die Koordination verschiedener etablierter Therapieansätze (Gespräche beim Hausarzt, Psychotherapie und ggf. antidepressive Medikation) parallel zur kardiologischen Basistherapie unter Führung des Hausarztes („collaborative care") hat sich bewährt.

15.6 Psychopharmaka

Personen mit einer mittelgradigen oder schweren depressiven Episode in der Akutphase oder in der chronischen Phase einer Koronaren Herzerkrankung profitieren von Serotoninwiederaufnahmehemmern (SSRI) wie Sertralin. Allerdings sollten die Kontraindikationen und Warnhinweise für einzelne Substanzen bei KHK beachtet werden, und entsprechende Kontrollen (v. a. EKG) veranlasst werden. Anticholinerge Effekte von Paroxetin, die lange Halbwertzeit von Fluoxetin sowie das hohe Interaktionspotenzial vor allem von Fluvoxamin wie auch von Kardiaca wie Hyperikum können bei kardialen Erkrankungen häufig zu Nebenwirkungen wie Tachykardien mit Palpitationen führen.

15.7 Weitere häufige Herzerkrankungen und ihre psychosozialen Aspekte

Herzinsuffizienz

Die Prävalenz depressiver Störungen ist bei herzinsuffizienten Patienten gegenüber der Allgemeinbevölkerung um das 2- bis 4-Fache erhöht. Depressive Symptome wiederum erhöhen das kardiale Mortalitätsrisiko.

Ursachen sind eine verminderte Adhärenz bei notwendigen Änderungen der Lebensführung wie Flüssigkeits- und Salzrestriktion, tägliches Wiegen, Aktivitätsaufbau und Nikotinkarenz. Weiterhin sind eine Begrenzung des Alkoholkonsums und die regelmäßige Einnahme von Medikamenten notwendig. Durch eine geringere zerebrale Perfusion leiden bis zu 50 % aller herzinsuffizienten Patienten an zumindest milden kognitiven Beeinträchtigungen.

Herzrhythmusstörungen und interner Kardioverter/Defibrillator (ICD)

Psychologische Faktoren wie Depressivität und Angst können bei Herzkranken signifikant die Empfindlichkeit für ventrikuläre Tachyarrhythmien (VT) erhöhen. Ausgeprägter, akuter Stress, z. B. durch Terroranschläge oder Erdbeben, kann jedoch auch unabhängig von einer bestehenden Herzerkrankung VT auslösen.

Die Implantation eines internen Kardioverters/Defibrillators (ICD) mit seinen Entladungen stellt größte Anforderungen an die psychische Anpassungsleistung herzkranker

Patienten. Etwa ein Fünftel der Patienten leiden unter Angst, Depressivität und Symptomen einer Posttraumatischen Belastungsstörung (PTBS) (s. ▶ Kap. 12 „Traumafolgestörungen"), die schockassoziiert auftreten können. PTBS ist bei ICD-Trägern mit einem ungünstigen Krankheitsverlauf und erhöhter Mortalität assoziiert.

Arterielle Hypertonie

Die arterielle Hypertonie ist die häufigste chronische kardiovaskuläre Erkrankung mit einer weltweit steigenden Prävalenz und verantwortlich für ca. 50 % der kardiovaskulären Mortalität und Morbidität. Einsamkeit, Schlafstörungen und insbesondere chronischer Stress am Arbeitsplatz (z. B. gehäufte Überstunden), können zur Entwicklung einer arteriellen Hypertonie beitragen. Bluthochdruck begünstigt auch die Entwicklung kognitiver Funktionseinschränkungen bzw. die Entwicklung einer Demenz.

Tako-Tsubo-Kardiomyopathie

Die Tako-Tsubo- (oder Stress-) Kardiomyopathie, auch „Tako-Tsubo-Syndrom" genannt, stellt ein besonders eindrucksvolles Beispiel einer organischen Herzschädigung durch akuten psychosozialen Stress dar. Die Symptome sind infarktähnlich und Folge einer ausgeprägten Störung der systolischen linksventrikulären Funktion. Zwar erholt sich die Pumpfunktion in aller Regel innerhalb einiger Tage bis Wochen, es bleibt aber bei vielen Patienten eine latente Herzinsuffizienz zurück. Bei fast der Hälfte der Patienten finden sich aktuelle oder frühere Angststörungen und Depression. Als Pathomechanismus wird eine überschießende Katecholaminfreisetzung mit resultierender Schädigung des Myokards über zytotoxische Effekte oder Mikrozirkulationsstörungen angenommen.

Funktionelle Herzbeschwerden

Herzbezogene Beschwerden wie Brustschmerzen, Palpitationen und Atemnot sind häufige Symptome in der Allgemeinbevölkerung sowie in der Allgemeinarztpraxis. Lassen sich trotz umfangreicher Untersuchungen keine organischen Ursachen für diese Beschwerden finden, spricht man von sogenannten funktionellen Herzbeschwerden.

Meistens handelt es sich um folgende Symptome:
- diffuse, drückende oder brennende Schmerzen im Brustkorb mit Ausstrahlungen in den linken Arm,
- Engegefühl in der Brust,
- Herzstolpern und Herzrasen,
- Kurzatmigkeit mit verstärkter Atmung bis zu einer Hyperventilation,
- Schwitzen, Zittern, Ohnmachtsanfälle, Schwäche, Erschöpfungsneigung,
- Panikgefühl,
- plötzlicher Blutdruckanstieg,
- Kloßgefühl im Hals.

Psychophysiologisch handelt es sich um eine verstärkte Erregbarkeit des vegetativen Nervensystems. Oben genannte physiologische Symptome lösen Angstgefühle aus. Die Angst führt zur Aktivierung der Stressachse. Es kommt zu Blutdruck- und Herzfrequenzanstieg, was dann in einem Teufelskreis der Angst mündet (s. ▶ Kap. 9 „Angst- und Zwangsstörungen"). In der Anamnese finden sich häufig durch Stress bedingte Belastungen, Trennungserlebnisse, Traumen oder Todesfälle. Bei ca. 30 % der untersuchten Personen werden eine Panikstörung oder eine depressive Erkrankung diagnostiziert. Nach einer Aufklärung der Betroffenen mit genauer Rückmeldung der Untersuchungsergebnisse schließen sich im Rahmen der psychosomatischen Grundversorgung regelmäßige Gespräche im Abstand von 2–4 Wochen an. In diesen Gesprächen werden die oben genannten Auslöser und mögliche Behandlungsansätze besprochen. Ziel ist zunächst, die Chronifizierung der Beschwerden zu verhindern. Bei schweren chronischen Krankheitsverläufen mit häufigen notfallmäßigen Krankenhauseinweisungen kann eine stationäre Psychotherapie indiziert sein. Atemtherapie und Entspannungstechniken helfen, die Angstgefühle zu durchbrechen und den Stress abzubauen. Körperliche Aktivität durchbricht das Vermeidungsverhalten der Patientinnen (s. ▶ Kap. 10 „Funktionelle Körperbeschwerden").

Literatur

Albus C, Waller C, Fritzsche K, Gunold H, Haass M, Hamann I, Kindermann I, Köllner V, Leithäuser B, Michal M, Joram R, Scherer M, Schrader V, Schwaab B, Weber CS, Herrmann-Lingen C (2018) Positionspapier zur Bedeutung psychosozialer Faktoren in der Kardiologie. Update 2018. Kardiologe 7:7–27

Bardé B, Jordan J (2015) Klinische Psychokardiologie. Beiträge zur Psychotherapie von Herzkranken. Brandes & Appel, Frankfurt a. M.

Herrmann-Lingen C, Albus C, Titscher G (2020) Psychokardiologie: Ein Praxisleitfaden für Ärzte und Psychologen. Springer, Berlin

Störungen der Sexualität

Melanie Büttner, Johanna Löhlein und Marika Dobos

Inhaltsverzeichnis

16.1 Störungsbilder – 190
16.1.1 Sexuelle Funktionsstörungen – 191
16.1.2 Sexuelle Schmerzstörungen – 195
16.1.3 Zwanghafte Sexualverhaltensstörung („Sexsucht", geplante Diagnose in der ICD-11) – 196
16.1.4 Sexuelles Risikoverhalten – 196
16.1.5 Sexuelle Störungen bei psychischen Erkrankungen – 197
16.1.6 Sexuelle Störungen durch Psychopharmaka – 197
16.1.7 Sexuelle Störungen bei körperlichen Erkrankungen – 197

16.2 Ausblick auf die ICD-11 – 199

16.3 Gesprächsführung – 199

16.4 Sexualanamnese – 200

16.5 Behandlung – 201

Weiterführende Literatur – 201

© Springer-Verlag GmbH Deutschland, ein Teil von Springer Nature 2020
K. Fritzsche und M. Wirsching (Hrsg.), *Basiswissen Psychosomatische Medizin und Psychotherapie*,
https://doi.org/10.1007/978-3-662-61425-9_16

Einleitung

Sexualität ist ein zentraler Bestandteil des Menschseins, und zwar während der gesamten Lebensspanne. Sie wird erlebt und ausgedrückt in Gedanken, Fantasien und Begehren, in Überzeugungen, Einstellungen und Werten, aber auch in Verhaltensweisen, Praktiken, Rollen und Beziehungen. Ein komplexes Zusammenspiel biologischer, psychologischer und sozialer Faktoren nimmt Einfluss auf die Sexualität eines jeden Menschen. Kommt es in einem oder mehreren dieser Bereiche zu einem Problem, so kann sich das störend auf die Sexualität auswirken (s. Abb. 16.1).

Sexualität zeichnet sich durch verschiedene Dimensionen und Funktionen aus, die in engen Wechselbeziehungen zueinander stehen:

- **Lustdimension**: Sexuelles Erleben kann auf unterschiedliche Art und Weise Lust bereiten.
- **Beziehungsdimension**: Sexualität ist eine Möglichkeit, psychosoziale Grundbedürfnisse nach Akzeptanz, Nähe, Sicherheit und Geborgenheit zu erfüllen.
- **Fortpflanzungsdimension**: Durch Sexualität kann Nachwuchs entstehen.

Sexualität kann durch ein breites Spektrum mentaler und körperlicher Aktivitäten erfahren und ausgedrückt werden. Dabei ist vieles möglich, nichts jedoch ein Muss – auch wenn zahlreiche Norm- und Idealvorstellungen von Sexualität existieren, die die Botschaft vermitteln, dass beim Sex bestimmte Anforderungen zu erfüllen seien. Vor allem über das Internet und andere Medien werden Stereotype verbreitet (z. B. „Intercourse-or-nothing-Prinzip", „Lustdiktat" und „Orgasmuszwang"), die zu Einengungen und Anpassungsdruck führen können, wenn man sich zu sehr nach ihnen richtet. Davon grenzt sich die heutige **Sexualmedizin** ab, indem sie Sexualität als eine höchst individuelle und persönliche Angelegenheit versteht, die jeder Mensch gemäß seinen eigenen Bedürfnissen, Wünschen und Vorlieben gestalten kann.

16.1 Störungsbilder

Sexuelle Störungen sind ernst zu nehmende Gesundheitsprobleme, die psychische Belastungen und körperliche Erkrankungen nach

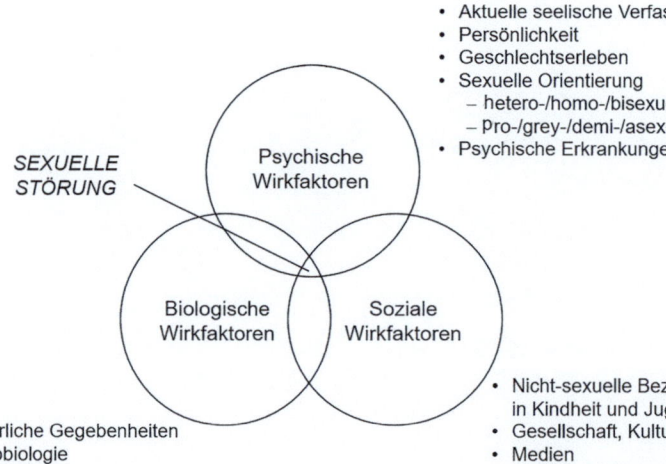

- Geschlecht
- Alter
- Angeborene körperliche Gegebenheiten
- Hormonlage/Neurobiologie
- Körperliche Erkrankungen
- Medikamente
- Folgen von medizinischen Eingriffen oder Unfällen

- Aktuelle seelische Verfassung
- Persönlichkeit
- Geschlechtserleben
- Sexuelle Orientierung
  - hetero-/homo-/bisexuell
  - pro-/grey-/demi-/asexuell
- Psychische Erkrankungen

- Nicht-sexuelle Beziehungserfahrungen in Kindheit und Jugend
- Gesellschaft, Kultur, Religion
- Medien
- Frühere Erfahrungen mit Sexualität
- Aktuelle Partnerschaft
- Aktuelle Lebensumstände

Abb. 16.1 Biopsychosoziale Ätiologie sexueller Störungen

Störungen der Sexualität

sich ziehen können. Versagensängste, Beschämung, Selbstwertprobleme und Sorgen um die Partnerschaft sind typische Begleiterscheinungen. Viele Betroffene haben Schuldgefühle gegenüber ihren Partnern, fürchten, diese zu enttäuschen, oder haben Angst, verlassen zu werden. Tatsächlich sind Beziehungsprobleme, Seitensprünge und Trennungen keine Seltenheit bei betroffenen Paaren. Wer keinen Partner hat, glaubt oft, niemanden für sich begeistern zu können, weil er oder sie ja in der Sexualität „nichts zu bieten" habe. Menschen, denen Sexualität sehr wichtig ist, empfinden es oft als einen schweren Verlust, wenn der Sex nicht mehr wie gewohnt gelebt werden kann. Geht eine sexuelle Störung mit selbst- oder fremdschädigenden Verhaltensweisen einher, drohen außerdem gravierende seelische und körperliche Konsequenzen für die Betroffenen bzw. ihre Sexpartner und -partnerinnen.

Von Bedeutung für die psychosomatische Behandlung ist eine sexuelle Störung dann, wenn sie
— eine psychische Erkrankung oder Krise auslöst, mitbedingt oder aufrechterhält,
— Symptom einer psychischen Erkrankung ist,
— einen bedeutsamen Leidensdruck verursacht,
— zu Selbstschädigungen führt oder
— andere Personen dadurch geschädigt werden.

Die folgenden sexuellen Störungen sind besonders häufig.

16.1.1 Sexuelle Funktionsstörungen

Beim sexuellen Reaktionsablauf von Verlangen, Erregung und Orgasmus kommt es immer wieder zu Schwierigkeiten, die als belastend empfunden werden und eine zufriedenstellende Sexualität verhindern. Manchmal liegen mehrere Funktionsstörungen gleichzeitig vor (z. B. Erregungs- und Orgasmusstörung) oder eine Funktionsstörung bedingt eine andere (z. B. wegen einer Erektionsstörung geht das Verlangen nach Sex verloren).

16.1.1.1 Allgemeine Ursachen

Sexuelle Funktionsstörungen werden in vielen Fällen von einem oder mehreren der folgenden psychosozialen Faktoren ausgelöst oder beeinflusst:
— Eine zu starke Ausrichtung an Norm- und Idealvorstellungen von Sexualität und vermuteten oder ausgesprochenen Wünschen des Partners trägt dazu bei, dass eigene sexuelle Bedürfnisse nicht wahrgenommen oder zurückgestellt werden. Eine Sexualität, die sich vor allem an fremdbestimmten Vorgaben orientiert, wird aber auf Dauer zumeist nicht als begehrenswert und lustvoll empfunden, sodass Verlangen und Erregung ausbleiben oder es nicht möglich ist, zum Orgasmus zu kommen.
— Über die eigene Sexualität zu sprechen ist für viele Menschen ungewohnt oder schambehaftet. In sexuellen Beziehungen kann es deshalb zu Problemen kommen, wenn die Partner sich z. B. nicht darüber verständigen, was sie sich wünschen, was sich gut anfühlt und was eben nicht. Das kann es schwermachen, den Sex so zu gestalten, dass beide Lust darauf haben und genügend erregt sind, um einen Orgasmus zu erleben.
— Kommt es in einer Partnerschaft immer wieder zu Konflikten um Sex oder um andere Themen, so kann sich dies störend auf die Sexualität auswirken oder dazu führen, dass sich einer oder beide Partner aus der Sexualität zurückziehen.
— Alltagsstress kann die Lust auf Sex rauben und es schwermachen, sich auf das zu konzentrieren, was dabei geschieht, z. B. wenn die Gedanken um Sorgen und Probleme kreisen. Dann werden nicht mehr genügend stimulierende Reize

wahrgenommen und es kommt zu Erregungs- und Orgasmusproblemen.
- Belastende Vorerfahrungen mit Sexualität (z. B. fehlende Einfühlung von Partnern, Druck durch sexuelle Forderungen, sexuelle Gewalt) können zur Folge haben, dass Sex als so unangenehm und überfordernd erlebt wird, dass kein Verlangen danach besteht. Erregende Gefühle und Orgasmen sind dann entweder nicht möglich oder werden als verstörend erlebt und abgelehnt.
- Psychische Erkrankungen (s. ▶ Abschn. 16.1.5 „Sexuelle Störungen bei psychischen Erkrankungen").
- Psychopharmaka (s. ▶ Abschn. 16.1.6 „Sexuelle Störungen durch Psychopharmaka").
- Körperliche Erkrankungen und Einschränkungen (s. ▶ Abschn. 16.1.7 „Sexuelle Störungen bei körperlichen Erkrankungen").
- Während Alkohol und Drogen sich in geringen Dosen beflügelnd auf Libido, Erregung und Orgasmusfähigkeit auswirken können, kehrt sich der Effekt bei exzessivem oder ständigem Substanzkonsum um. Es kommt vermehrt zu Funktionsstörungen (◘ Abb. 16.2).

16.1.1.2 Typen sexueller Funktionsstörungen

Neben den allgemeinen Einflussfaktoren können bei der Entstehung von sexuellen Funktionsstörungen auch spezielle Ursachen von Bedeutung sein.

Fehlendes oder geringes sexuelles Verlangen (ICD-10 F52.0)

25–45 % aller Frauen und 15–25 % aller Männer berichten über ein vermindertes Interesse an Sexualität. Nicht immer leiden sie jedoch darunter, sodass sich auch nicht automatisch von einer sexuellen Störung sprechen lässt. Das geringe Verlangen wird oft erst dann zum Problem, wenn es einen Partner gibt, der ein stärkeres Bedürfnis nach Sex hat. Dann kann es zu Schwierigkeiten in der Beziehung kommen.

Spezielle Ursachen können sein:
- Sexualität wird als nicht so wichtig empfunden.
- In vielen dauerhaften Partnerschaften nimmt das Verlangen eines oder beider

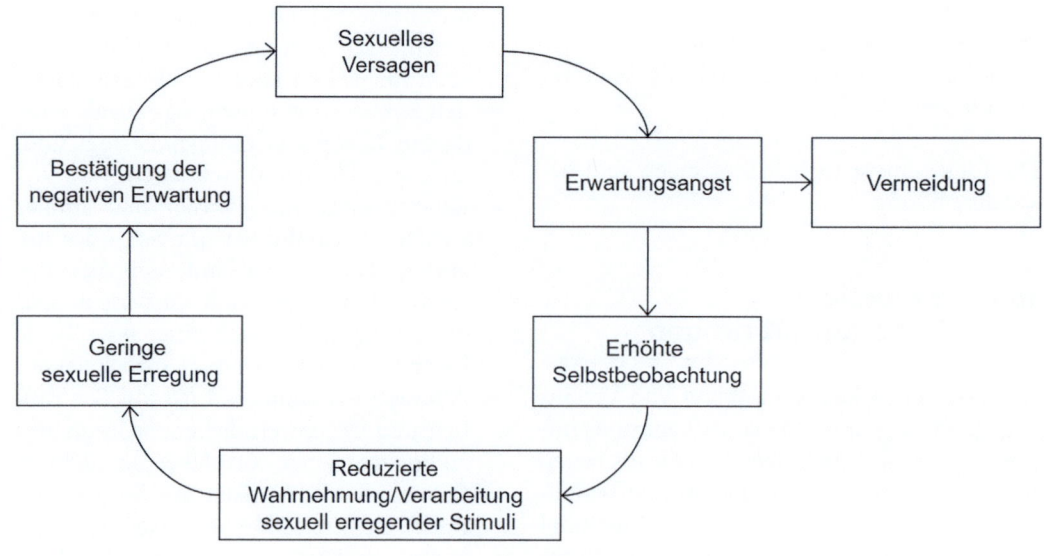

◘ **Abb. 16.2** Selbstverstärker-Kreislauf bei sexuellen Funktionsstörungen

Partner mit der Zeit ab, sodass es seltener zum Sex kommt. Neben einer veränderten Hormonlage können Gewöhnung, sexuelle Routine, Alltagsanforderungen und Schwierigkeiten im Umgang mit unterschiedlichen sexuellen Bedürfnissen dazu beitragen, dass die Lust auf Sex nachlässt.

- Wer häufig Pornos schaut, prägt sich selbst u. U. auf die dort dargebotenen Reize, die immer wieder neu und oft unrealistisch sind. Das kann dazu führen, dass echte Sexualität als langweilig und unattraktiv empfunden wird, sodass kaum noch Verlangen danach besteht.
- Bei Frauen kann es durch Kontrazeptiva, Schwangerschaft oder die Wechseljahre zu Veränderungen der Hormonlage kommen, was sich auf das sexuelle Verlangen niederschlägt. Bei Männern kann ein niedriger Testosteronspiegel dafür verantwortlich sein.

Sexuelle Erregungsstörung der Frau (ICD-10 F52.2)

Trotz sexueller Stimulation stellt sich keine ausreichende emotionale und/oder körperliche Erregung ein. Oft werden Vulva und Vagina nicht richtig feucht, lustvolle Empfindungen im Genitalbereich oder anderswo am Körper sind nicht möglich.

Zu den spezielle Ursachen s. „Orgasmusstörungen der Frau".

Erektionsstörung des Mannes (ICD-10 F52.2)

Erektionen sind nicht möglich, werden nicht ausreichend fest oder können nicht lange genug aufrechterhalten werden, um bestimmte sexuelle Aktivitäten (wie z. B. penetrativen Sex) durchzuführen. Erektionsstörungen treten im höheren Alter häufiger auf, was vermutlich damit zusammenhängt, dass es dann öfter zu körperlichen Erkrankungen kommt, die sich auf die Erektionsfähigkeit auswirken. Bis zum 50. Lebensjahr sind etwa 5–10 % aller Männer davon betroffen, mit über 70 Jahren sind es 40–50 %.

Spezielle Ursachen können sein:
- Bei häufigem Pornokonsum kann eine Gewöhnung an spezielle sexuelle Reize dazu führen, dass eine reale Sexualität nicht genügend erregt.
- Körperliche Faktoren:
  - Herz-Kreislauf-Erkrankungen,
  - Nervenschädigungen.

> **Wichtig!**
> Erektionsstörungen können das erste Anzeichen einer ernst zu nehmenden Herz-Kreislauf-Erkrankung und ein früher Vorbote von gefährlichen Komplikationen wie eines Herzinfarkts oder eines Schlaganfalls sein („Der Penis ist die Antenne des Herzens").

▶ **Fallbeispiel**

Ein 43-jähriger Unternehmensberater stellt sich mit depressiven Verstimmungen in der psychosomatischen Ambulanz vor. Nach seiner Sexualität befragt, berichtet er, dass er seit etwa 5 Jahren Erektionsprobleme habe. Damals habe er seine Arbeit verloren. Eine Zeitlang habe er sich mit Viagra helfen können, seit er aber mit seiner aktuellen Partnerin zusammen sei, werde es immer schlechter. Dabei sei sie seine „absolute Traumfrau". Inzwischen fühle er sich schon beim Gedanken an Sex unter Druck und vermeide den körperlichen Kontakt mit ihr. Seit 2 Monaten könne er beim Sex überhaupt keine Erektionen mehr bekommen. Bei der Selbstbefriedigung habe er dagegen keine Probleme. Inzwischen leide auch seine Partnerin unter der Situation. Sie vermisse ihn und wünsche sich außerdem ein Kind. Da sie 38 sei, werde ihr die Zeit allmählich knapp.

Im weiteren Gespräch konnte gemeinsam mit dem Patienten ein vertieftes Störungsverständnis entwickelt werden. Es zeigte sich, wie sexuelle Leistungsvorstellungen, Selbstwertprobleme, Verlustängste und damit zusammenhängende belastende Gefühle und Gedanken zu Stress im Umgang mit der Sexualität führten – mit negativen Auswirkun-

gen auf die Erektion. Bezüglich des Kinderwunsches seiner Partnerin äußerte der Patient sich ambivalent. Zwar wisse er, wie wichtig ein Kind für seine Partnerin sei, und er könne sich ein Leben ohne sie nicht mehr vorstellen, gleichzeitig sei er sich aber sicher, dass eine Elternschaft sein Leben „zerstören" werde. Schließlich sei er genauso wenig dazu in der Lage, einem Kind zu geben, was es brauche, wie sein eigener Vater, der ihn zeitlebens sträflich vernachlässigt habe.
Da der Patient sich dafür motiviert zeigte, erfolgte die Weitervermittlung an eine Psychotherapeutin mit sexualmedizinischer Qualifikation. ◄

Orgasmusstörungen der Frau (ICD-10 F52.3)

Es ist nicht oder nur mit großer Anstrengung möglich, zum Orgasmus zu kommen.

Spezielle Ursachen können sein:
- Ungünstige Stimulationstechniken:
  - Es besteht keine Orientierung darüber, welche Stimulation zum Orgasmus führt, z. B. weil Erfahrungen mit Selbstbefriedigung fehlen.
  - Bei der Selbstbefriedigung ist es zur Gewöhnung an eine bestimmte Art von Stimulation gekommen, sodass die Stimulation beim Sex zu zweit nicht erregend genug ist, um einen Orgasmus auszulösen.
- Körperliche Faktoren sind von geringer Bedeutung. Gelegentlich finden sich
  - Herz-Kreislauf-Erkrankungen,
  - Nervenschädigungen.

Vorzeitige Ejakulation des Mannes (ICD-10 F52.3/F52.4)

Weil kaum oder nur wenig Kontrolle über den Erregungsablauf besteht, kommt es bereits vor oder kurz nach dem Beginn einer sexuellen Aktivität (wie z. B. penetrativem Sex) zur Ejakulation.

Spezielle Ursachen können sein:

- Geringe Körperwahrnehmung, sodass der Erregungsablauf nicht beeinflusst werden kann.
- Ungünstige Stimulationstechniken:
  - Weil Erfahrungen mit Selbstbefriedigung fehlen, besteht keine Orientierung darüber, wie der Erregungsablauf gesteuert werden kann.
  - Bei der Selbstbefriedigung ist es zur Gewöhnung an eine Stimulation gekommen, die sehr schnell zum Orgasmus führt.
- Körperliche Faktoren:
  - Lebenslanger Typ: Veränderungen im Serotoninsystem.
  - Erworbener Typ: Schilddrüsenüberfunktion, Prostatitis, Drogenentzug, Erektionsstörungen.

Verzögerte(r) und ausbleibende(r) Ejakulation bzw. Orgasmus des Mannes (ICD-10 F52.3/F52.4)

Orgasmus bzw. Ejakulation ist nicht oder nur mit großer Anstrengung möglich.

Spezielle Ursachen können sein:
- Bei häufigem Pornokonsum kann eine Gewöhnung an spezielle sexuelle Reize dazu führen, dass die reale Sexualität nicht genügend erregt, um einen Orgasmus auszulösen.
- Körperliche Faktoren:
  - altersbedingte Degeneration von sensiblen Nervenstrukturen im Penis,
  - Prostatavergrößerung,
  - Entzündungen der Harnröhre,
  - Schilddrüsenerkrankungen,
  - Nervenschädigungen.

16.1.1.3 Diagnostik
- Sexualanamnese
- Eine gynäkologische, urologische oder andere fachärztliche Abklärung ist vor allem dann wichtig, wenn die Probleme generalisiert auftreten (s. auch ▶ Abschn. 16.4). Bei einer situationsbezogenen Symptomatik ist eher von psychosozialen Ursachen auszugehen. Nicht

selten bestehen körperliche und psychosoziale Faktoren nebeneinander.

16.1.1.4 Therapie
— Sexualmedizinische/-therapeutische Behandlung oder spezialisierte Psychotherapie
— Ggf. Behandlung der körperlichen Grunderkrankung im jeweiligen Fachgebiet

16.1.2 Sexuelle Schmerzstörungen

Kommt es beim Sex zu Schmerzen im Genitalbereich, so können diese Ausdruck einer psychosomatischen Schutzreaktion sein, die eine emotionale Überforderung verhindern soll. In solchen Fällen besteht oft eine ambivalente Motivationslage gegenüber Sex, die aber nur zum Teil oder überhaupt nicht bewusst ist. Dabei kollidieren empfundene Erwartungen wie Verpflichtungsgefühle gegenüber dem Partner oder Anforderungen an die eigene Leistung beim Sex mit persönlichen Bedürfnissen und Grenzen. Manche Betroffene möchten z. B. vaginal-penetrativen Sex haben, obwohl sie kein Verlangen danach haben und ihnen nicht gefällt, was dabei geschieht.

Doch auch einige der unter ▶ 16.1.1.1 aufgeführten allgemeinen Ursachen können eine Rolle spielen, wenn es beim Sex zu Schmerzen kommt. Außerdem können unbewusste oder unausgesprochene Vorbehalte gegenüber dem Partner oder ein Kinderwunsch des Partners bestehen.

16.1.2.1 Typen sexueller Schmerzstörungen
Vaginismus
Starke Verspannungen der Beckenbodenmuskulatur erschweren die vaginale Penetration oder verhindern sie ganz. Zusätzlich können Schmerzen auftreten. Da die Verspannungen oft auch andere Bereiche im Körper betreffen, berichten viele Betroffene zusätzlich über stressabhängiges Kieferpressen und Zähneknirschen (Bruxismus) oder Schmerzen im Bereich von Kopf, Nacken, Schultern, Rücken oder Unterbauch.

Spezielle Ursachen können sein:
— frühere Erfahrungen von Manipulation oder Penetration im Genitalbereich, die unangenehm oder schmerzhaft waren (z. B. beim Sex oder bei vaginalen Untersuchungen, Geburten und sexueller Gewalt),
— verzerrte Vorstellungen, was die Größenverhältnisse von Vagina und Penis betrifft („Die Vagina ist winzig, der Penis riesig"), was zu Ängsten vor Verletzung und Schmerz führt,
— Befürchtungen, beim Sex etwas Unerlaubtes, moralisch Verwerfliches oder Unreines zu tun.

Dyspareunie (ICD-10 F52.6 und N94.1)
Bei der vaginalen Penetration treten Schmerzen im Bereich von Vulva, Vagina oder Becken auf. Jede 5.–10. Frau leidet im Lauf ihres Lebens über einen längeren Zeitraum unter solchen Schmerzen. Vor allem junge Frauen, die noch am Anfang ihrer sexuellen Erfahrungen stehen, sind hiervon betroffen.

Spezielle Ursachen können sein:
— Vulva und Vagina werden zu wenig feucht.
— Die Bewegungen bei der Penetration sind zu heftig.
— Körperliche Faktoren:
  – Vulvitis/Vaginitis bei Infektion, Allergie, atopisches Ekzem, Autoimmunerkrankung,
  – Blasen-/Harnröhrenentzündung,
  – Atrophie der Vaginalschleimhaut bei Östrogenmangel in den Wechseljahren,
  – Endometriose,
  – Myome,
  – Zysten, Entzündungen oder Tumoren von Uterus oder Ovarien,
  – nach OP/Verletzung/Bestrahlung,
  – angeborene Scheidenverkürzung.

16.1.2.2 Diagnostik
- Sexualanamnese
- Immer gynäkologische und ggf. andere fachärztliche Abklärung zum Ausschluss körperlicher Ursachen

16.1.2.3 Therapie
- Sexualmedizinische/-therapeutische Behandlung oder spezialisierte Psychotherapie
- Beckenboden-Physiotherapie, Körpertherapie
- Ggf. Behandlung der Grunderkrankung im jeweiligen Fachgebiet

16.1.3 Zwanghafte Sexualverhaltensstörung („Sexsucht", geplante Diagnose in der ICD-11)

Starke sexuelle Impulse und Zwänge können nicht kontrolliert werden. Sex wird zu einem zentralen Fokus im Leben. Die Betroffenen schauen z. B. exzessiv Pornos, können nicht aufhören, sich selbst zu befriedigen, fühlen sich getrieben, Sex mit wechselnden Partnern zu haben, oder fordern nach immer extremeren Sexpraktiken. Versuche, das Verhalten zu reduzieren, scheitern trotz negativer Konsequenzen. In der Folge kommt es nicht nur zu Problemen in Partnerschaft, Familie und anderen sozialen Beziehungen, sondern oft auch am Arbeitsplatz. Viele Betroffene vernachlässigen ihre Verantwortlichkeiten, die Gesundheit oder verschulden sich.

16.1.3.1 Ursachen
- Belastende Stimmungen und Gefühle wie Leere, Niedergeschlagenheit, Langweile, Ärger oder Trauer werden mit Sex reguliert, distanziert oder gedämpft
- Traumatische Erfahrungen in der Vergangenheit (v. a. sexuelle, emotionale oder körperliche Gewalt, Vernachlässigung)
- Dauerhafter Pornokonsum in Kindheit und Jugend
- Sexualisierte Atmosphäre im Elternhaus
- Psychopharmaka (s. Abschn. 16.2.6)

16.1.3.2 Diagnostik
- Sexualanamnese

16.1.3.3 Therapie
- Sexualmedizinische/-therapeutische Behandlung oder spezialisierte Psychotherapie
- Die Partnerinnen und Partner von Betroffen sind durch die Problematik oft stark belastet. Nicht wenige sind co-abhängig oder selbst psychisch erkrankt. Auch für sie kann eine psychotherapeutische Unterstützung deshalb wichtig sein.

16.1.4 Sexuelles Risikoverhalten

Das Eingehen hoher Risiken beim Sex kann unbewusst oder wissentlich zur Selbstgefährdung führen. Die Betroffenen haben Sex mit wechselnden Partnern, ohne auf Safer Sex, Verhütung und persönlichen Schutz zu achten. Dadurch kommt es nicht nur leichter zur Ansteckung mit sexuell übertragbaren Erkrankungen wie z. B. Hochrisiko-HPV, Chlamydien, HIV, Gonorrhoe, Syphilis oder Hepatitis B/C, sondern auch öfter zu ungewollten Schwangerschaften und sexuellen Übergriffen. Manche Betroffene lassen sich auf Sexpraktiken ein, die ihre emotionalen und körperlichen Belastbarkeitsgrenzen deutlich überschreiten (z. B. sadomasochistischer Sex ohne Sicherheitsabsprachen). Nicht selten sind beim Sex Alkohol oder Drogen im Spiel, was es zusätzlich schwer macht, Risiken richtig einzuschätzen.

16.1.4.1 Ursachen
- Fehlendes Wissen zu Safer Sex, Verhütung und Gewaltprävention

– Kindheitstraumatisierungen (v. a. sexuelle, emotionale oder körperliche Gewalt, Vernachlässigung): Infolge ihrer ungünstigen Bindungserfahrungen treten die Betroffenen über Sex in Kontakt, um im Gegenzug menschliche Zuwendung und Aufmerksamkeit zu bekommen. Gleichzeitig empfinden sie Grenzverletzungen nicht selten als „normal", was es ihnen schwer macht, Gefahren zu erkennen und sich davor zu schützen. Ihre Bedürfnisse und Grenzen können sie nicht gut wahrnehmen, sich gegenüber ungewollten Forderungen beim Sex abzugrenzen fällt ihnen schwer (z. B. wenn der andere kein Kondom verwenden möchte). Gelegentlich spielen auch selbst- oder fremdschädigende Impulse eine Rolle.

16.1.4.2 Diagnostik
– Sexualanamnese
– Da viele sexuell übertragbare Erkrankungen keine oder nur wenige Krankheitszeichen hervorrufen, aber dennoch weitergegeben werden können und zudem mitunter schwere Spätfolgen nach sich ziehen, sollten ggf. Tests empfohlen werden. Bei wechselnden Partnern sollte mindestens einmal jährlich auf verschiedene sexuell übertragbare Erkrankungen getestet werden.

16.1.4.3 Therapie
– Sexualmedizinische/-therapeutische Behandlung oder spezialisierte Psychotherapie

16.1.5 Sexuelle Störungen bei psychischen Erkrankungen

50–90 % aller psychisch erkrankten Menschen haben mit Problemen in der Sexualität zu tun. Die sexuelle Störung kann dabei
– Auslöser (z. B. Depression infolge eines Vaginismus),
– Symptom (z. B. Wiedererleben beim Sex nach sexuellen Gewalterfahrungen) oder
– Folge (z. B. Erektionsstörungen bei Alkoholabhängigkeit)

einer psychischen Erkrankung sein.

◘ Tab. 16.1. gibt einen Überblick über verschiedene sexuelle Störungen, die im Zusammenhang mit psychischen Erkrankungen besonders häufig anzutreffen sind.

16.1.6 Sexuelle Störungen durch Psychopharmaka

Einige Psychopharmaka wirken nachteilig auf die Sexualität. Wenn es im Rahmen einer psychischen Erkrankung bereits zu einer sexuellen Störung gekommen ist, so kann sich diese durch Psychopharmaka außerdem weiter verschlechtern.

Zu sexuellen Funktionsstörungen kommt es bei der Gabe mancher
– Antidepressiva,
– Antipsychotika,
– Stimmungsstabilisatoren,
– Anxiolytika.

Zu zwanghaftem Sexualverhalten kommt es bei der Einnahme einiger
– Antipsychotika,
– Stimmungsstabilisatoren.

Falls es medizinisch vertretbar ist, kann man versuchen, das Medikament auszuschleichen, die Dosis zu reduzieren oder auf ein anderes Präparat zu wechseln. Ist dies nicht möglich, kann eine sexualmedizinische/-therapeutische Behandlung oder spezialisierte Psychotherapie dabei helfen, zu einem besseren Umgang mit der Symptomatik zu finden.

16.1.7 Sexuelle Störungen bei körperlichen Erkrankungen

Auch viele körperliche Erkrankungen wirken sich auf die Sexualität aus:

Tab. 16.1 Sexuelle Störungen bei psychischen Erkrankungen

Depression	– Sexuelle Funktionsstörungen – Schmerzen beim Sex – Zwanghaftes Sexualverhalten – Paraphilien
Angststörungen	
Panikstörung, Agoraphobie, GAS	– Sexuelle Funktionsstörungen – Schmerzen beim Sex
Soziale Phobie	– Schwierigkeiten, Sexpartner zu finden – Frühzeitige Samenergüsse – Paraphilien
Zwangsstörungen	– Sexuelle Funktionsstörungen – Zwanghaftes Sexualverhalten – Zwangsgedanken mit ego-dystonen Inhalten, z. B. Befürchtungen, sich übergriffig zu verhalten oder Sex mit Tieren zu praktizieren – Ängste, beim Sex kontaminiert zu werden – Paraphilien
Somatoforme und dissoziative Körperbeschwerden	Beim Sex kommt es zu – Schmerzen – Gefühllosigkeit, Taubheit – Missempfindungen
PTBS	Nach sexueller Gewalt: – Dissoziation und Wiedererleben von belastenden Gefühlen (Ekel, Angst, Ohnmacht) oder Bildern beim Sex – Abneigung gegen Berührung und Sex – Sexuelle Funktionsstörungen
Komplexe PTBS	– Störungen der Affektregulation, Selbstwahrnehmung und Beziehungsfähigkeit führen zu Problemen in der Sexualität – Zusätzlich können Symptome einer PTBS vorliegen (s. o.) – Sexuelles Risikoverhalten – Zwanghaftes Sexualverhalten
Essstörungen	– Sexuelle Funktionsstörungen
Bulimie und Purging-Verhalten	– Sexuelles Risikoverhalten – Zwanghaftes Sexualverhalten
Anorexie	– Restriktive Sexualität
Substanzmissbrauch	– Sexuelle Funktionsstörungen – Zwanghaftes Sexualverhalten – Sexuelles Risikoverhalten – Paraphilien – Sexuelle Täterschaft

Störungen der Sexualität

Tab. 16.1 (Fortsetzung)

Borderline-Persönlichkeitsstörung	– Zwanghaftes Sexualverhalten – Sexuelles Risikoverhalten – Dissoziation, Selbstverletzen, Suizidalität beim oder nach dem Sex – Vermeiden von Sexualität – Sexuelle Funktionsstörungen – Unsicherheiten bezüglich der sexuellen Orientierung oder der Geschlechtsidentität – Paraphilien
Antisoziale Persönlichkeitsstörung	– Sexuelle Täterschaft – Zwanghaftes Sexualverhalten – Paraphilien

- Störungen im Sexualhormonhaushalt, in den Neurotransmittersystemen und an sensorischen, motorischen, neuromuskulären, vegetativen oder vaskulären Effektoren können zu sexuellen Funktionsstörungen führen. Dasselbe gilt für manche Medikamente, die bei körperlichen Erkrankungen verschrieben werden.
- Sind körperliche Strukturen beschädigt, so können einige Sexpraktiken möglicherweise nicht mehr durchgeführt werden.
- Schmerzen und Bewegungseinschränkungen können es schwer machen, Sex als angenehm zu empfinden.
- Veränderungen am Körper, die als entstellend empfunden werden, halten manche Betroffene davon ab, sich auf Sexualität einzulassen.
- Eine schwere Krankheit kann Angst und Unsicherheit erzeugen. Sexualität verliert demgegenüber an Bedeutung oder wird als unangemessen betrachtet.
- Die Last der Erkrankung kann das Verlangen nach Sex rauben.

16.2 Ausblick auf die ICD-11

Für die ICD-11 wird das neue ▶ Kap. 17 entwickelt, in dem alle „Zustände, die die sexuelle Gesundheit betreffen", aus ▶ Kap. 5 (Psychische und Verhaltensstörungen) und ▶ Kap. 14 (Krankheiten des Urogenitalsystems) zusammengefasst werden.

16.3 Gesprächsführung

Sex ist ein Tabuthema, das zeigt sich auch im Arzt-Patienten-Kontakt. Vielen Ratsuchenden ist nicht klar, ob sie beim Arzt über ihre Sexualität sprechen dürfen, oder sie wissen nicht, wie sie es angehen sollen. Andere schämen sich und befürchten, einen schlechten Eindruck zu hinterlassen. Auch viele Ärzte sind unsicher: Trete ich dem Patienten zu nah, wenn ich ihn nach seinem Sexleben frage? Wie soll ich mit ihm reden? Die folgenden Strategien können helfen, ins Gespräch zu kommen:

- **Schwelle verringern:** Vielen Patientinnen und Patienten fällt es leichter, sich zu öffnen, wenn sie merken, dass das Thema Sexualität willkommen ist. In der psychosomatischen Anamnese neben allen anderen Fragen auch die nach der Sexualität zu stellen, signalisiert, dass ein Interesse daran besteht, sich mit Problemen in diesem Bereich zu befassen. Eine neutrale und sachliche Sprache, die die Dinge eindeutig benennt und weder „wie die Katze um den heißen Brei schleicht" noch verniedlicht, sich belus-

tigt, sexualisiert oder abwertet, ist dafür hilfreich.
- **Selbstbestimmung achten:** Der Patient sollte selbst darüber bestimmen können, worüber er sprechen möchte und worüber nicht. Manchmal kann es deshalb gut sein,
  - um Erlaubnis zu fragen: „Ist es in Ordnung, wenn ich Ihnen einige Fragen zu Ihrer Sexualität stelle?",
  - bei einer irritierten Reaktion des Patienten innezuhalten und klarzustellen: „Ich kann mir vorstellen, dass diese Frage für Sie ungewohnt ist. Wenn es Ihnen lieber ist, müssen wir nicht darüber reden. Mir ist nur wichtig, dass Sie wissen, dass in unseren Gesprächen dafür Platz ist." Manche Patienten brauchen etwas Zeit, um „warm zu werden", und kommen später auf das Gesprächsangebot zurück.
- **Wertneutralität:** Eine offene, freundliche und nicht verurteilende Gesprächsatmosphäre wirkt entpathologisierend und begünstigt Gespräche über Sexualität.
- **Normalisierungsaussagen:** „Bei vielen Patienten ist es so …" ist eine entlastende Aussage, z. B. wenn man erklärt, dass ein bestimmtes sexuelles Problem ziemlich häufig ist und viele Menschen Probleme in der Sexualität erleben.

16.4 Sexualanamnese

- Einstiegsfrage, z. B.
  - „Wie geht es Ihnen mit Ihrer Sexualität?" oder
  - „Gibt es Probleme in der Sexualität?" Anschließend Raum für Spontanangaben lassen.
- Detaillierte Symptomerhebung, z. B.:
  - „Ist der Penis beim Sex nur etwas schlaffer als früher oder kommt es gar nicht mehr zur Erektion?"
  - „Wie lange können Sie die Erektion halten?"
  - „Können Sie den Penis in die Vagina Ihrer Partnerin einführen?"
- Seit wann besteht das Problem?
  - primär (schon immer),
  - sekundär (seit einem bestimmten Zeitpunkt). Lassen sich mögliche Einflussfaktoren beobachten, die im zeitlichen Kontext mit dem Beginn der Störung stehen?
- Wie oft und in welchen Situationen tritt die Störung auf?
  - generalisiert,
  - situationsabhängig. Das Problem besteht z. B.
    - bei einigen Sexpraktiken, aber nicht bei anderen,
    - beim Sex mit einer Partnerin oder einem Partner, aber nicht
- in der Selbstbefriedigung,
- wenn bestimmte Fantasien vor dem inneren Auge ablaufen oder Pornos angeschaut werden,
- im Schlaf oder kurz danach (z. B. nächtliche oder morgendliche Spontanerektionen),

  - beim aktuellen Partner, aber nicht bei früheren Partnern oder Nebenpartnern,
  - wenn das Leben stressig ist, aber nicht im Urlaub,
  - im nüchternen Zustand, aber nicht, wenn Alkohol getrunken wurde.
- Bedeutung von Sexualität und Leidensdruck:
  - Wie wichtig ist der Patientin oder dem Patienten Sexualität?
  - Weshalb möchte sie oder er Sex haben?
  - Leidet sie oder er unter dem Problem?
  - Was genau macht den Leidensdruck aus?
  - Wenn es eine Partnerin oder einen Partner gibt:
    - Leidet diese(r) unter der Situation?
    - Wer von beiden leidet mehr?

- Wenn die sexuelle Störung der Grund für die Vorstellung ist: Erfolgt diese auf eigenen Wunsch oder auf Initiative des Partners?
- Wirkt sich das sexuelle Problem auf die Partnerschaft aus? Bei alleinstehenden Patienten: Hält das sexuelle Problem den Patienten zurück, eine Partnerschaft zu suchen?
- Welche Faktoren spielen bei der Entstehung der Störung womöglich eine Rolle (s. ▶ Abschn. 16.2)?

16.5 Behandlung

Eine psychotherapeutische Behandlung, aber auch die psychosomatische Grundversorgung bei der Hausärztin, dem Gynäkologen, der Urologin oder bei anderen Fachärzten, bietet einen guten Rahmen, um ein sexuelles Problem beginnend zu klären und erste Lösungsschritte einzuleiten. Wichtig ist es,
- gemeinsam mit den Betroffenen ein tieferes Verständnis der Problematik zu entwickeln,
- ggf. eine organmedizinische Diagnostik in die Wege zu leiten,
- fehlendes Wissen über Sexualität zu vermitteln, um Fehlinformationen und ungünstige Normvorstellungen zu korrigieren,
- überall dort, wo es sinnvoll erscheint und gewünscht ist, die Partnerin oder den Partner in die Gespräche einzubeziehen,
- erste Lösungsansätze zu entwickeln.

Hierdurch kann es in einigen Fällen schon zu einer deutlichen Entlastung und Symptomreduktion kommen.

Ist die Symptomatik ausgeprägter, empfiehlt sich die Weiterverweisung an spezialisierte Behandlerinnen oder Behandler, die sexualmedizinisch oder -therapeutisch tätig sind. Je nach Fragestellung kann eine interdisziplinäre Therapie hilfreich sein, in der verschiedene Fachbereiche (Psychosomatik/Psychotherapie, Sexualmedizin/-therapie, Organmedizin, Psychiatrie, Physio- bzw. Körpertherapie) abgestimmt zusammenarbeiten.

Mit der geeigneten Therapie kommt es vor allem bei leichteren und mittelschweren sexuellen Störungen oft bereits nach wenigen Sitzungen zu einer deutlichen Verbesserung.

Weiterführende Literatur

Beier KM, Bosinski HAG, Loewit K (2005) Sexualmedizin. Urban & Fischer /Elsevier, München
Büttner M (2018) Sexualität und Trauma. Schattauer, Stuttgart
Hartmann U (2018) Sexualtherapie: Ein neuer Weg in Theorie und Praxis. Springer, Berlin
Laumann EO, Paik A, Rosen RC (1999) Sexual dysfunction in the United States: prevalence and predictors. JAMA 281(6):537–44
World Association for Sexual Health. Erklärung der sexuellen Rechte (Declaration of Sexual Rights). ▶ http://www.worldsexology.org/wp-content/uploads/2013/08/declaration_of_sexual_rights_sep03_2014.pdf
Zemishlany Z, Weizman A (2008) The impact of mental illness on sexual dysfunction. Adv Psychosom Med 29:89–106

Insomnie

Marika Dobos und Fabian Fachinger

Inhaltsverzeichnis

17.1 Unterschiede zwischen normalem und pathologischem Schlaf – 204

17.2 Diagnostische Einteilung – 204

17.3 Ursachen – 205

17.4 Psychosomatische Grundversorgung – 206

17.5 Psychotherapie – 208

17.6 Medikamentöse Therapien – 208

Zitierte Literatur – 209

© Springer-Verlag GmbH Deutschland, ein Teil von Springer Nature 2020
K. Fritzsche und M. Wirsching (Hrsg.), *Basiswissen Psychosomatische Medizin und Psychotherapie*,
https://doi.org/10.1007/978-3-662-61425-9_17

- **Einleitung**

Schlafstörungen, Müdigkeit und Erschöpfung gehören zu den häufigsten gesundheitlichen Problemen in westlichen Industrienationen. 10–15 % der Deutschen leiden an einer chronischen, mehr als 3–6 Monate anhaltenden Insomnie. In Hausarztpraxen klagen etwa 20 % der Patienten über ein gestörtes Schlafverhalten, drei Viertel dieser Patienten leiden bereits länger als 1 Jahr unter der Problematik. Gesundheitliche Folgen von Schlafmangel reichen von Adipositas, Diabetes, kognitiven Einschränkungen bis zur Demenzentwicklung. Insomnien, die durch Schichtarbeit entstanden sind, können sogar zu einem höheren Krebsrisiko und einer erhöhten Mortalität führen. Das vorliegen einer Schlafstörung ist ein signifikanter **Prädiktor für psychische Störungen.**

17.1 Unterschiede zwischen normalem und pathologischem Schlaf

Viele Menschen schätzen ihr eigentlich gesundes Schlafverhalten subjektiv als krankhaft ein, obwohl Symptome einer Insomnie wie z. B. Tagesmüdigkeit fehlen. Der **individuelle Schlafbedarf** kann zwischen 4 und 10 Stunden schwanken und ist auch durch genetische Dispositionen determiniert. Wichtigsten ist es, dass sich die Patientinnen am Morgen ausgeruht und erholt fühlen. Eine Nacht mit wenig Schlaf muss nicht unbedingt durch ein längeres Ausschlafen ausgeglichen werden. Der fehlende Schlaf wird in der folgenden Nacht durch eine höhere Schlafintensität, also mit einem erhöhten Anteil von Tief- und REM-Schlafphasen kompensiert. Der Schlafbedarf wird über eine **Selbstregulation** des Körpers gesteuert. Dieses Gleichgewicht kann durch schlafhinderliche Verhaltensweisen, z. B. Kaffeekonsum am Abend, nächtliches Arbeiten am Computer, Fernsehen im Bett oder die Einnahme von Drogen und Medikamenten gestört werden. **Ältere Menschen** schlafen weniger lang und weniger tief. Dies hat aber keinen Krankheitswert.

17.2 Diagnostische Einteilung

(Nichtorganische) Insomnie (ICD-10 F51.0).

Die Insomnie wird unter die nichtorganischen Schlafstörungen (F51) klassifiziert und ist durch eine ungenügende Dauer und Qualität des Schlafes gekennzeichnet, die über einen längeren Zeitraum besteht. Sie schließt Einschlafstörungen, Durchschlafstörungen und frühmorgendliches Erwachen ein. Insomnie ist ein häufiges Symptom vieler psychischer und somatischer Störungen und soll daher nur zusätzlich klassifiziert werden, wenn sie das klinische Bild beherrscht. Um eine nichtorganische Insomnie (ICD-10, F51.0) zu diagnostizieren, muss das Vorliegen einer anderen Schlafstörung (z.B. Störung des Schlaf-Wach-Rhythmus, Schlafwandeln, Schlafapnoe oder Restless-Legs-Syndrom) ausgeschlossen werden.

Akute Insomnie (Kurzzeit-Insomnie):
- Ungenügende Dauer und/oder Qualität des Schlafs für mindestens 4 Wochen

Chronische Insomnie:
- Ungenügende Dauer und/oder Qualität des Schlafs für mehr als 3 Monate

Klassifikation

In der ICD-10 werden Schlafstörungen nach organischer Schlafstörung in Kapitel F51 (im Überkapitel Psychische und Verhaltensstörungen) und nichtorganische Schlafstörungen in Kapitel G47 (im Überkapitel Krankheiten des Nervensystems) aufgeteilt. In der ICD-11 wird die Unterscheidung zwischen organischen und nichtorganischen Schlafstörungen als obsolet angesehen. Beide

Kategorien werden voraussichtlich in einem neuen Kapitel unter der Überschrift „Schlaf-Wach-Störungen" zusammengefasst. Damit werden die Schlafstörungen in der ICD-11 als eigenes Gebiet anerkannt.

- **Ausgewählte Differenzialdiagnosen**

Die folgenden körperlichen Krankheiten sollten bei der Diagnose der Insomnie ausgeschlossen werden (nach S3-Leitlinien, Riemann et al. 2009, 2017):
— Nierenerkrankungen/Magen-Darm-Erkrankungen,
— chronischer Schmerz, z. B. bei rheumatischen Erkrankungen,
— endokrine Erkrankungen,
— Epilepsien,
— extrapyramidalmotorische Erkrankungen,
— Herz- und Lungenerkrankungen,
— Kopfschmerzen,
— maligne Erkrankungen,
— Polyneuropathien,
— Schlaganfall,
— Multiple Sklerose,
— starker Juckreiz bei Hauterkrankungen,
— Schlafapnoe-Syndrom,
— Restless-Legs-Syndrom.

17.3 Ursachen

- **Entstehungsmodelle**

Das **Hyperarousal-Konzept** führt das Auftreten von Schlafproblemen auf eine **erhöhte emotionale, kognitive, und physiologische Erregung** zurück. Es kommt zu einer gesteigerten Kortisolausschüttung durch eine erhöhte Stressantwort des Körpers. Patientinnen erleben diesen Moment als Zustand **hoher Anspannung** und erleben ein Unvermögen, sich zu entspannen. Durch eine Fokussierung auf den Schlafmangel wird die Anspannung erhöht und die Schlafproblematik aufrechterhalten.

Im Spielmann-Modell (Spielmann et al. 1987) wird die Entwicklung und Aufrechterhaltung einer Schlafstörung über **prädisponierende Faktoren,** das Auftreten schlafverschlechternder, **belastender Lebensereignisse** sowie **fehlangepasste Verhaltensweisen** erklärt. Prädisponierende Faktoren können z. B. die Neigung zu leichter Erregbarkeit, Geräuschempfindlichkeit oder eine ängstliche Persönlichkeit sein. Lebensereignisse, die den Schlaf negativ beeinflussen, können beispielsweise Trennung oder Scheidung, Aufnahme einer Arbeit im Schichtdienst oder wiederholter Drogenkonsum sein. Aus diesen Faktoren kann eine Schlafstörung entstehen, die sich durch fehlangepasste, schlafhinderliche Verhaltensweisen chronifiziert. Diese fehlangepassten Verhaltensweisen können beispielsweise nächtliches Grübeln, zu frühes Zubettgehen, ein starker gedanklicher Fokus auf den Schlaf, zu langer Tagesschlaf und erhöhter Alkoholkonsum am Abend sein.

Die Kognitive Verhaltenstherapie geht bei chronischer Schlafstörung zusätzlich von einer Kopplung der negativen schlafbezogenen Gedanken und Emotionen mit dem Schlafplatz im Sinne einer Konditionierung aus.

- **Schlafstörungen bei psychischen Erkrankungen**

Ein- und Durchschlafstörungen sowie eine erhöhte REM-Schlaf-Dichte, vor allem zu Beginn der Nacht, treten bei fast allen Depressionspatienten auf. Tiefschlafreduktion lässt sich bei 50 % der Depressionspatienten und bei fast allen Patienten mit Alkoholabhängigkeit beobachten.

Eine Schlafstörung ist ein signifikanter Prädiktor für Depressionen, Angststörungen, Alkoholabhängigkeit und Psychosen. Umgekehrt können psychische Erkrankungen auch Schlafstörungen auslösen.

- **Substanzen, deren Einnahme zu einer Insomnie führen können (S3-Leitlinien, Riemann et al. 2009, 2017)**
— Alkohol und andere Rauschmittel

- Antibiotika (z. B. Gyrasehemmer)
- Antidementiva (z. B. Piracetam)
- Antriebssteigernde Antidepressiva (z. B. SSRI)
- Blutdruckmittel (z. B. ß-Blocker) und Asthmamedikamente (z. B. Theophyllin, ß-Sympathomimetika)
- Diuretika
- Hormonpräparate (z. B. Thyroxin, Steroide)
- Stimulierende Substanzen (Koffein und synthetische Substanzen, z. B. Amphetamine, Ecstasy)

17.4 Psychosomatische Grundversorgung

Erkennen

Die Ärztin sollte sich ein genaues Bild des Schlafverhaltens verschaffen. Dabei können folgende Fragen hilfreich sein:
- „Haben Sie regelmäßig Schwierigkeiten beim Ein- oder Durchschlafen? Fühlen Sie sich tagsüber müde und erschöpft?"
- „Wann gehen Sie normalerweise zu Bett, wie lange dauert es, bis Sie einschlafen? Wann wachen Sie morgens auf und können Sie danach wieder einschlafen?"
- „Wie lange besteht dieses Schlafmuster bereits?"

Schlaftagebuch
Ein von der Patientin über 2 Wochen geführtes Schlaftagebuch kann der Ärztin einen genaueren Überblick über die Art und das Ausmaß einer Schlafstörung vermitteln. Auch die Patientin kann dadurch erkennen, ob die wahrgenommene Schlafdauer der Realität entspricht. Häufig wird den Betroffenen durch das Schlaftagebuch deutlich, dass sie mehr Stunden pro Nacht schlafen als zunächst gedacht. Betroffene Personen nehmen meist die Nächte mit schlechter Schlafdauer und -qualität besonders deutlich wahr und überschätzen die Schwere der Schlafproblematik.

Behandeln

Psychoedukation
Patienten, die über Insomnie klagen, sollten aufgeklärt werden, dass ein kurzfristiger Schlafentzug kein Grund zur Sorge ist und vom Körper ausgeglichen wird. Es sollte grundlegendes Wissen über gesunden Schlaf vermittelt werden.

Schlafhygiene
Zu Beginn der Behandlung können schlafhinderliche Verhaltensweisen des Patienten sowie Regeln zur Besserung der Schlafhygiene besprochen werden.

> **Wichtig**
> Regeln zur Schlafhygiene/schlaffördernde Maßnahmen (nach S3-Leitlinien, Riemann et al. 2009, 2017):
> - Ab mittags keine koffeinhaltigen Getränke (Kaffee, Schwarztee, Energydrink, Cola) mehr trinken
> - Vermeidung von Alkohol und keinesfalls Alkohol zum Schlafanstoß verwenden
> - Abends keine schweren Mahlzeiten
> - In den Stunden vor dem Zubettgehen körperliche und geistige Tätigkeiten stufenweise reduzieren
> - Einschlafritual vor dem Zubettgehen
> - Angenehme Atmosphäre im Schlafzimmer (Ruhe und Dunkelheit)
> - Während der Nacht nicht auf die Uhr schauen

Stimuluskontrolle
Die Stimuluskontrolle wird besonders für Betroffene mit chronischer Schlafstörung empfohlen. Es wird von einer erlernten Kopplung zwischen der Schlafumgebung und der Wachheit bzw. dem Nicht-Einschlafen-Können ausgegangen (s. ▶ Abschn. 17.3 „Ursachen"). Diese gelernte Kopplung soll durch die Stimuluskontrolle gelöst werden, dazu gehören folgende Verhaltensregeln:

- Abends erst zu Bett gehen, wenn Sie müde sind.
- Das Bett sollte nur zum Schlafen, d. h. nicht zum Essen, Arbeiten oder Rauchen genutzt werden, ausgenommen sind sexuelle Aktivitäten.
- Wenn Sie nach 15 min noch nicht eingeschlafen sind, verlassen Sie das Bett und beschäftigen Sie sich mit einer angenehmen, beruhigenden Tätigkeit (z. B. stricken, Modelleisenbahn aufbauen, Schlaftee trinken, Tagebuch schreiben, Kreuzworträtsel lösen, Wäsche falten, lesen). Kehren Sie erst wieder ins Bett zurück, wenn Sie müde sind. Wenn Sie wieder nicht einschlafen können, wiederholen Sie diesen Schritt mit dem Ziel, die schlaflos im Bett verbrachte Zeit so gering wie möglich zu halten.
- Das Schlafzimmer sollte (wenn möglich) nur zum Schlafen und nicht zusätzlich als Arbeitszimmer o. ä. genutzt werden.
- Stehen Sie jeden Morgen zur gleichen Zeit auf (auch am Wochenende).
- Es sollte vermieden werden, tagsüber zu schlafen.

Bettzeitrestriktion

Mithilfe eines Schlaftagebuchs wird über einen Zeitraum von 2 Wochen die subjektiv erlebte durchschnittliche Schlafzeit ermittelt. Diese Schlafzeit wird für die folgenden 7 Tage als maximale Zeit festgelegt, die im Bett verbracht werden darf (das Minimum von 5 Stunden darf hierbei nicht unterschritten werden). Es werden feste Zubettgeh- und Aufstehzeiten vereinbart, die jeden Tag eingehalten werden müssen. Jegliches Schlafen am Tag soll vermieden werden. Dadurch baut sich bei der Patientin ein Schlafdruck auf, der nach und nach zu einer höheren Schlafeffizienz führt. Wenn die Schlafeffizienz nach 7 Tagen über 85 % liegt, dann kann die Bettliegezeit schrittweise um jeweils 30 min erhöht werden. Durch dieses Vorgehen wird auch die gelernte Kopplung von Wachheit und Frust mit dem Schlafplatz aufgelöst.

Berechnung der Schlafeffizienz:

$$\text{Schlafeffizienz in Prozent} = \frac{\text{Schlafdauer} \times 100}{\text{Bettliegezeit}}$$

▶ **Fallbeispiel**

Frau T. klagt über große Ein- und Durchschlafprobleme, die seit einem halben Jahr bestehen. Sie arbeitet als Projektleiterin in einem mittelständischen Unternehmen und hält die Verantwortung für ein 10-köpfiges Team. Um genügend Schlaf zu bekommen, geht sie inzwischen unter der Woche um 21 Uhr zu Bett. Meist liegt sie lange wach und schläft erst gegen 23 Uhr ein. Nachts hat sie häufige Wachphasen, in denen sie sich über den fehlenden Schlaf und dessen Konsequenzen auf ihre Leistungsfähigkeit am folgenden Tag sorgt. Am Morgen steht sie um 5.30 Uhr auf, um zur Arbeit zu gehen. Sie steht häufig „unter Strom", spürt eine hohe Verantwortung für den Erfolg ihrer Abteilung und fühlt sich durch ihre ständige Müdigkeit stark in ihrer Leistungsfähigkeit eingeschränkt. Am Wochenende geht Frau T. gerne aus, ist häufig bis in die frühen Morgenstunden wach und schläft morgens bis um 7 Uhr. In Absprache mit ihrer Ärztin führt Frau T. eine Bettzeitrestriktion durch. Durch das Schlaftagebuch wurde eine durchschnittliche Schlafzeit von 6 Stunden ermittelt. Ihre neue Zubettgehzeit wird auf 23.30 Uhr festgesetzt, die Aufstehzeit von 5.30 Uhr soll auch am Wochenende eingehalten werden. Diese Umstellung fällt Frau T. anfangs sehr schwer, nach 2 Wochen kann ihre Schlafeffizienz jedoch bereits deutlich gesteigert werden. ◀

Zusätzliche Therapiemethoden
- Körperliche Entspannung: Progressive Muskelrelaxation, angeleitete Meditation, Autogenes Training, Biofeedback, Yoga
- Gedankliche Entspannung: Ruhebild, Fantasiereise, Achtsamkeit (Achtsamkeitsbasierte Stressreduktion nach Jon Kabat-Zinn)

- Naturheilkundliche Verfahren: Akupunktur, Aromatherapie, Bewegung, Hypnotherapie, Lichttherapie, Massage, Musiktherapie, Lavendelöl, Reflexzonenmassage, Tai-Chi, Qi Gong

17.5 Psychotherapie

Die aktuelle Studienlage unterstützt die Kognitive Verhaltenstherapie (KVT), bestehend aus Psychoedukation, Entspannungsverfahren und psychotherapeutischen Elementen, als Behandlungsform der ersten Wahl. Wenn durch die KVT keine hinreichende Verbesserung der Symptomatik erzielt werden kann oder eine KVT nicht durchführbar ist, können dem Patienten eine Untersuchung im Schlaflabor und eine medikamentöse Therapie vorgeschlagen werden. Allerdings ist eine medikamentöse Therapie ausschließlich zur Kurzzeittherapie zu empfehlen und sollte nur im Rahmen eines Gesamtbehandlungsplans erfolgen. Bei Schlafstörungen im Rahmen von akuten Psychosen und anderen schweren psychischen Erkrankungen oder bei bestehender Suizidalität des Patienten können Hypnotika, vorübergehend auch in höheren Dosen, indiziert sein.

Kognitive Techniken zur Behandlung von Insomnie sind:
- Erkennen kognitiver Teufelskreise und sich selbst erfüllender Prophezeiungen,
- kognitive Umstrukturierung dysfunktionaler Gedankenkreisläufe,
- Gedankenstopp.

17.6 Medikamentöse Therapien

Benzodiazepinrezeptoragonisten haben eine gute Wirksamkeit im kurzzeitigen Gebrauch von 3–4 Wochen gezeigt. Bei bestehender Abhängigkeit und hartnäckigen Insomnien können sedierende Antidepressiva indiziert sein. Hier ist die Kurzzeitbehandlung effektiv, jedoch müssen Kontraindikationen im Einzelfall geprüft werden. Melatonin weist in Studien zumindest eine geringe Wirksamkeit bei der Behandlung von Insomnie auf.

> **Wichtig**
> Schlafmittel sollten **nicht länger als 4 Wochen** verabreicht werden. Bei intermittierenden Schlafstörungen können Schlafmittel in 4–6 Nächten pro Monat eingenommen werden. In diesem Fall sollte mit einer niedrigen Dosis begonnen werden. Von der Kombination verschiedener Schlafmittel und/oder Benzodiazepinen ist abzuraten.

- **Medikamentöse Stufentherapie (nach Fietze 2018)**

Wenn eine KVT erfolglos geblieben oder aus anderen Gründen nicht realisierbar ist, kann besonders zur Behandlung einer Einschlafstörung die medikamentöse Stufentherapie eingesetzt werden. Sie besteht aus den folgenden Stufen, die mit der Patientin durchlaufen werden sollten, wenn der Behandlungserfolg auf der jeweiligen Vorstufe ausgeblieben ist:

1. Phytopharmaka: hochdosierte Kombination aus Baldrian, Hopfen, Melisse und Passionsblume für mindestens 4–6 Wochen
2. L-Tryptophan in mindestens 500 mg bis maximal 1500 mg für 4–6 Wochen
3. Melatonin (ca. 2–4 mg) für 1–2 Wochen
4. Agomelatin: Valdoxan in 25–50 mg für 1–2 Wochen
5. Doxepin (mindestens 10 mg) oder Trimipramin (mindestens 10–20 mg) oder Mirtazapin (mindestens 15 mg) für 1–2 Wochen
6. Zolpidem (5–10 mg) für ca. 4 Wochen Wegen der geringen Halbwertszeit von Zolpidem (2,5–3 h) wird bei Durchschlafstörung stattdessen Zopiclon (3,75–7,5 mg) mit einer Halbwertszeit von 5–6 h empfohlen.

Zitierte Literatur

Fitze I (2018) Die medikamentöse Therapie der Insomnie. In: Fietze I, Köllner V (Hrsg) Schlafstörungen. Ärztliche Psychotherapie, Psychosomatische Medizin und Psychosomatische Grundversorgung, 13, S 177–181

Riemann D et al (2009) S3-Leitlinie nicht erholsamer Schlaf/Schlafstörungen, 13. Aufl. Springer Medizin, Berlin, S 4–160

Riemann D et al (2017) S3-Leitlinie nicht erholsamer Schlaf/Schlafstörungen. Kapitel „Insomnie bei Erwachsenen" (AWMF Registernummer 063–003), Update 2016, 21. Aufl. Springer Medizin, Berlin, S 2–44

Spielman A, Caruso L, Glovinsky P (1987) A behavioral perspective on insomnia treatment. Psychiatr Clin North Am 10:541–553

Weiterführende Literatur

Köllner V (2005) Schlafstörungen. In: Köllner V, Broda M (Hrsg) Praktische Verhaltensmedizin. Thieme, Stuttgart

Kluge I, Kundermann B (2019) Insomnien. In: Kircher T (Hrsg) Kompendium der Psychotherapie. Springer, Berlin

Marx C (2017) Nicht organische Schlafstörungen. In: Schneider F (Hrsg) Facharztwissen Psychiatrie, Psychosomatik und Psychotherapie. Springer, Berlin

Steiger A, Weber F, Benkert O (2019) Medikamente zur Behandlung von Schlafstörungen. In: Benkert O, Hippius H (Hrsg) Kompendium der psychiatrischen Pharmakotherapie. Springer, Berlin

Prüfungsteil

Inhaltsverzeichnis

18 **Übungsfragen – 213**
Kurt Fritzsche

19 **Lösungen zu den Übungsfragen – 219**
Kurt Fritzsche

20 **Übungsfälle – 239**
Kurt Fritzsche

Übungsfragen

Kurt Fritzsche

Kapitel 1
1. Definieren Sie „Psychosomatische Medizin".
2. Geben Sie Beispiele für eine psychosomatische Wechselwirkung.
3. Beschreiben Sie die wissenschaftlichen Grundlagen der psychosomatischen Medizin.
4. Geben Sie eine Definition für Psychoneuroimmunologie.
5. Auf welchen Wegen beeinflusst eine psychosoziale Belastung das Hormonsystem?
6. Was versteht man unter Stress und unter einer Stressantwort des Körpers?
7. Warum sind Bindungserfahrungen des Säuglings und Kleinkindes entscheidend für die psychische Gesundheit und späteres zwischenmenschliches Vertrauen?
8. Nennen Sie jeweils 3 Schutz- und Belastungsfaktoren in der Kindheit, die zu Gesundheit oder Krankheit im Erwachsenenalter beitragen.
9. Was versteht man unter Salutogenese?
10. Geben Sie eine Definition für Coping.
11. Geben Sie Beispiele für kognitive, affektive und verhaltensbezogene Formen des Copings.

Kapitel 2
1. Wie unterscheidet sich ein kategoriales Diagnosesystem von einem dimensionalen Diagnosesystem?
2. Was sind Themen einer psychosozialen Anamnese?
3. Beschreiben Sie das SORKC-Modell zur Identifikation von auslösenden und aufrechterhaltenden Einflüssen auf das betrachtete Verhalten.
4. Welche Ziele werden mit der OPD verfolgt?
5. Nennen Sie die Achsen der OPD.

Kapitel 3
1. Wie lautet die Definition von Psychotherapie von Strotzka (1972)?
2. Nennen und erläutern Sie 2 der 4 Richtlinienverfahren für Psychotherapie, deren Kosten durch die Krankenkassen erstattet werden.
3. Nennen Sie 5 allgemeine Wirkfaktoren der Psychotherapie.
4. Nennen Sie die zur Ausübung der Psychotherapie bei Erwachsenen berechtigten Berufsgruppen.
5. Welches sind die Anwendungsformen der Psychotherapie?

Kapitel 4
1. Nennen Sie 3 Modelle der Gestaltung einer Arzt-Patient-Beziehung.
2. Nennen und erläutern Sie die Haltungen, die Carl Rogers der Beziehungsgestaltung zugrunde legt.
3. Erläutern Sie unter Verwendung der Begriffe Übertragung und Gegenübertragung, wie ein Arzt seine eigenen emotionalen Regungen, Kognitionen und Fantasien während des diagnostischen Gesprächs nutzen kann.
4. Unter welchen Umständen ist das paternalistische Modell geeignet?
5. Welches Ziel verfolgt das Prinzip des „Shared Decision Making"?

Kapitel 5
1. Was ist der Unterschied zwischen arzt- und patientenzentrierter Gesprächsführung?
2. Nennen Sie die Techniken des aktiven Zuhörens.
3. Was sind die 4 Elemente des Unterbrechens?
4. Beschreiben Sie die 4 Ebenen einer Nachricht.

Kapitel 6
1. Welche Aufgaben hat die psychosomatische Grundversorgung?
2. Nennen Sie Beispiele der wichtigsten Krankheitsbilder mit psychosomatischen Aspekten in der Gynäkologie und Kinder- und Jugendmedizin.

Übungsfragen

3. Nennen Sie Beispiele der wichtigsten Krankheitsbilder mit psychosomatischen Aspekten in der Neurologie und Dermatologie.
4. Nennen Sie Beispiele der wichtigsten Krankheitsbilder mit psychosomatischen Aspekten in der Orthopädie und Hals-Nasen-Ohren-Heilkunde.
5. Nennen Sie Beispiele der wichtigsten Krankheitsbilder mit psychosomatischen Aspekten in der Urologie und Chirurgie.

- **Kapitel 7**
1. Wer ist verpflichtet, den Kurs „Psychosomatische Grundversorgung" zu besuchen?
2. Für wen ist die Zusatzweiterbildung Psychotherapie gedacht?
3. Definieren Sie das Gebiet der Psychosomatischen Medizin und Psychotherapie.

- **Kapitel 8**
1. Wie unterscheidet sich Trauer von Depression?
2. Nennen Sie jeweils Symptome einer Depression auf der Ebene der Gedanken, der Gefühle, des Verhaltens und des Körpers.
3. Nennen Sie die diagnostischen Kriterien einer depressiven Episode und einer Dysthymie nach ICD-10.
4. Grenzen Sie die Diagnose einer Depression vom Burn-out-Syndrom ab.
5. Beschreiben Sie die Wechselwirkung der verschiedenen Erklärungsmodelle bei der Entstehung einer Depression.
6. Beschreiben Sie die Grundprinzipien der Behandlung einer Depression.
7. Beschreiben Sie die psychotherapeutischen Verfahren zur Depressionsbehandlung und deren Unterschiede.
8. Welche Fragen ermöglichen die Einschätzung der Suizidgefährdung?

- **Kapitel 9**
1. Nennen Sie mindestens 5 körperliche Symptome einer Angststörung.
2. Was sind die typischen Symptome einer Panikstörung?
3. Was ist der Unterschied zwischen einer Phobie und einer generalisierten Angststörung?
4. Erläutern Sie den Teufelskreis der Angst.
5. Nennen Sie die Hauptsymptome der Zwangsstörung.
6. Nennen Sie Beispiele für typische Inhalte einer Zwangsstörung.

- **Kapitel 10**
1. Nennen Sie jeweils typische somatoforme Symptome des Herz-Kreislauf-Systems, des Magen-Darm-Traktes, der Atmung und des Nervensystems.
2. Was ist eine Konversionsstörung?
3. Was versteht man unter einer hypochondrischen Störung?
4. Nennen Sie mindestens 5 Hinweise für das Erkennen funktioneller Körperbeschwerden.
5. Wie lässt sich die Entstehung funktioneller Körperbeschwerden erklären?
6. Wie sieht eine stufenweise Behandlung, z. B. im Rahmen der Hausarztpraxis, aus?
7. Was sind Indikationen für eine psychotherapeutische Behandlung bei funktionellen Körperbeschwerden?

- **Kapitel 11**
1. Nennen Sie mindestens 3 Kriterien für eine chronische Schmerzstörung.
2. Was beschreibt die Gate-Control-Theorie?
3. Welche Elemente gehören zu einer psychosomatischen Schmerzanamnese?
4. Welche Kriterien sprechen für ein Schmerzsyndrom mit überwiegend psychischen Faktoren?
5. Wie sieht ein Behandlungsplan einer chronischen Schmerzstörung im Rahmen der psychosomatischen Grundversorgung aus?

6. Welche psychotherapeutischen Behandlungsverfahren gibt es zur Behandlung chronischer Schmerzzustände?

- **Kapitel 12**
1. Was ist ein psychisches Trauma?
2. Welche 3 Hauptsymptomgruppen finden sich bei der Posttraumatischen Belastungsstörung?
3. Beschreiben Sie das Vorgehen in einer akuten Krisensituation.
4. Woran erkennt man eine verzögerte PTBS?
5. Was ist EMDR?

- **Kapitel 13**
1. Nennen Sie mindestens 5 Symptome der Anorexia nervosa.
2. Mit welchen psychischen und körperlichen Folgezuständen bei länger andauernder Anorexia nervosa ist zu rechnen?
3. Welche Faktoren können bei der Entstehung einer Anorexia nervosa zusammenwirken?
4. Welche Probleme können bei der Motivierung für eine Behandlung oder während der Behandlung auftreten?
5. Beschreiben Sie mindestens 3 Symptome einer Bulimia nervosa.
6. Geben Sie Beispiele für Entstehungsbedingungen einer Bulimia nervosa.
7. Beschreiben Sie Inhalte eines psychotherapeutischen Behandlungskonzeptes bei Bulimia nervosa.
8. Wie ist eine Binge-Eating-Disorder definiert?

- **Kapitel 14**
1. Welche psychischen Symptome und Reaktionen zeigen Patienten nach der Krebsdiagnosemitteilung und welches sind die Aufgaben, die der Patient in dieser Phase zu bewältigen hat?
2. Welche Auswirkungen kann eine Krebsdiagnose auf die Familie haben?
3. Wie wird Fatigue definiert?
4. Welche Coping-Strategien sind mit einer höheren Lebensqualität und einem besseren emotionalen Befinden verbunden?
5. Wie gehen Sie im Informations- und Aufklärungsgespräch bei der Diagnose „Krebs" vor?
6. Welche Indikationen für eine psychotherapeutische Behandlung bei Krebspatienten kennen Sie?

- **Kapitel 15**
1. Welche psychosozialen Risikofaktoren sind für die Entstehung der Koronaren Herzerkrankung und die Auslösung eines Herzinfarktes gesichert?
2. Was sind die Folgen von Verdrängung und Verleugnung einer Koronaren Herzerkrankung?
3. Wie lässt sich der Persönlichkeitstyp D beschreiben und wie wirkt er sich auf das Risiko einer Herzerkrankung aus?
4. Was ist die Aufgabe des Hausarztes oder des Kardiologen bei der Betreuung von KHK-Patienten im Rahmen der psychosomatischen Grundversorgung?
5. Was sind Warnsignale für einen Herzinfarkt in den Wochen und Monate vor dem Ereignis?

- **Kapitel 16**
1. Welche Auffassung vertritt die moderne Sexualmedizin in Bezug auf Sexualität?
2. Welche sexuellen Funktionsstörungen kennen Sie?
3. Nennen Sie 5 psychische Erkrankungen, die typischerweise mit Störungen in der Sexualität einhergehen. Welche sexuellen Probleme können das jeweils sein?
4. Welche 4 Strategien können Ihnen dabei helfen, mit Patienten ins Gespräch über deren Sexualität zu kommen?
5. Wann sollte ein sexuelles Problem in der Behandlung Berücksichtigung finden?

Übungsfragen

- **Kapitel 17**
1. Welche Verhaltensweisen stören die körperliche Selbstregulation des Schlafbedarfs?
2. Nennen Sie mindestens 3 Substanzen, deren Einnahme zu einer Insomnie beitragen kann.
3. Wie wird die Entstehung und Aufrechterhaltung einer Schlafstörung in den theoretischen Modellen erklärt?
4. Nennen Sie mindestens 3 schlaffördernde Maßnahmen bei einer akuten Insomnie.
5. Was beschreibt der Begriff „Konditionierung" im Zusammenhang mit der Chronifizierung der Insomnie? Wie kann diese Konditionierung behandelt werden?
6. Wie wird eine Behandlung mit Bettzeitrestriktion durchgeführt?
7. Was ist bei der medikamentösen Therapie von Schlafstörungen besonders zu beachten?

Lösungen zu den Übungsfragen

Kurt Fritzsche

- **Kapitel 1**
1. Psychosomatische Medizin beschäftigt sich mit den Wechselwirkungen zwischen körperlichen, seelischen und sozialen Prozessen in der Entstehung, im Verlauf und bei der Bewältigung von Krankheiten und Leidenszuständen.
2. Asthma bronchiale: Bei einem allergisch bedingten Asthma bronchiale können psychosoziale Faktoren den Ausbruch eines Anfalls mitverursachen und umgekehrt kann die Asthma-bronchiale-Erkrankung eines Kindes psychosoziale Auswirkungen auf die übrige Familie haben.
3. Ein einheitliches Modell für die Wechselwirkungen zwischen Körper, psychischen Prozessen und Umwelt existiert nicht. Diese Wechselwirkungen lassen sich im biopsychosozialen Systemmodell darstellen. Dieses betont, dass jede Krankheit psychosoziale Anteile haben kann. Die psychogenetische Psychosomatik beschäftigt sich mit der subjektiven Innenwelt des Kranken und seiner Interaktion mit der Therapeutin. Aus dem psychophysiologischen Ansatz hat sich die Stresstheorie entwickelt. Im integrativen Modell werden Erkenntnisse der Psychoanalyse, der Verhaltensmedizin, der Psychobiologie und der Systemtheorie zusammengeführt. Dabei geht es nicht nur um die Frage, wie Krankheiten entstehen, sondern auch darum, wie eine erfolgreiche Anpassung an die Umwelt stattfindet und wie Gesundheit erhalten bleibt.
4. Die Psychoneuroimmunologie untersucht die Zusammenhänge zwischen Denken, Fühlen, Wahrnehmen, Verhalten und dem Nervensystem, dem endokrinen System und dem Immunsystem. Mithilfe der Bildung und Freisetzung von Botenstoffen werden zwischen Nervensystem, Hormonsystem und Immunsystem Informationen über Funktionszustände und damit auch Informationen über mögliche Erkrankungen ausgetauscht. Da jeder Organismus untrennbar mit seiner Umwelt verbunden ist, wird auf diese Weise auch die Wirksamkeit sozialer Einflüsse auf den Organismus erklärbar.
5. Psychosozialer Stress kann in die wechselseitige Regelung zwischen Immunsystem und Nervensystem eingreifen und führt z. B. zu einer Reduktion der T-Lymphozyten und zu einer Herabsetzung der Aktivität von natürlichen Killerzellen sowie von Monozyten und Makrophagen. Regulationsprozesse im Hypothalamus und in der Hypophyse steuern die Hormonfreisetzung im Körper und passen sie an die aktuelle Situation an. Psychosoziale Belastungen wirken über sensorische Neurone auf das Gehirn.
6. Unter Stress versteht man eine bedrohte biologische Homöostase bzw. Allostase. Er kann sowohl durch körperliche Schädigungen als auch durch psychosoziale Belastungen herbeigeführt werden. Unter Stressantwort oder Stressreaktion versteht man das Bemühen des Körpers, die biologische Homöostase bzw. Allostase durch Veränderungs- und Anpassungsprozesse auf neuronaler und endokriner Ebene sowie im Verhalten wiederherzustellen. Wenn der Stress vorüber ist, werden die Anpassungsvorgänge wieder abgeschaltet.
7. Positive Bindungserfahrungen haben Einfluss auf die Mentalisierungsfähigkeit. Trifft der Säugling oder das Kleinkind auf eine Mutter oder eine andere Hauptbezugsperson, die mit Mimik und Gestik feinfühlig antwortet, so kommt es zur Ausschüttung von Oxytocin, welches den Säugling soziale Interaktionen und die damit verbundenen Gefühle als angenehm erleben lässt. Ein sicheres Bindungsverhalten wird auf diese Weise gefördert. Das Gehirn, vor allem die Amygdala, der Hippocampus und der präfrontale Kortex werden vor Schädigungen als Folge über-

schießender Glukokortikoidausschüttung in Stresssituationen geschützt. Eine sichere Bindung trägt zu einer Erhöhung der Stressschwelle und zu einer Dämpfung der Stressantwort bei. Psychosoziale Belastungen in der Kindheit können auf diesem Wege zu einer Dysfunktion des Stressverarbeitungssystems mit erhöhter Stressvulnerabilität in Konfliktsituationen führen.
8. Schutzfaktoren sind z. B.:
   - dauerhaft gute Beziehung zu primären Bezugspersonen,
   - adäquate frühkindliche Eltern-Kind-Bindung,
   - robustes aktives Temperament.

Psychosoziale Belastungsfaktoren sind z. B.:
   - dauerhafte familiäre Disharmonie/ mit Gewalt,
   - Scheidung/Trennung der Eltern,
   - Mutter oder Vater psychisch krank/ Suchtproblem.
9. Das Salutogenesemodell stellt das Gegenstück zum klassischen Krankheitsbegriff (Pathogenese) der Medizin dar. Das Salutogenesemodell vertritt die Ansicht, dass Gesundheit kein Kapital ist, das man aufzehren kann, sondern in jedem Augenblick neu erzeugt wird. In diesem Modell wird der Fokus auf die persönlichen Ressourcen des Menschen gelegt, die ihn nach einem schwerwiegenden Lebensereignis vor einer Erkrankung geschützt haben oder die ihn eine Erkrankung haben überstehen lassen. So stehen die gesunden Anteile der Betroffenen anstelle der Krankheit im Mittelpunkt.
10. Coping ist ein aktiver, nicht immer bewusster Prozess der Auseinandersetzung des Betroffenen mit seiner Krankheit. Er umfasst alle kognitiven, emotionalen und verhaltensorientierten Aktivitäten eines kranken Menschen, die dazu dienen, bereits bestehende oder erwartete (krankheitsbedingte) Anforderungen, Belastungen und Probleme zu überwinden, zu lindern oder zu tolerieren.

11. Kognitive Verarbeitung: z. B. Erklärungsversuche für die Krankheit finden, Internet zur Recherche benutzen, Minimalisierung von Bedrohung; aber auch übertriebene Eigenbeobachtung, maximale Aufmerksamkeit für alle Symptome. Affektive Verarbeitung: Stimmungen, Affekte und Emotionen von der normalen Angst- oder Trauerreaktion bis hin zu schweren psychopathologischen Zuständen wie Panikattacken, depressivem Rückzug mit Suizidalität und aggressivem Verhalten. Verarbeitung auf der Verhaltensebene: zupacken, nach vorne schauen, aktiv ärztliche Hilfe suchen und auf andere Menschen zugehen oder Kapitulation, Vermeidung und Rückzug.

- **Kapitel 2**
1. In einem kategorialen Diagnosesystem ist eine psychische Störung entweder vorhanden oder nicht vorhanden. Die Diagnose wird operationalisiert anhand festgelegter Diagnosekriterien. In einem dimensionalen Diagnosesystem bilden verschiedene psychische Symptome ein Spektrum ohne klare Trennlinien zwischen gesund und krank.
2. Themen einer psychosozialen Anamnese:
   - typische Schwellensituationen wie Schulzeit, Pubertät, Auszug aus dem Elternhaus, Berufswahl, Heirat, Berentung,
   - aktuelle Lebenssituation, z. B. Beruf, Familie,
   - Veränderungen im Arbeits- und Berufsleben,
   - Formen der Krankheitsbewältigung, z. B. aktives oder depressives Coping, Verleugnung der Schwere der Symptomatik,
   - subjektives Verständnis der Krankheitsursache,
   - Folgen, Erwartungen in Bezug auf die Behandlung und den Verlauf,
   - emotionale Belastungen wie Ängste, depressive Symptome.

3. Mithilfe des SORKC-Modells können auslösende und aufrechterhaltende Einflüsse auf das betrachtete Verhalten identifiziert werden. S steht für die auslösenden externen oder internen Reize (Stimulus; z. B. Situation, Gedanken). Unter O, der Organismus-Variablen, werden individuelle Prädispositionen wie biologische Prozesse, aber auch Persönlichkeitseigenschaften, Erfahrungen und Überzeugungen gefasst. R steht für die Reaktion, also das Verhalten, das auf mehreren Ebenen (motorisch, affektiv, physiologisch, kognitiv) beschrieben wird. K steht für Kontingenz und gibt an, wie häufig und regelmäßig kurz- und langfristige Konsequenzen auf das Verhalten folgen. C steht für die positiven und negativen Konsequenzen, die sich aus dem Verhalten, den Emotionen, den Körperreaktionen und den Gedanken ergeben. Im Sinne einer operanten Konditionierung tragen sie zum Abbau, Aufbau oder zur Aufrechterhaltung des Verhaltens, Fühlens und Denkens bei.
4. In der OPD wird die ICD-10-Klassifikation psychischer und psychosomatischer Störungen um relevante psychodynamische Dimensionen erweitert und operationalisiert. Sie dient der Bereitstellung weiterer notwendiger Informationen z. B. für die Indikationsstellung, die Therapieplanung, die Evaluation oder die Kommunikation über Diagnostik und Therapieplanung zwischen Psychotherapeutinnen.
5. Krankheitserleben und Behandlungsvoraussetzungen (Achse I), Beziehungen (Achse II), Konflikt (Achse III), Struktur (Achse IV), psychische und psychosomatische Störungen und körperliche Erkrankungen nach ICD-10 (Achse V).

- **Kapitel 3**
1. Psychotherapie ist ein bewusster und geplanter interaktioneller Prozess zur Beeinflussung von körperlichen und seelischen Leidenszuständen, die in einem Konsens, möglichst zwischen Patientin, Therapeut und Bezugsgruppe, für behandlungsbedürftig gehalten werden. Dieser Prozess geht in Richtung auf ein definiertes, nach Möglichkeit gemeinsam erarbeitetes Ziel. Dieses beinhaltet beispielsweise die Symptomminderung oder Änderung der Persönlichkeitsstruktur, die Erarbeitung neuer Verhaltensweisen und neuer Einsichten bezüglich der Lebensgeschichte, der gegenwärtigen Lebenssituation und der Beziehungen zu anderen Menschen sowie die systematische Förderung der Nachentwicklung und der Erweiterung der Persönlichkeit. Mithilfe von psychologischen Mitteln, also durch Kommunikation meist verbal oder auch nonverbal, lehr- und lernbaren Techniken auf der Basis einer Theorie des normalen und pathologischen Verhaltens. In der Regel ist dazu eine tragfähige emotionale Bindung notwendig.
2. Zum Beispiel:
   - Kognitive Verhaltenstherapie: Die Kognitive Verhaltenstherapie orientiert sich am beobachtbaren Verhalten. In dieser werden vor allem die systematische Desensibilisierung zum Abbau von Ängsten und die operante Konditionierung zur Verhaltensmodifikation verwendet. Es sollen damit einhergehend nicht nur Verhaltensmuster, sondern auch kognitive Prozesse verändert werden. In der Praxis werden behaviorale und kognitive Methoden meist kombiniert, weshalb der Begriff Kognitive Verhaltenstherapie heute ein Oberbegriff für eine Vielzahl kognitiver und behavioraler Techniken geworden ist. In dieser Psychotherapieform wird symptomorientiert gearbeitet. Störungen des Verhaltens, des Denkens und des Körpers werden mit speziellen Interventionen verlernt, aufgebaut, einge-

übt oder modifiziert und neu bewertet.
- Systemische Therapie (Paar- und Familientherapie): Im Mittelpunkt der Systemischen Therapie stehen die sozialen Beziehungen. Mit Blick auf die wechselseitige Beeinflussung der Beteiligten spricht man hier von einem interaktionellen Ansatz. Im Zusammenleben der Menschen entstehen durch einen Prozess der Selbstorganisation Regeln und Muster. Es entsteht ein organisiertes Ganzes, das mehr ist als die Summe seiner Teile, also ein System. Zu den Grundregeln lassen sich die Allparteilichkeit, die Ressourcenorientierung und die hypothesengeleitete Gesprächsführung zählen.
3. Zu den 5 allgemeinen Wirkfaktoren der Psychotherapie zählen die als hilfreich empfundene therapeutische Beziehung, die erweiterte und veränderte Einsicht, das Sammeln von neuen Erfahrungen, die Realisierung und Exposition sowie die Ressourcenaktivierung.
4. Fachärzte in den psychologischen Fächern: FA für Psychosomatische Medizin und Psychotherapie, FA für Psychiatrie und Psychotherapie, FA für Kinder- und Jugendlichenpsychiatrie und -psychotherapie, FA eines anderen Fachgebiets mit Zusatzbezeichnung Psychotherapie- fachgebunden (berechtigt nur zur Ausübung der Psychotherapie innerhalb ihres jeweiligen Fachgebiets). Psychologen (Master) nach 3- oder 5-jähriger postgradualer Ausbildung zum Psychologischen Psychotheapeuten bzw. Kinder- und Jugendlichenpsychotherapeuten, sowie Pädagogen und Sozialarbeiter (Bachelor oder Master) nach 3- oder 5-jähriger postgradualer Ausbildung zum Kinder- und Jugendlichenpsychotherapeut. Psychotherapie ist ein gesetzlich geschützter Begriff, der an die Erlaubnis zur Ausübung der Heilkunde, also an eine Approbation, gebunden ist.
5. Zu den psychotherapeutischen Anwendungsformen gehören die Einzeltherapie, Gruppentherapie und Paar- und Familientherapie. Diese können ambulant, teilstationär (Tagesklinik) und stationär stattfinden.

- **Kapitel 4**
1. Die Gestaltung der Arzt-Patient-Beziehung kann durch das paternalistische Modell, das Dienstleistungs- oder Konsumentenmodell und das partnerschaftliche Modell dargestellt werden.
2. Carl Rogers nennt als Grundlage der Beziehungsgestaltung das Vorhandensein bzw. Ausleben von Empathie (Einfühlungsvermögen), Kongruenz (Echtheit) und bedingungsloser Wertschätzung. Empathie bedeutet, „sich in den Bezugsrahmen des anderen einzufühlen, als wäre es der eigene". Dies kann über aufmerksames Zuhören, Innehalten, Abwarten und interessiertes Nachfragen bezüglich des persönlichen Erlebens des Patienten und dessen Beweggründen, in einer bestimmten Art zu handeln, erreicht werden. Kongruenz bedeutet, eine professionelle Haltung zu finden, die der eigenen Persönlichkeit gerecht wird. Wer authentisch ist, muss emotionale oder spontane Reaktionen nicht zwangsläufig verstecken. Dabei ist zu bedenken, dass beobachtbare Regungen des Arztes den Entscheidungsprozess des Patienten beeinflussen können bzw. werden. Der Arzt ist in der Pflicht, die eigenen Regungen nicht zur Entscheidungsgrundlage bei behandlungsrelevanten Fragen werden zu lassen. Professionalität und Menschlichkeit gehören in der ärztlichen Gesprächsführung zusammen. Bedingungslose Wertschätzung bedeutet, dem anderen zu signalisieren, dass er als Person auch dann noch geschätzt und ernst genommen wird, wenn er in einigen Bereichen den eigenen Ansprüchen oder denen anderer nicht genügt. Bedin-

gungslose Wertschätzung bedeutet dabei nicht, die Meinung des Patienten zu teilen oder gutzuheißen.
3. Das eigene Befinden, die Gedanken und die Fantasien der Behandelnden während des Patientengesprächs sind wie der Klang eines Resonanzkörpers, der durch das Gespräch in Schwingungen versetzt wird. Es kommt unweigerlich zu einer oft unbewussten Interaktion zwischen Arzt und Patient, bei der Übertragung und Gegenübertragung stattfinden. Übertragung meint alle Gedanken, Gefühle, Fantasien und Verhaltensweisen des Patienten in der Beziehung zum Arzt. Gegenübertragung meint alle Gedanken, Gefühle, Fantasien, Impulse und Verhaltensweisen, die der Patient im Arzt auslöst: „Warum macht mich der Patient so wütend? Warum spüre ich so eine starke Müdigkeit?". Der Arzt fragt sich beispielsweise: „Gibt es einen Zusammenhang zur Lebensgeschichte des Patienten?".
4. Die Arzt-Patient-Beziehung nach dem paternalistischen Modell aufzubauen empfiehlt sich besonders dann, wenn vom Patienten die entsprechende Erwartung und viel Vertrauen gegenüber dem Arzt mitgebracht werden.
5. Ziel ist eine gemeinsam getragene Entscheidung zweier prinzipiell gleichberechtigter Partner. Um dies zu erreichen, müssen beide Seiten bereit sein, eine gemeinsame Entscheidung zu suchen und relevante Informationen zu teilen, und willens sein, eine Entscheidung zu treffen und zu akzeptieren.

▪ **Kapitel 5**
1. Das zentrale Unterscheidungsmerkmal zwischen patientenzentrierter und arztzentrierter Gesprächsführung ist, wer die Inhalte vorgibt. In einer patientenzentrierten Gesprächsphase entscheidet der Patient, welche Inhalte er mitteilt oder welche Belastungen er anspricht. In einer arztzentrierten Gesprächsphase legt der Arzt die Inhalte fest, er fragt gezielt nach oder gibt dem Patienten Informationen. Mit einem ausschließlich arztzentrierten Gespräch wird der Patient übergangen, ein ausschließlich patientenzentriertes Gespräch würde oft den Zeitrahmen sprengen und diagnose- oder therapierelevante Informationen auslassen.
2. Die Techniken des aktiven Zuhörens sind (u. a.):
   – Ausreden lassen.
   – Offene Fragen stellen (die nicht mit Ja oder Nein beantwortet werden können).
   – Pausen machen: Während der Pause unterstreicht der Arzt durch Hörersignale („hmm", „ja") und durch seine Körperhaltung, dass er dem Patienten zuhört und ihm die Gelegenheit geben möchte weiterzureden.
   – Ermutigung zur Weiterrede: Nonverbale Zeichen wie leichtes Kopfnicken bei zögerlichem Sprechen ermutigen den Patienten indirekt zum Weiterreden.
   – Echoing: Hier werden Wörter aufgegriffen und wiederholt.
   – Paraphrasieren. Den Inhalt des Gesagten in eigenen Worten wiedergeben.
   – Zusammenfassen der Inhalte.
   – Spiegeln von Emotionen.
3. Direktes Unterbrechen: Der Arzt spricht den Patienten mit Namen an, schaut ihm in die Augen, evtl. berührt er ihn am Arm.
   – Zusammenfassung: Der Arzt signalisiert, dass er verstanden hat, dass es dem Patienten um ein anderes Thema geht, auch wenn dieses jetzt nicht weiter fortgesetzt werden kann.
   – Gesprächsziel: Der Arzt wiederholt, welches Ziel das Gespräch hat, evtl. auch die Konsequenz, wenn die Struktur nicht eingehalten wird.

- Einverständnis holen: Zum Schluss erfragt der Arzt, ob der Patient mit diesem Vorgehen einverstanden ist. Das ermöglicht ihm, bei weiteren Unterbrechungen auf die Vereinbarung zu verweisen.
4. Der Sachinhalt. Das ist die Ebene, die im ärztlichen Berufsalltag dominiert.
    - Der Beziehungsinhalt. Dieser sagt aus, was die Sprechenden von ihrem Gegenüber denken und in welcher Beziehung sie zu ihm stehen.
    - Die Selbstoffenbarung. Damit geben die Sprechenden einen Hinweis darauf, wie sie sich fühlen.
    - Der Appell. Die Sprechenden wollen erreichen, dass ihr Gegenüber etwas tut.

- **Kapitel 6**
1. Frühzeitige differenzialdiagnostische Abklärung psychischer und psychosomatischer Beschwerden
    - Aufklärung, Beratung und Unterstützung durch therapeutische Gespräche und Entspannungsverfahren
    - Motivierung und Weitervermittlung in eine ambulante oder stationäre psychotherapeutische Behandlung
2. Gynäkologie: chronischer Unterbauchschmerz, Fluor genitalis, Blutungs- und Zyklusstörungen, Sexualstörungen
    - Kinder- und Jugendmedizin: Schreibabys, Enuresis, ADHS, Angst und Depression, Essstörungen
3. Neurologie: Spannungskopfschmerz, Migräne, Rückenschmerzen
    - Dermatologie: Pruritus, Neurodermitis, Haarausfall
4. Orthopädie: Rückenschmerzen und andere somatoforme Schmerzstörungen, Morbus Sudeck
    - Hals-Nasen-Ohren-Heilkunde: Schwindel, Hörsturz, Tinnitus
5. Urologie: schmerzhafte muskuläre Verspannung in der Unterbauch-Becken-Region, Druckgefühl oder Brennen im Damm
    - Chirurgie: Artifizielle Störungen, Posttraumatische Belastungsstörung nach Unfällen, Probleme der Krankheitsverarbeitung bei lebensbedrohlichen Erkrankungen

- **Kapitel 7**
1. Fachärzte/Fachärztinnen für Allgemeinmedizin (Hausärzte)
    - Fachärzte/Fachärztinnen für Frauenheilkunde und Geburtshilfe
2. Die Zusatzweiterbildung Psychotherapie umfasst eine fakultative integrierte psychosomatische Psychotherapie und kann ergänzend von allen Fachärzten/Fachärztinnen absolviert werden, z. B. Allgemeinmedizin, Innere Medizin, Gynäkologie, Pädiatrie, Dermatologie, Urologie, Anästhesie, Orthopädie.
3. Das Gebiet Psychosomatische Medizin und Psychotherapie umfasst die Erkennung, psychosomatisch-medizinische und psychotherapeutische Behandlung, Prävention und Rehabilitation von Krankheiten und Leidenszuständen, an deren Verursachung und Chronifizierung psychosoziale, psychosomatische und somatopsychische Faktoren, einschließlich dadurch bedingter körperlich-seelischer Wechselwirkungen, maßgeblich beteiligt sind.

- **Kapitel 8**
1. Im Unterschied zur Depression lässt sich Traurigkeit oft durch positive, angenehme Tätigkeiten unterbrechen. Trauer ist ein vorübergehender Zustand mit zuversichtlicher Perspektive und der Fähigkeit, Hilfe und Unterstützung zu suchen. Trauer braucht Zeit. Das Selbstwertgefühl ist erhalten. Durch eine missglückte oder blockierte Trauer wird die Entwicklung einer Depression begünstigt.

2. **Verhalten:** Die Körperhaltung ist kraftlos, gebeugt, die Bewegungen sind verlangsamt die Aktivität und der Bewegungsradius sind eingeschränkt. Der Gesichtsausdruck ist traurig, maskenhaft, wie versteinert. Die Sprache ist leise, langsam und monoton.
   - **Gefühle:** Die Betroffenen fühlen sich niedergeschlagen, traurig, hoffnungslos, hilflos, einsam, ängstlich. Ihre Einstellung gegenüber anderen Menschen ist ablehnend bis feindselig, sie sind innerlich getrieben, von der Umwelt abgeschnitten und Schuldgefühle treten auf.
   - **Körper:** Beklagt werden körperliche Schwäche, Antriebslosigkeit, Appetitlosigkeit, Schlaflosigkeit, Wetterfühligkeit, erhöhte Schmerzempfindlichkeit, Libidoverlust, multiple vegetative Beschwerden wie Kopfdruck, Magenbeschwerden und Verdauungsstörungen.
   - **Gedanken:** Negative Grundhaltung (Pessimismus) gegenüber der eigenen Person, der Zukunft. Deswegen erhöhte Selbstkritik und Selbstunsicherheit. Konzentrationsprobleme, Gedächtnisstörungen, Katastrophisieren, Ausweglosigkeit und Zwecklosigkeit des eigenen Lebens, hohe Ansprüche an sich selbst, Bestrafungsbedürfnis (bis zum Wahn), Suizidalität.
3. Hauptsymptome einer depressiven Episode
   - gedrückte, (depressive) Stimmung,
   - Interesselosigkeit und/oder Freudlosigkeit, auch bei üblicherweise angenehmen Ereignissen,
   - Antriebsmangel, erhöhte Ermüdbarkeit.
   - Zusatzsymptome:
     - verminderte Konzentration und Aufmerksamkeit,
     - vermindertes Selbstwertgefühl und Selbstvertrauen,
     - Gefühle von Schuld und Wertlosigkeit,
     - negative, pessimistische Zukunftsgedanken,
     - Suizidgedanken/-handlungen,
     - Schlafstörungen,
     - verminderter Appetit oder Appetitsteigerung.
   - Die Kriterien für eine depressive Episode sind erfüllt, wenn während mindestens 2 Wochen mehrere der oben genannten Symptome vorliegen. Unterschieden wird zwischen der leichten, mittelgradigen und schweren depressiven Episode.
   - Diese Kennzeichen einer Dysthymia sind eine länger als 2 Jahre andauernde depressive Verstimmung, die aber die Kriterien einer depressiven Episode nicht erfüllt. Diese beginnt zumeist im frühen Erwachsenenalter. Als typische Symptome sind Müdigkeit, Schlafstörungen, schnelle Erschöpfbarkeit, Grübeln, Klagsamkeit und Gefühl der Unzulänglichkeit zu nennen.
4. Beim Burn-out bleibt im Gegensatz zur Depression das Selbstwertgefühl erhalten. Ebenso wie bei der Depression ist der Schlaf beeinträchtigt, der Antrieb gemindert und die Leistungsfähigkeit herabgesetzt. Der Begriff Burn-out wird meist im Arbeitskontext benutzt.
5. Gemäß dem biopsychosozialen Modell wirken bei der Entstehung und Manifestation einer Depression mehrere Faktoren zusammen, die im Einzelfall unterschiedliches Gewicht haben: genetische Disposition, neuroendokrine Prozesse, dysfunktionale Kognitionen, psychosoziale Belastungen, erhöhte Stressanfälligkeit und Verluste.
6. Die Behandlung der Depression zielt auf: Überwindung dysfunktionaler **Denk- und Verhaltensmuster,** Verbesserung des **Selbstwertgefühls, Abbau** von inneren und äußeren **Anforderungen,**

Lösungen zu den Übungsfragen

Herstellung eines **körperlichen Gleichgewichts** und **Neurotransmitterstoffwechsel** (durch Psychopharmaka). Im Rahmen der psychosomatischen Grundversorgung werden die Betroffenen durch Psychoedukation und Selbstmanagement über die Entstehung und Behandlung von Depressionen aufgeklärt.

7. Psychotherapeutische Verfahren zur Behandlung der Depression sind: Kognitive Verhaltenstherapie, Tiefenpsychologische Psychotherapie, Interpersonelle Therapie. Die Kognitive Verhaltenstherapie hat vor allem die kognitive Umstrukturierung und die Aktivierung zum Ziel. Bei der Tiefenpsychologischen Psychotherapie stehen die Bearbeitung der **Selbstwertproblematik** und die Überwindung von **Schuld und Scham** im Vordergrund. **Überhöhte Ansprüche** und Ideale werden bewusst und anpassbar. In der Interpersonellen Therapie werden vor allem **interpersonelle (zwischenmenschliche) Konflikte** aufgedeckt und bearbeitet. Daneben ist die Cognitive Behavioral Analysis System of Psychotherapy (CBASP) zu nennen. Im Mittelpunkt steht die Bearbeitung dysfunktionaler, depressiver Interaktionsmuster.
8. Haben Sie in letzter Zeit daran gedacht, sich das Leben zu nehmen?
   – Wie häufig?
   – Haben Sie daran denken müssen, ohne es zu wollen?
   Haben sich Selbstmordgedanken aufgedrängt?
   Konnten Sie diese Gedanken beiseiteschieben?
   – Haben Sie konkrete Ideen oder Pläne, wie Sie es machen würden?
   – Haben Sie Vorbereitungen getroffen?
   – Haben Sie einen Abschiedsbrief geschrieben?
   – Gibt es irgendetwas, das Sie im Leben hält?
   – Haben Sie mit jemandem über Ihre Selbstmordabsicht gesprochen?
   – Haben Sie einmal einen Selbstmordversuch unternommen?
   – Hat sich in Ihrer Familie oder in Ihrem Freundes- und Bekanntenkreis jemand das Leben genommen?

■ **Kapitel 9**
1. Körperliche Symptome einer Angststörung sind Schwitzen, Herzrasen, Kopfschmerzen, Schwindel, Atemnot.
2. Die typischen Symptome einer Panikstörung sind:
   – wiederkehrende Phasen intensiver akuter Angst, die sich **nicht** auf eine bestimmte Situation beziehen,
   – vegetative Begleitsymptomatik,
   – intensive Gefühle der Bedrohung bis hin zu Ängsten, zu sterben oder verrückt zu werden,
   – Depersonalisation oder Derealisation,
   – spontanes Auftreten der Attacken,
   – Erwartungsangst.
3. Der Unterschied zwischen einer generalisierten Angststörung und einer Phobie liegt in der Gerichtetheit der Angst. Bei der generalisierten Angst herrschen oft monatelang andauernde diffuse Ängste, Sorgen, Befürchtungen, Schlafstörungen und vielfältige körperliche Symptome vor. Die Angst bei einer Phobie bezieht sich immer auf etwas Bestimmtes, z. B. Menschenansammlungen, Plätze, soziale Situationen, Höhen.
4. Die Entstehung und Aufrechterhaltung einer Angststörung lässt sich für die Betroffenen am besten anhand eines „Teufelskreises" erklären: Einige Menschen neigen zu besonders starken vegetativen Reaktionen oder nehmen körperliche Veränderungen intensiv wahr. Angstauslösende Situationen lösen körperliche Reaktionen aus und diese Körperprozesse verstärken wiederum die Angst (**Konditionierung**). Diese körperlichen Reaktionen können dann in anderen Situationen, die ursprünglich nicht mit Angst verbun-

den waren, ebenfalls Angst auslösen **(Generalisierung)**. Selbst die Vorstellung und Erwartung von Angstzuständen kann zu Angstgefühlen führen **(Erwartungsangst, Angst vor der Angst)**. Im Rahmen des Teufelskreises kann sich dieser Prozess immer mehr verstärken, sodass der Patient sich dem Geschehen ohnmächtig ausgeliefert fühlt.

5. Die Hauptsymptome der Zwangsstörung sind wiederkehrende sich aufdrängende unerwünschte Gedanken, Impulse und Handlungen. Die Zwangsgedanken oder -handlungen haben einen stereotypen, ritualisierten Charakter und werden von den Betroffenen als unangenehm, unerwünscht, sinnlos oder unsinnig erlebt. Außerdem können die Zwänge nicht durch Ablenkung oder andere Strategien vermieden werden.

6. Zwangsgedanken beziehen sich häufig auf kontaminierenden Schmutz, unkalkulierbare Gefahr, erschreckende Sexualität, bedrohliche eigene Aggression, Verstöße gegen Moral, gesellschaftliche Normen und religiöse Gebote. Eine Zwangshandlung kann z. B. häufiges Händewaschen sein, mit dem Ziel, die negativen Gedanken und Gefühle zu neutralisieren, die mit der Idee, durch Schmutz mit Keimen kontaminiert worden zu sein, verbunden sind.

■ **Kapitel 10**

1. Herz-Kreislauf-System: Brustschmerzen, paroxysmale Tachykardien
   - Magen-Darm-Trakt: Übelkeit, Diarrhoe
   - Atmung: Hyperventilation z. T. mit Parästhesien und Engegefühl
   - Nervensystem: Schwindel, Krampfanfall

2. Eine Konversionsstörung bezieht sich auf Funktionsstörungen der Willkürmotorik und des Sensoriums. Die Symptome betreffen Körperfunktionen und Körperregionen, die eine Bedeutung in der Kommunikation haben, wie Arme, Beine, Augen und Gehör. Beispiele sind Lähmungen der Muskulatur mit Gangstörungen, Störungen der Sinnesempfindungen wie Gefühllosigkeit der Haut, plötzlicher Sehverlust, Taubheit und Ohnmacht.

3. Bei der hypochondrischen Störung beschäftigen sich die Betroffenen in übertriebener Weise und über lange Zeit mit der Möglichkeit, an einer oder mehreren schweren und fortschreitenden körperlichen Erkrankungen zu leiden. Alltägliche Körperempfindungen werden als bedrohlich und belastend fehlinterpretiert. Die Diagnose Hypochondrie wurde im DSM-5 fallengelassen. Bei der Somatischen Belastungsstörung sind gesundheitsbezogene Ängste eingeschlossen. Stehen jedoch die Krankheitsängste im Vordergrund, ist die Diagnose Krankheitsangststörung vorgesehen.

4. Die Symptome folgen nicht anatomischen oder physiologischen Mustern.
   - Die Schilderung der Symptome ist diffus.
   - Beschwerden werden einerseits unbewegt hingenommen, andererseits in dramatischen Bildern und inadäquaten Affekten geschildert.
   - Der Patient wirkt klagend, fordernd, anklammernd.
   - Auf Nachfragen finden sich weitere organisch nicht ausreichend erklärbare Beschwerden.
   - Häufiger Arztwechsel.
   - Aktuelle Belastungen, z. B. im Beruf oder in der Familie.

5. Jeder Mensch reagiert auf psychische Belastungen mit körperlichen Symptomen, z. B. Schwitzen, Schlafstörungen, Herzklopfen, Durchfall etc. Bei somatisierenden Patienten werden die emotionalen Belastungen nicht wahrgenommen oder es besteht eine Hemmung, die Gefühle auszudrücken. Die Aufmerksamkeit richtet sich stattdessen auf die begleitenden Körpersymptome,

die eine negative Bewertung und Verstärkung erfahren und nicht mehr mit dem auslösenden Gefühl in Zusammenhang gebracht werden. Das Klagen über körperliche Beschwerden ersetzt den Ausdruck unangenehmer Gefühle. In einem Teufelskreis verstärken die körperlichen Beschwerden die Angst, die ihrerseits verstärkte körperliche Symptome bedingt.
6. 3-Stufen-Modell:
   – 1. Stufe: Empathische und vertrauensvolle Arzt-Patient-Beziehung, Erfragen des subjektiven Krankheitsverständnisses, gleichzeitige Erweiterung der körperlichen und psychosozialen Diagnostik (Simultandiagnostik), Rückmeldung der Untersuchungsergebnisse, Zufallsbefunde ohne weitere diagnostische oder therapeutische Bedeutung werden erklärt und normalisiert.
   – 2. Stufe: Benennen und Erklären der Beschwerden im Rahmen eines biopsychosozialen Erklärungsmodells, Entwicklung eines alternativen Krankheitsmodells, Erläuterung des Zusammenhanges zwischen depressiver Stimmung und Körpersymptomen, Beeinflussung der kognitiven Verarbeitung der Beschwerden, Verbalisierung von belastenden Emotionen.
   – 3. Stufe: Zusammenhang zwischen Auftreten der körperlichen Beschwerden und Lebensgestaltung, Fragen nach „Auslöser", „Verstärker", „Stressbelastung", Symptomtagebuch, Abbau von Schon- und Vermeidungsverhalten, Aufnahme sozialer und körperlicher Aktivitäten, Entspannungsverfahren und Körperwahrnehmung, Entwicklung von alternativen Verhaltensweisen in Beruf und Privatleben, Motivierung für eine fachpsychotherapeutische Behandlung.
7. Eine psychotherapeutische Behandlung ist indiziert, falls die Behandlung in der Haus- oder Facharztpraxis nicht ausreicht, oder bei schwierigen Verläufen mit starker Beeinträchtigung und hoher Inanspruchnahme des Gesundheitswesens, z. B. bei begleitenden mittelgradigen oder schweren Depressionen und Angststörungen. Insbesondere bei relevanten psychosozialen Belastungsfaktoren und/oder psychischer Komorbidität, starker funktioneller Beeinträchtigung oder anhaltend schwierigen Behandler-Patient-Beziehungen ist eine störungsorientierte Psychotherapie indiziert.

- **Kapitel 11**
1. Kriterien für eine chronische Schmerzstörung:
   – Schmerzen bestehen länger als 6 Monate.
   – Schmerz hat seine Leit- und Warnfunktion verloren und selbstständigen Krankheitswert erlangt.
   – Die Verselbstständigung des Schmerzerlebens führt zu psychischen und sozialen Beeinträchtigungen. Der Schmerz wird für den Patienten zum Mittelpunkt seines Denkens und Verhaltens.
2. Die Gate-Control-Theorie beschreibt die Hemmung der Schmerzneurone im Hinterhorn des Rückenmarks durch absteigende Fasern, sodass die „Eintrittspforte des Schmerzes" zum zentralen Nervensystem verschlossen bleibt.
3. Zu einer psychosomatischen Schmerzanamnese gehört die Erfragung von Schmerzcharakter, Motorik, Sensibilität, autonomen Zeichen und anderen Faktoren. Zudem wird erfragt, was die Schmerzen lindert, was sie verstärkt und wie sich die Schmerzen im Laufe eines Tages verändern.
4. Folgende Kriterien sprechen für ein Schmerzsyndrom mit überwiegend psychischen Ursachen:

- fehlende Abhängigkeit der Schmerzen von der Willkürmotorik,
- Fehlen schmerzverstärkender bzw. schmerzlindernder Faktoren,
- Fehlen schmerzfreier Intervalle,
- vage Lokalisation,
- inadäquate Affekte, z. B. demonstrativ theatralisch oder völlig affektindifferent.

5. Erfolge in der Behandlung einer chronischen Schmerzstörung werden im Rahmen eines Gesamtbehandlungskonzeptes in Kooperation des Hausarztes mit einer Schmerztherapeutin und anderen Fachärztinnen erzielt. Wichtig ist dabei unter anderem, dass der Schmerz des Patienten ernst genommen wird, sich der Arzt Zeit für die psychosomatischen Zusammenhänge nimmt und der Patient ermutigt wird, seine seelischen Schmerzen auszudrücken. Zudem sollten die Ressourcen des Patienten aktiviert werden. Invasive diagnostische Maßnahmen sollten vermieden werden.
6. Bewährt hat sich eine Kombination aus bewältigungsorientierten Elementen der Kognitiven Verhaltenstherapie und der Psychodynamischen Therapie unter Einbeziehung von Bezugspersonen. Weiterhin besteht die Möglichkeit einer stationären Behandlung in einer psychosomatischen Akut- oder Rehabilitationsklinik.

■ **Kapitel 12**

1. Ein psychisches Trauma wird definiert als Folge eines kurzzeitigen oder länger andauernden belastenden Ereignisses, das außerhalb der üblichen menschlichen Erfahrung liegt und das für jeden Menschen belastend wäre. Wichtigstes Kennzeichen ist die starke Diskrepanz zwischen äußerer Bedrohung und den zur Verfügung stehenden Bewältigungskompetenzen. Ausgeliefertsein, Hilflosigkeit, Angst und Schrecken sind häufige psychische Reaktionen und führen zu einer dauerhaften Erschütterung des Selbst- und Weltverständnisses.
2. Ungewolltes Wiedererleben der traumatischen Situation (Intrusion)
   - Übererregbarkeit (Hyperarousal)
   - Vermeidungsverhalten
3. Das Wichtigste in einer akuten Krisensituation ist die Schaffung eines sicheren Ortes, an dem die Erregung des Betroffenen abklingen kann und er wieder zu sich findet. Ein direktes oder wiederholtes Nachfragen in Bezug auf die traumatische Situation ist zu vermeiden, um die beginnende Stabilisierung nicht zu gefährden.
4. Bei Patienten, die wegen unklarer Symptome wie Schlafstörungen, Herzrasen, Schwitzen, Anspannung, Reizbarkeit, depressiver Stimmung oder auch Alkohol- und Drogenmissbrauch den Arzt aufsuchen und über zwischenmenschliche und berufliche Konflikte berichten, ist immer an die Möglichkeit einer PTBS zu denken. Vor allem, wenn die psychische Reaktion auf ein akutes Ereignis, z. B. leichter Unfall, Tod eines entfernten Angehörigen, übersteigert erscheint, sollte behutsam (Gefahr der Retraumatisierung) nach einem Unfall oder anderen Gewalterfahrungen in der Vorgeschichte gefragt werden.
5. Bei der EMDR-Behandlung (Eye Movement Desensitization and Reprocessing) werden die beiden Hirnhälften mit akustischen oder taktilen Reizen stimuliert. Mit dem Trauma assoziierte negative Kognitionen werden aktualisiert und einer Überwindung zugänglich gemacht. Dies geschieht auf dem Wege einer vom Therapeuten geleiteten bilateralen Hirnstimulation. Am gebräuchlichsten sind geführte Augenbewegungen. Sobald die traumatischen Erinnerungen weniger belastend sind, werden diese neu und positiv bewertet. Die fortgesetzte bilaterale Stimulation festigt diese Neuerfahrung.

Lösungen zu den Übungsfragen

- **Kapitel 13**
1. Gewichtsabnahme auf mindestens 15 % unter Idealgewicht oder BMI ≤ 17,5.
   - Der Gewichtsverlust ist selbst herbeigeführt durch Vermeidung von Speisen, selbstinduziertes Erbrechen, selbstinduziertes Abführen, übertriebene körperliche Aktivität und/oder Gebrauch von Appetitzüglern und Diuretika.
   - Der eigene Körper wird als zu dick erlebt (Körperschemastörung).
   - Motorische Überaktivität mit ausgedehnten sportlichen Trainingsprogrammen trotz Schwäche und Müdigkeit.
   - Fehlendes seelisches und körperliches Krankheitsbewusstsein.
   - Endokrine Störung auf der Hypothalamus-Hypophysen-Gonaden-Achse: Amenorrhö bei Frauen, Libido- und Potenzverlust bei Männern, Wachstumshormon und Kortisol erhöht, Gonadotropin verringert, Störungen des Schilddrüsenhormonmetabolismus und der Insulinsekretion.
2. Bei länger anhaltender Anorexie ist mit psychischen Veränderungen zu rechnen, zum einen auf emotionaler Ebene (Depressivität, Instabilität, Ängstlichkeit), zum anderen auf kognitiver Ebene (Defizite). Körperliche Folgen des Hungerzustandes sind Schwächegefühl, Bradykardie, Hypotonie, Muskelatrophie, Haarausfall, reduzierte Knochendichte, Hirnatrophie und endokrine Störungen. Das beim aktiven Typus wiederholt auftretende selbstinduzierte Erbrechen und der Abführmittelmissbrauch kann zu Elektrolytstörungen, Dehydratation, Störungen des Säure-Basen-Haushalts (Alkalose oder Azidose), Kardiainsuffizienz, Ösophagitis, Reflux, Zahnschmelzdefekten, Parodontitis, Sialadenose (Schwellung der Ohrspeicheldrüse) und/oder langfristig zu Nierenschädigung führen.
3. Es handelt sich um ein komplexes Zusammenspiel folgender Faktoren, die im Einzelfall mit unterschiedlicher Gewichtung zur Entstehung beitragen:
   - Abwehr von weiblicher Identität und Sexualität.
   - Der Kampf um Autonomie. Hungern als Versuch, sich als eigenständiges Subjekt zu definieren. Jedes therapeutische Angebot wird als Bedrohung dieses Zustandes erlebt.
   - Abwehr von Abhängigkeitswünschen. Es besteht ein starker Wunsch nach nahen und engen Beziehungen, die aber Angst auslösen. Beherrschung des Hungers bedeutet, sich abgrenzen zu können.
   - Verzerrung der Körperwahrnehmung, z. B. die Wahrnehmung des eigenen Körpers im Spiegel als „zu dick".
   - Familiäre Situation. Neigung zur Harmonisierung und Konfliktvermeidung bei Spannungen in der Familie; rigide Familienstrukturen.
   - Hoher Leistungsanspruch.
   - Gewalterfahrungen und sexuelle Traumatisierung vor Ausbruch der Erkrankung.
   - Genetische Faktoren.
   - Auslöser: tatsächliche oder fantasierte Trennungssituationen; z. B. erste Verliebtheit.
4. Die Therapiemotivation der Patientinnen ist zu Beginn der Behandlung meist ambivalent. Der Druck zur Behandlung kommt eher von außen als von der Patientin. Die Patientin scheint sich anzupassen, insgeheim boykottiert sie die therapeutischen Bemühungen sogar durch Lügen und Manipulation. Dieses Verhalten kann als Ausdruck des Kampfes um Autonomie, Anerkennung und Selbstwert bei gleichzeitig kaum

eingestandenen Abhängigkeitswünschen gesehen werden. Probleme können auch aus Konflikten zwischen Arzt und Patient ausgehen. Die Patientinnen lösen in ihrer Verzweiflung beim Arzt einen Aktionismus aus, der zu rigiden Verträgen und zu einem Überbetonen des gestörten Essverhaltens führt. Meistens endet diese Konfrontation in der Wiederholung der Muster, welche die Patientin aus ihrer Familie kennt. Die andere Seite sind Ohnmachtsgefühle und Resignation beim Arzt, die zur Vernachlässigung der lebensbedrohlichen Symptomatik führen. Von der Patientin wird das verstanden, als würde der Arzt die Symptome stillschweigend tolerieren. Vordergründig erscheint es wie ein Triumph der Patientin, dass sie ihre Behandler täuschen und manipulieren kann. In der Folge verliert sie jedoch die letzte Hoffnung auf ein Gegenüber, das sie konfrontiert und für sie erlebbar wird und ihr dadurch Reifungsschritte und Verhaltensänderungen ermöglicht.

5. – Andauernde Beschäftigung mit dem Essen und unwiderstehliche Gier nach Lebensmitteln.
   – Regelmäßige Essattacken (mind. 2/Woche über mind. 3 Monate), bei denen Nahrungsmittel in sehr großer Menge in sehr kurzer Zeit konsumiert werden („Fressanfall").
   – Der befürchteten Gewichtszunahme wird durch selbstinduziertes Erbrechen, Missbrauch von Abführmitteln, Appetitzüglern, Schilddrüsenpräparaten oder Diuretika und zeitweilige Hungerperioden entgegengesteuert.
   – Es besteht eine starke Furcht, dick zu werden, verbunden mit einer Körperschemastörung. Das Wunschgewicht ist sehr niedrig, evtl. findet sich eine Anorexia nervosa in der Vorgeschichte.
   – In der Regel Normalgewicht, da immer ein Teil der zugeführten Kalorien verbraucht wird.

6. – Selbstunsicherheit, Gefühle der inneren Leere und Sinnlosigkeit werden durch eine unabhängig wirkende Fassade verborgen.
   – Hoher Leistungsanspruch.
   – Nach Enttäuschung, z. B. in einer Partnerschaft, dienen Ess- und Brechanfälle der Neutralisierung innerer Spannungen und aggressiver Impulse.
   – Bei einem Teil der Patienten kommen als Ausdruck des Verlustes der Impulskontrolle selbstverletzende Handlungen in Form von Schneiden oder Ritzen meist der Unterarme und Oberschenkel vor.

7. – Mahlzeitenstruktur
   – Esstagebuch (ggf. mit Dokumentation von Gefühlen und Gedanken)
   – Reintegration „verbotener" Nahrungsmittel
   – Affekttoleranz und -regulation, Selbstkontrolle (z. B. durch „Skills", Entspannungstechniken u. a.) einüben
   – Selbstwertgefühl stärken
   – Problemlösungsstrategien erlernen
   – Selbstsicherheitstraining

8. Die Binge-Eating-Disorder ist nach DSM-5 wie folgt gekennzeichnet:
   – Wiederholte Episoden von Esssucht.
   – Die Episoden der Esssucht werden von drei (oder mehr) der folgenden Verhaltensweisen begleitet:
     – sehr schnelles Essen,
     – Essen trotz unangenehmen Völlegefühls,
     – Essen von großen Mengen ohne Hunger,
     – alleine essen aus Scham,
     – Selbstekel, depressive Gefühle oder Schuldgefühle nach dem Essen.
   – Ausgeprägte psychische Belastung durch die Esssucht ist vorhanden.

- Esssucht kommt im Durchschnitt mindestens 1 Mal pro Woche für 3 Monate vor.
- Esssucht wird nicht von wiederholtem unangemessenem Kompensationsverhalten begleitet wie bei Bulimia nervosa und tritt nicht ausschließlich im Verlauf einer Bulimia oder Anorexia nervosa auf.

- **Kapitel 14**

1. Nach der Diagnosemitteilung zeigt der Patient meist Schock, Angst, Ungläubigkeit, Verzweiflung, Depression und Wut. Im Anschluss muss er oder sie sich der Aufgabe stellen, die Diagnose zu akzeptieren, die heftigen Emotionen zu ertragen und die Entscheidung zu treffen, welche weitere Behandlung vorgenommen werden soll sowie ob und wie das soziale Umfeld über die Diagnose unterrichtet werden soll.
2. Eine Krebserkrankung ist eine Katastrophe für die gesamte Familie. Die Diagnose Krebs stellt nicht nur den Betroffenen, sondern auch seine nächsten Angehörigen, Partner, Eltern und Kinder auf eine harte Probe. Einige scheitern daran. Manche erleben es als schwierig, ihre Gefühle in der Krise zu teilen, machen das Schwere mit sich allein aus, oft sogar aus dem Wunsch, die anderen zu schonen. Die Angst vor den Folgen, auch Todesangst, bleibt dann unausgesprochen. Andere berichten, wie sie angesichts der lebensbedrohenden Krankheit zusammenrücken, wie manche früheren Probleme in den Hintergrund rücken. Die Sexualität tritt in den Hintergrund, wird selten weitergelebt, auch ohne körperliche Gründe. Die Krebserkrankung eines Elternteils ist für ein Kind ein einschneidendes Erlebnis. Manche Kinder entwickeln altersabhängige Verhaltenssymptome: Daumenlutschen, Trennungsängste, Bettnässen, Einschlafstörungen, Aggressionen. Möglich sind auch somatoforme Schmerzen.
3. Fatigue äußert sich in starker Müdigkeit und Erschöpfung, vermindertem Leistungsvermögen und Muskelschwäche. Betroffen sind insbesondere Patienten nach Bestrahlung oder Chemotherapie. Ca. 30–40 % der Patienten leiden auch noch nach Abschluss der Behandlungsphase unter chronischer Fatigue. Auch wenn es Überschneidungen mit depressiver Symptomatik gibt, gilt Fatigue als eigenständiges Syndrom.
4. Folgende Coping-Strategien haben sich als günstig erwiesen:
   - eine aktive Auseinandersetzung mit der Erkrankung,
   - Sinnsuche und Spiritualität,
   - gute zwischenmenschliche Beziehungen und soziale Unterstützung,
   - Vertrauen in die Ärzte.
5. Das individuelle Eingehen auf den Patienten orientiert sich an dem SPIKES-Schema von Baile und Kollegen (2000):
   - Vorbereitung (**S** = setting)
   - Einleitung des Gesprächs (**P** = patient's perception)
   - Informationsbedürfnis klären (**I** = informational need)
   - Informationen vermitteln (**K** = provide knowledge)
   - Empathisches Eingehen auf die emotionalen Reaktionen (**E** = responding to the emotions with empathy)
   - Abschluss des Gespräches: Zusammenfassung, Ausblick, weitere Schritte (**S** = summary)
6. Eine psychotherapeutische Behandlung durch ärztliche oder psychologische Psychotherapeuten ist indiziert bei: Ängsten und depressiven Reaktionen nach Diagnosemitteilung oder im Rahmen der Therapie, Suizidalität, psychischen Beeinträchtigungen und Konflikten in der Partnerschaft, Vermeidung der Öffentlichkeit (bei Gesichts- und

Kehlkopfoperierten), Persönlichkeitsstörungen, die durch die Krebserkrankung verstärkt wurden, schon länger bestehenden seelischen Erkrankungen, die die traumatisierende Wirkung der Diagnosemitteilung verstärken und die Anpassung an die Krankheitssituation erschweren, körperlich nicht erklärbaren Schmerzsyndromen, die trotz symptomatischer Maßnahmen über längere Zeit anhalten und Posttraumatischer Belastungsstörung.

- **Kapitel 15**
1. Zu den psychischen Belastungsfaktoren gehören:
   - negative Bindungserfahrung in der Kindheit,
   - Selbstwertproblematik,
   - chronische Partnerschaftskonflikte,
   - Feindseligkeit,
   - soziale Isolation,
   - vitale Erschöpfung,
   - Depressivität.
   - Berufliche Belastungsfaktoren sind:
     - übersteigerte Verausgabungsbereitschaft mit Unterschätzung der Anforderungen und Überschätzung der eigenen Kraft mit dem Bedürfnis nach Geltung und Anerkennung,
     - hohe berufliche Anforderungen bei gleichzeitig geringer Kontrolle und Entscheidungsspielraum über die Arbeitsaufgabe und das Ergebnis,
     - hohe Verausgabung bei niedriger Belohnung durch Geld, Achtung, Arbeitsplatzsicherheit und Aufstiegschancen,
     - Fehlen guter Beziehungen am Arbeitsplatz.
2. Verleugnung beim Herzinfarkt ist mit folgenden Konsequenzen verbunden:
   - Zu späte Inanspruchnahme fachärztlicher Hilfe. Bei der Koronaren Herzerkrankung ereignen sich 50 % der Todesfälle in den ersten 4 Stunden nach dem Infarkt.
   - Angina-pectoris-Symptomatik wird nicht erkannt und nicht ernst genommen.
   - Verordnete Bettruhe wird nicht eingehalten.
   - Informationen über die Entstehung von Herzinfarkt und die konsequente Durchführung späterer Therapie- und Rehabilitationsmaßnahmen werden nur selektiv aufgenommen.
   - Das durch die Verleugnung kurzfristig bessere emotionale Empfinden wird nach einem Jahr mit einer schlechteren Compliance, häufigerer Rehospitalisierung und einer erhöhten Sterblichkeitsrate erkauft.
3. Negative Affekte und soziale Kontakthemmung (soziale Inhibition) beschreiben das Typ-D-Persönlichkeitsmuster. D steht für Distress. Die negativen Affekte umschreiben Verärgerung, Ängstlichkeit, schnelle Reizbarkeit und düstere Stimmung. Die soziale Inhibition äußert sich im Rückzug von anderen Menschen und in einem fehlenden Selbstvertrauen. Dieses Muster ist mit einer erhöhten kardialen Sterblichkeit bei KHK verknüpft.
4. Im Rahmen der biopsychosozialen Anamnese kann der Arzt psychosoziale Belastungsfaktoren wie anhaltenden Ärger und Feindseligkeit, vitale Erschöpfung, soziale Isolation, Unzufriedenheit und Überlastung am Arbeitsplatz feststellen. Behandlungsmaßnahmen umfassen die Stärkung des Selbstwertgefühls, die Reduzierung von Angst und Misstrauen und die Unterstützung bei der Änderung des Lebensstils (Ernährung, körperliche Aktivität, Raucherentwöhnung und Stressreduktion).
5. Warnsignale sind oft uncharakteristisch und werden meist ignoriert. Dazu zählen Müdigkeit, Leistungsschwäche, Konzentrationsstörungen, Schwindel, Schlafstörungen, Angst und ein Krankheitsgefühl. Diese Symptome werden unter dem Begriff „vitale Erschöpfung" zusammengefasst.

Lösungen zu den Übungsfragen

- **Kapitel 16**
1. Sexualität ist eine höchst individuelle und persönliche Angelegenheit, die jeder Mensch gemäß seinen eigenen Bedürfnissen, Wünschen und Vorlieben gestalten kann.
2. Fehlendes/geringes sexuelles Verlangen
    - Erregungsstörungen
        - bei der Frau: Erregungsstörung
        - beim Mann: Erektionsstörung
    - Orgasmus- und Ejakulationsstörungen
        - bei der Frau: Orgasmusstörungen
        - beim Mann:
- vorzeitige Ejakulation
- verzögerter/ausbleibender Orgasmus bzw. Ejakulation

3.

Depression	– Sexuelle Funktionsstörungen – Schmerzen beim Sex – Zwanghaftes Sexualverhalten – Paraphilien
Zwangsstörungen	– Sexuelle Funktionsstörungen – Zwanghaftes Sexualverhalten – Zwangsgedanken mit ego-dystonen Inhalten, z. B. Befürchtungen, sich übergriffig zu verhalten oder Sex mit Tieren zu praktizieren – Ängste, beim Sex kontaminiert zu werden – Paraphilien
Somatoforme und dissoziative Körperbeschwerden	Beim Sex kommt es zu – Schmerzen – Gefühllosigkeit, Taubheit – Missempfindungen
PTBS	Nach sexueller Gewalt: – Dissoziation und Wiedererleben von belastenden Gefühlen (Ekel, Angst, Ohnmacht) oder Bildern beim Sex – Abneigung gegen Berührung und Sex – Sexuelle Funktionsstörungen
Substanzmissbrauch	– Sexuelle Funktionsstörungen – Zwanghaftes Sexualverhalten – Sexuelles Risikoverhalten – Paraphilien – Sexuelle Täterschaft

4. – Schwelle verringern
    – Selbstbestimmung achten
    – Wertneutralität
    – Normalisieren
5. Von Bedeutung für die psychosomatische Behandlung ist eine sexuelle Störung dann, wenn sie
    – eine psychische Erkrankung oder Krise auslöst, mitbedingt oder aufrechterhält,
    – Symptom einer psychischen Erkrankung ist,
    – einen bedeutsamen Leidensdruck verursacht,
    – zu Selbstschädigungen führt oder
    – andere Personen dadurch geschädigt werden.

- **Kapitel 17**
1. z. B.
    – Kaffeekonsum am Abend
    – Arbeiten am Computer im Bett
    – Einnahme von Drogen und Medikamenten
2. – Alkohol und andere Rauschmittel
    – Antibiotika

- Antidementiva
- Antriebssteigernde Antidepressiva
- Blutdruckmittel
- Diuretika
- Hormonpräparate
- Stimulierende Substanzen

3. Das **Hyperarousal-Konzept** führt das Auftreten von Schlafproblemen auf eine **erhöhte emotionale, kognitive, und physiologische Erregung** zurück. Es kommt zu einer gesteigerten Kortisolausschüttung durch eine erhöhte Stressantwort des Körpers. Patientinnen erleben diesen Moment als Zustand **hoher Anspannung** und erleben ein Unvermögen, sich zu entspannen. Durch eine Fokussierung auf den Schlafmangel wird die Anspannung erhöht und die Schlafproblematik aufrechterhalten. Im Spielmann-Modell wird die Entwicklung und Aufrechterhaltung einer Schlafstörung über **prädisponierende Faktoren,** das Auftreten schlafverschlechternder, **belastender Lebensereignisse** sowie **fehlangepasste Verhaltensweisen** erklärt. Prädisponierende Faktoren können z. B. die Neigung zu leichter Erregbarkeit, Geräuschempfindlichkeit oder eine ängstliche Persönlichkeit sein. Lebensereignisse, die den Schlaf negativ beeinflussen, können beispielsweise Trennung oder Scheidung, Aufnahme einer Arbeit im Schichtdienst oder wiederholter Drogenkonsum sein. Aus diesen Faktoren kann eine Schlafstörung entstehen, die sich durch fehlangepasste, schlafhinderliche Verhaltensweisen chronifiziert. Diese fehlangepassten Verhaltensweisen können beispielsweise nächtliches Grübeln, zu frühes Zubettgehen, ein starker gedanklicher Fokus auf den Schlaf, zu langer Tagesschlaf und erhöhter Alkoholkonsum am Abend sein. Die Kognitive Verhaltenstherapie geht bei chronischer Schlafstörung zusätzlich von einer Kopplung der negativen schlafbezogenen Gedanken und Emotionen mit dem Schlafplatz im Sinne einer Konditionierung aus.

4. Ab mittags keine koffeinhaltigen Getränke (Kaffee, Schwarztee, Energydrink, Cola) mehr trinken
   - Vermeidung von Alkohol und keinesfalls Alkohol zur Schlafinduktion verwenden
   - Abends keine schweren Mahlzeiten mehr einnehmen
   - Regelmäßige körperliche Betätigung
   - In den Stunden vor dem Zubettgehen körperliche und geistige Tätigkeiten stufenweise reduzieren
   - Einschlafritual vor dem Zubettgehen
   - Angenehme Atmosphäre im Schlafzimmer (Ruhe und Dunkelheit)
   - Während der Nacht nicht auf die Uhr schauen

5. Die Kognitive Verhaltenstherapie geht bei chronischer Schlafstörung von einer erlernten Kopplung zwischen der Schlafumgebung und der Wachheit bzw. dem Nicht-Einschlafen-Können sowie den negativen schlafbezogenen Gedanken und Emotionen aus. Diese gelernte Kopplung soll durch die Stimuluskontrolle gelöst werden.

6. Mithilfe eines Schlaftagebuchs wird über einen Zeitraum von 2 Wochen die subjektiv erlebte **durchschnittliche Schlafzeit** ermittelt. Diese Schlafzeit wird für die folgenden 7 Tage als maximale Zeit festgelegt, die im Bett verbracht werden darf (das Minimum von 5 Stunden darf hierbei nicht unterschritten werden). Es werden **feste Zubettgeh- und Aufstehzeiten** vereinbart, die jeden Tag eingehalten werden müssen. Jegliches Schlafen am Tage soll vermieden werden. Dadurch baut sich bei der Patientin ein Schlafdruck auf, der nach und nach zu einer höheren Schlafeffizienz führt. Wenn die Schlafeffizienz nach 7 Tagen über 85 % liegt, dann kann die Bettliegezeit schrittweise um jeweils 30 min erhöht werden. Durch dieses Vorgehen wird auch die gelernte Kopplung von Wachheit und Frust mit

dem Schlafplatz aufgelöst. Berechnung der Schlafeffizienz:

$$\text{Schlafeffizienz in Prozent} = \frac{\text{Schlafdauer} \times 100}{\text{Bettliegezeit}}$$

7. Schlafmittel sollten nicht länger als 4 Wochen verabreicht werden. Bei intermittierenden Schlafstörungen können Schlafmittel in 4–6 Nächten pro Monat eingenommen werden. In diesem Fall sollte mit einer niedrigen Dosis begonnen werden. Von der Kombination verschiedener Schlafmittel und/oder Benzodiazepinen ist abzuraten.

Übungsfälle

Kurt Fritzsche

- **Übungsfall zu Kapitel 4**

Fallbericht Ein 25-jähriger Mann, Herr W., kommt wegen einer Verletzung auf der Innenseite des Daumenendgliedes zum Hausarzt. Der Patient ist dem Hausarzt nicht bekannt. Er hat keinen Termin vorher vereinbart. Der Sprechstundenhilfe sagt er, er sei ein Notfall und könne nicht lange „rumsitzen".

Der Patient hat eine Glatze, Ringe in den Ohren, in der Nase und an mehreren Fingern rechts und links. Er trägt eine schwarze Lederbekleidung und schwarze Stiefel. Schon auf einen halben Meter Abstand ist eine deutliche Alkoholfahne wahrnehmbar. An der Innenseite des Daumenendgliedes sieht man eine kleine, blutig verschmierte Einstichstelle.

Es entwickelt sich folgender Arzt-Patient-Dialog:

Arzt: „Wie ist das passiert?"

Patient: „Wir haben da so 'ne Bude abgerissen, und da hat so 'nen Blödmann mir ein Brett mit Nagel so blöd angereicht, dass ich da reinfassen musste."

Auf die Frage nach einer Tetanusimpfung sagt er: „Weiß ich doch nicht, ich bin gesund und so. Scheiß-Impfungen sind mir scheißegal. Sie sind doch Arzt, da werden Sie wohl wissen, was Sie verdammt noch mal zu tun haben."

Etwas später: „Passen Sie bloß auf, dass das mit der Scheiß-Spritze nicht so weh tut!"

Psychosoziale Anamnese „Ich bin vaterlos aufgewachsen. Als ich zwei Jahre alt war, ist er abgehauen. Meine Mutter hatte immer wieder neue Freunde, die mich nur lästig fanden. Ein Schwein hat mich sogar geschlagen. Dem möchte ich heute noch mal begegnen und die Knochen brechen!"

- **Leitfragen**
- Was sind Ihre eigenen Gefühle bei der Schilderung dieser Arzt-Patient-Begegnung?
- Wie gehe ich mit einem unsympathischen Patienten um?
- Wie gehe ich mit meinen eigenen Aggressionen um?
- Hat ein Arzt ein Recht auf eigene negative Gefühle?
- Wie kann sich der Hausarzt bei einer solchen Lebensgeschichte angemessen gegenüber dem Patienten verhalten?
- Welche Vorurteile löst der Patient aus?
- Gibt es einen Zusammenhang zwischen der Lebensgeschichte des Patienten und seinem Auftreten in der Arztpraxis?

Falldiskussion Jeder Patient löst unterschiedliche Gedanken, Gefühle und Handlungsimpulse aus. Das ist die menschliche Seite jeder Arzt-Patient-Beziehung. Auch ein Arzt kann nicht einfach negative Gefühle wie Aggressionen, Wut und Angst beiseiteschieben. Der erste Schritt ist es, die eigenen negativen Gefühle, in diesem Fall vor allem aggressive oder auch ängstliche, wahrzunehmen. Darüber hinaus sollte der Arzt Bescheid wissen, wo seine eigenen Schwachpunkte, z. B. Ärger, Angst, Hilflosigkeit, bei welchen Patienten liegen und in einem zweiten Schritt bei diesen Patienten auf eine innere Distanz gehen. Symbolisch könnte dies durch eine blinkende rote Warnlampe bei Auftreten dieser negativen Gefühle ausgedrückt werden. Die rote Warnlampe signalisiert, dass ich als Arzt meine negativen Gefühle bewusst wahrnehme und mich innerlich ein Stück davon distanziere. Dadurch werde ich freier und offener, ohne Vorurteile auf den Patienten zuzugehen. Dann sind verständnisvolle Fragen möglich wie: „Was hat Sie so zornig in Ihrem Leben gemacht? Ich merke, Sie sind immer in einer Angriffsposition. Wogegen müssen Sie sich wehren?"

Im Gespräch mit dem Patienten wird dann klar, dass er schon sehr früh dysfunktionale Verhaltensmuster in Konfliktsituationen entwickelt hat und diese Muster auch in der Arztpraxis ablaufen.

Diagnose Verdacht auf emotional instabile Persönlichkeit (ICD-10: F 60.3).

Therapie und Verlauf Der Arzt ließ sich von dem äußerlich aggressiven und fordernden Auftreten des Patienten nicht irritieren. Er neutralisierte seinen spontan aufsteigenden Ärger und den Impuls, den Patienten gleich wieder rauszuschmeißen. Damit hätte er nur das dysfunktionale Beziehungsmuster des Patienten bedient und sich genauso verhalten wie die Freunde seiner Mutter.

Stattdessen versorgte er freundlich und auf väterliche Weise seine Verletzung, was zunächst den Patienten irritierte. Nachdem die „Scheiß-Spritze" nicht so weh tat wie befürchtet, konnte der Patient seine aggressive Haltung ablegen und mehr über seine Lebenssituation erzählen. Er verabschiedete sich vom „Doc" mit einem Händedruck und war sichtlich bewegt von der neuen Erfahrung einer Beziehungsgestaltung.

- **Übungsfälle zu Kapitel 8**

Übungsfall 1

Fallbericht Die 22-jährige Medizinstudentin Frau D. kommt wegen Lust-, Interesselosigkeit und Antriebsarmut zur Hausärztin. Die klinische Untersuchung ergibt keine Auffälligkeiten. Blutdruck 100/80 mm Hg, Puls 84 Schläge pro Minute. Labor: Normal.

Die Patientin berichtet:

„Ich fühle mich nicht mehr wohl in meiner Haut. Ich habe das Gefühl, ich kann überhaupt nichts. Im Studium fühle ich mich überfordert."

„Männer interessieren sich nicht für mich."

„Oft fühle ich mich müde, lustlos und habe keine Energie. Besonders morgens kann ich mich zu nichts aufraffen. Meistens habe ich keinen Appetit."

„Nachts schlafe ich sehr schlecht. Ich schlafe zwar ein, wache jedoch ständig auf und bin ab 5 Uhr morgens wach."

„Ich habe keine Lust zu gar nichts. Die meiste Zeit hänge ich auf meinem Bett herum."

Psychosoziale Anamnese Die Eltern sind seit 5 Jahren geschieden. Die Patientin lebt bei ihrer Mutter.

- **Leitfragen**
- Wie unterscheiden sich Depression und Traurigkeit?
- Gab es Auslöser für die Verschlechterung des psychischen und körperlichen Befindens?
- Besteht Suizidgefahr? Welche Fragen sind zur Klärung notwendig?
- Besteht eine Indikation zur psychotherapeutischen Behandlung?
- Ist eine antidepressive medikamentöse Therapie indiziert?
- Wie kann die Patientin für eine Behandlung motiviert werden?

Falldiskussion Der Unterschied zwischen einer depressiven Störung und Traurigkeit wird in der Einleitung zu ▶ Kap. 8 beschrieben, die Fragen zur Abklärung der Suizidalität können ▶ Abschn. 6.9 entnommen werden. In diesem Fall waren Suizidgedanken vorhanden. Es gab jedoch keine konkreten Pläne, sich das Leben zu nehmen. Die Patientin konnte sich vor allem im ersten Gespräch davon distanzieren und glaubhaft versichern, dass sie sich bis zur empfohlenen Vorstellung bei einer Psychotherapeutin nichts antue.

Die Scheidung der Eltern und die vorausgegangenen Streitigkeiten hatten die Patientin verunsichert und in ihr ein Gefühl der Wertlosigkeit geweckt. Durch gute Leistungen in der Schule (Abiturnote 1,4) konnte sie ihr geschwächtes Selbstwertgefühl verbessern. Negative Erfahrungen in zwei Partnerschaften und das nach ihrer Meinung schlechte Abschneiden im Physikum haben die Selbstwertzweifel wieder aktiviert. Es besteht eine Indikation für eine kombinierte Behandlung mit Antidepressiva und Psychotherapie.

Diagnose Mittelgradige depressive Episode mit somatischen Symptomen (ICD-10: F 32.11).

Therapie und Verlauf In diesem Fall war die Patientin aufgrund ihres starken Leidensdruckes gleich mit einer antidepressiven Medikation (Mirtazepin) und einer Überweisung zur ambulanten Psychotherapie einverstanden.

Unter dem Einfluss des Antidepressivums besserte sich bald ihr Schlaf. Nach ca. 3 Wochen nahmen die Antriebsarmut und Energielosigkeit ab. Mit zunehmendem Appetit normalisierte sich das bisherige Untergewicht. Die grundlegende Störung des Selbstwertes wurde in den kommenden Therapiemonaten bewusst und damit überwindbar gemacht. Die Patientin nahm den abgebrochenen Kontakt zu einer langjährigen Freundin wieder auf. Sie begann, einen einjährigen Studienaufenthalt im benachbarten Ausland zu planen.

Übungsfall 2

Fallbericht Bei der 45 Jahre alten Patientin ist 5 Monate zuvor wegen eines kirschkerngroßen malignen Tumors in der rechten Brust eine Ablatio Mammae durchgeführt worden. Die Lymphknoten waren nicht befallen. Die Patientin hatte eine Bestrahlung und Chemotherapie abgelehnt, deshalb erfolgte eine Radikaloperation.

Sie kommt jetzt zur Nachuntersuchung und zum Gespräch in die Praxis. Spontan äußert sie:

„Ich habe das Gefühl, dass alle auf meine Brust starren. Das macht mich sehr unsicher."

„Ich fand meine Brust immer gut und bin oft oben ohne an den Strand gegangenen. Jetzt mag ich mich nicht mehr im Spiegel ansehen."

„Angezogen kann man das ja noch verbergen, aber was ist, wenn ich mit meinem Mann intim werde? Mein Mann kann mich so nicht mehr lieben. Seit der Operation läuft zwischen uns nichts mehr im Bett. Ich mag nicht mal mehr mit ihm schmusen, ich muss immer gleich an meine Brust denken. Wenn wir ausgehen, habe ich das Gefühl, er starrt anderen Frauen hinterher. Ich bin für ihn bestimmt nicht mehr eine richtige Frau. Er sagt, er liebt mich, aber das kann ich ihm nicht glauben."

„Warum muss mir das passieren, ich bin doch immer regelmäßig zur Vorsorgeuntersuchung gegangen."

„Ich habe das Gefühl, dass mein Leben jetzt vorbei ist. Ich bin so hohl und kraftlos. So einen Schlag verkrafte ich nicht."

Psychosoziale Anamnese Die Patientin ist von Beruf Arzthelferin, verheiratet und hat zwei Kinder im Alter von 15 und 17 Jahren. Ihr Mann ist Steuerberater. Die Kinder und ihr Mann wissen um die Erkrankung. Die Patientin beschreibt ihre Ehe als bisher „unauffällig harmonisch". Sie legt großen Wert auf ein gepflegtes Aussehen.

- **Leitfragen**
- Was sind die Hauptprobleme der Patientin?
- Ist die psychische Reaktion nachvollziehbar oder liegt eine psychische Störung vor?
- Ist die Patientin „verstümmelt" oder hat man ihr eine kranke Brust entfernt, damit sie mit einer Brust noch eine erfüllende Lebenszeit vor sich hat?
- Was gibt es an Positivem in ihrem Leben? Wodurch hat sie die Krebsbehandlung bisher erfolgreich überstanden?
- Wie wird sich der Ehemann in einem Paargespräch verhalten?
- Beschäftigt sich die Patientin mit den Themen Tod und Sterben?

Falldiskussion Die Patientin trauert um ihre verlorene Brust und hat das Gefühl, von ihrem Mann nicht mehr geliebt zu werden. Sie fühlt sich hässlich und nicht mehr begehrenswert. Der Verlust der Brust bewegt die Patientin stärker als die mit dem Eingriff verbundene gute Prognose und längere Lebenserwartung. Die Patientin beschreibt eine leichte depressive Symptomatik: „Ich bin so hohl und kraftlos". Weitere Symptome einer Depression sollten aktiv erfragt werden. Es handelt sich aber sicher nicht um eine depressive Episode, sondern um eine Belastungsreaktion, die die Kriterien einer psychischen Störung nach ICD-10 erfüllt. Hinzu kommen Eheprobleme. Die Krankheitsverarbeitung ist dysfunktional. Die Patientin hat bis zur Krebserkrankung ein zufriedenes und erfülltes Leben geführt. Ihre gute Bewältigung früherer Krisen und die gute, liebevolle Beziehung zum Ehemann sind wichtige Ressourcen. Der Ehemann scheint ihre negative Sicht nicht zu teilen. Tod und Sterben werden nicht direkt angesprochen, sondern eher angedeutet: „Ich habe das Gefühl, dass mein Leben jetzt vorbei ist." Dies kann im Rahmen der depressiven Symptomatik gesehen werden. Bei solchen Andeutungen ist es sinnvoll nachzufragen, ob die Patientin fürchtet, die Krankheit nicht zu überleben. Das Gesprächsziel ist, die subjektive Wirklichkeit der Patientin zu verstehen und ihre Trauer um den Verlust der Brust zu akzeptieren: „Das muss im Moment ganz schrecklich für Sie sein. Sie haben das Gefühl, nur mit zwei Brüsten seien Sie eine vollwertige Frau. Und Sie haben recht, es gibt Männer, die lehnen eine Frau mit nur einer Brust ab. Aber es gibt auch viele Männer, die ihre Frau genauso lieben wie vorher."

Diagnose Depressive Reaktion im Rahmen der Krankheitsverarbeitung nach Ablatio Mammae (ICD-10: F 43.21).

Therapie und Verlauf In zwei Gesprächen stärkte der Hausarzt das Selbstwertgefühl der Patientin durch Aufmerksamkeitslenkung auf ihr bisher erfolgreiches Leben, die erfolgreiche Bewältigung der Krebsbehandlung und ihr früheres gutes Selbstbewusstsein als Frau. Er versuchte, das Paar für Paargespräche zu motivieren (z. B. in einer Eheberatungsstelle). Nach anfänglichem Zögern waren die Patientin und ihr Ehemann dazu bereit. Schon nach wenigen Gesprächen kam es zu einer Wiederannäherung zwischen den Partnern. Die Patientin traute sich wieder, sich unbekleidet zu zeigen, und fand wieder Interesse an sexuellem Kontakt.

- **Übungsfall zu Kapitel 9**

Fallbericht Der 58-jährige Patient Herr L., leitender Angestellter bei einer großen Elektronikfirma, klagt über Schlafstörungen, Appetitlosigkeit und Kopfdruck. Die Beschwerden bestehen seit 8 Tagen. Routineuntersuchungen sind ohne pathologische Befunde.

Psychosoziale Anamnese Die Abteilung der Firma, in der der Patient arbeitet, wurde vor Kurzem an ein japanisches Unternehmen verkauft. „Vor acht Tagen erhielt ich die Nachricht, dass ich vor dem Vorstand in Japan einen Bericht in englischer Sprache über die Entwicklungsabteilung halten soll. Einerseits habe ich mich gefreut, weil wir viele verkaufsfähige Innovationen haben. Andererseits habe ich panische Angst vor dem Fliegen. Ich bin noch nie geflogen. Bisher konnte ich das immer vermeiden."

Auf Nachfragen der Ärztin erzählt der Patient: „Mein Vater war Pilot im Zweiten Weltkrieg und ist abgestürzt. Damals war ich zwei Jahre alt. Meine Mutter hat nie darüber geredet. Die weinte immer bei dem Thema."

- **Leitfragen**
- Warum handelt es sich bei den beklagten Beschwerden wahrscheinlich um psychosomatische Beschwerden ohne Organbefund?
- Wie hat der Patient bisher sein Problem der Flugangst gelöst?
- Wie hängen Gegenwart und Vergangenheit des Patienten in der Fallgeschichte zusammen?

- Was bedeutet es für einen Jungen, ohne Vater aufzuwachsen?
- Wie ist die Reaktion der Mutter zu verstehen? Welche Auswirkungen hatte sie auf den Patienten?
- Handelt es sich um eine Panikattacke, eine Phobie oder eine generalisierte Angststörung?
- Besteht eine Indikation für eine psychopharmakologische Behandlung?
- Was könnte Ziel des hausärztlichen Gespräches sein?
- Besteht eine Indikation zur Fachpsychotherapie?

Falldiskussion Es besteht ein klarer Zusammenhang zwischen dem Auftreten der beklagten Beschwerden und einer psychosozialen Stresssituation. Dennoch ist es differenzialdiagnostisch wichtig, organische Erkrankungen auszuschließen.

Die Angststörung wird im Hintergrund der Lebensgeschichte verstehbar: Der Patient wurde 1942 als erstes und einziges Kind seiner Eltern, die ein Jahr vorher geheiratet hatten, geboren. Er wuchs mit überwiegend weiblichen Bezugspersonen auf. Eine Erziehungsperson für die Ausbildung einer sicheren männlichen Identität fehlte. Später orientierte er sich an Lehrern und männlichen Vorgesetzten. Ein Gespräch über seine vaterlose Kindheit und Jugend fand bisher noch nie statt. Von der Mutter lernte er, dass die Auseinandersetzung mit dem Thema sehr schmerzhaft sein kann und dass es besser ist, nicht darüber zu sprechen. Schon in der Schulzeit und im Studium hatte er mäßig ausgeprägte Ängste vor Höhen und vor Tunneln. Diese Ängste, ebenso wie das Problem der Flugangst, hat der Patient bisher durch Vermeidung gelöst.

Diagnose Spezifische Phobie (ICD-10: F 40.2) vor dem Hintergrund einer bisher nicht stattgefundenen Trauer um den Verlust des Vaters.

Therapie und Verlauf Es fanden zwei 50-minütige Gespräche in der Praxis der Hausärztin mit der Zusatzbezeichnung Psychotherapie statt. Dabei wurde dem Patienten der Zusammenhang zwischen seiner Flugangst und dem tödlichen Absturz des Vaters im Zweiten Weltkrieg bewusst. Er konnte, verbunden mit heftigem Weinen, zum ersten Mal über seine Gefühle, als Kind und Jugendlicher vaterlos gewesen zu sein, sprechen. Nach diesen Gesprächen fühlte sich der Patient sehr entlastet und traute sich die lange Flugreise nach Japan zu.

Eine Überweisung in eine fachpsychotherapeutische Behandlung war nicht notwendig. Zur symptomatischen Behandlung der Flugangst wurde ein Benzodiazepinpräparat verschrieben, das der Patient während des Fluges in seiner Tasche trug, aber nicht brauchte.

Übungsfall zu Kapitel 10

Fallbericht Die 22-jährige Patientin Frau K., die als Fließbandarbeiterin in einer Schuhfabrik tätig ist, kommt wegen Magenschmerzen in die Praxis. Der Hausarzt kennt sie schon als Kind. In den letzten 6 Jahren hatte sie jedoch nur einen Praxiskontakt wegen einer fieberhaften Erkältung.

Die Routineuntersuchungen sind ohne pathologischen Befund.

Psychosoziale Anamnese Die Patientin arbeitet seit 2,5 Jahren in einer Schuhfabrik. Seit 3 Monaten verpackt sie Schuhe in Kartons.

Die Eltern sind seit 10 Jahren geschieden. Die Patientin lebt bei ihrer Mutter, die sich über das Alleinleben mit Schnaps hinweghilft. Die Wohnung wird von der Patientin als klein und hässlich beschrieben. Die Mutter verfügt nur über eine geringe Rente.

„In der Schule hatte ich gute Zeugnisse, aber ich durfte nicht auf das Gymnasium. Mein Vater sagte immer: 'Die höhere Schule ist nichts für unser Kind'."

Die Beziehung zu ihrem Freund beschreibt sie so: „Mein Freund geht immer zum Skat und zum Fußball und danach oft in die Kneipe. Wenn er zu Hause ist, sieht er meistens Krimis im Fernsehen an. Dann trinkt er immer Bier dabei. Sonst hat er keine Interessen. Ich möchte mal tanzen gehen mit ihm, aber dazu hat er keine Lust."

- **Leitfragen**
- Wie würden Sie den seelischen Zustand der Patientin beschreiben?
- Welche psychosomatischen Zusammenhänge gibt es zwischen der Lebenssituation und den Magenschmerzen?
- Welche möglichen Gefühle lösen die Problemschilderungen beim Arzt aus?
- Ist es sinnvoll, ein gemeinsames Gespräch mit dem Freund anzubieten?

Falldiskussion Die Patientin hat eine sehr unbefriedigende Lebenssituation und allen Grund zur „Wut im Bauch" und zum „Sauersein". Diese Wut wird jedoch kaum gespürt, sondern „runtergeschluckt" und drückt sich in Magenschmerzen aus.

Die deprimierende und unbefriedigende Lebenssituation und die scheinbare Aussichtslosigkeit kann beim Behandler Unsicherheit und Hilflosigkeit auslösen. Es ist wichtig, diese Gefühle zu spüren, auszuhalten und sich nicht davon anstecken zu lassen. Auch wenn die Patientin zunächst nur über ihre Magenschmerzen klagt, erfragt der Arzt geduldig die psychosoziale Situation der Patientin. Aus der schwierigen Beziehungssituation mit ihrem Freund ergibt sich die Indikation für ein Paargespräch.

Diagnose Autonome somatoforme Funktionsstörung des oberen Gastrointestinaltraktes (ICD-10: F 45.31) vor dem Hintergrund chronifizierter psychosozialer Belastungen.

Therapie und Verlauf Nachdem der Patientin die psychosomatischen Zusammenhänge in einer verständlichen Sprache vermittelt wurden, fanden weitere klärende und stützende Gespräche im Rahmen der Hausarztpraxis statt. Ziele waren die Entwicklung von alternativen Verhaltensweisen gegenüber der Mutter und dem Freund, ein gemeinsames Gespräch mit dem Freund, um auch dessen Sichtweise kennenzulernen, und die Motivierung für eine ambulante Psychotherapie.

Der Freund lehnte ein gemeinsames Gespräch ab. Bis zum Zeitpunkt der **Katamnese** blieb die Patientin mit ihm zusammen. Sie konnte sich jedoch besser von ihm und ihrer Mutter distanzieren und entwickelte Ansätze zu mehr Eigenständigkeit im Rahmen eines eigenen Freundeskreises. Eine ambulante Psychotherapie lehnte sie ab.

- **Übungsfall zu Kapitel 11**

Fallbericht Die 40-jährige verheiratete kinderlose Patientin Frau B. leidet seit 5 Jahren in zunehmendem Maße unter Rückenschmerzen im LWS-Bereich. Die Schmerzen steigerten sich im Laufe der Jahre, sodass die Patientin wiederholt krankgeschrieben werden musste. Die Behandlung erfolgte ausschließlich über die Hausärztin und mehrere Orthopädinnen in Form von Spritzen und Physikalischer Therapie. In den letzten Jahren entwickelte die Patientin einen Analgetikaabusus, Schlafstörungen und eine depressive Symptomatik und war wiederholt für mehrere Wochen krankgeschrieben. Im Computertomogramm zeigten sich leichte degenerative Veränderungen der Wirbelsäule, die jedoch nicht mit der Lokalisation der Beschwerden korrespondierten. Auf Initiative der Hausärztin stellte sich die Patientin im universitären Schmerzzentrum vor, wo auch eine psychosomatische Diagnostik erfolgte.

- **Leitfragen**
- Welche Angaben aus der psychosozialen Anamnese sind wichtig zur diagnostischen Klassifizierung des Schmerzes?

- Warum war die bisherige 5-jährige orthopädische Behandlung inadäquat?
- Wie sind die Schlafstörungen und die depressive Symptomatik zu erklären?
- Welche Differenzialdiagnosen kommen infrage?
- Gibt es Hinweise auf einen sekundären Krankheitsgewinn?
- Gab es eine Auslösesituation?
- Falls indiziert, wie könnte die Patientin zu einer Psychotherapie motiviert werden?

Psychosoziale Anamnese Die Eltern der Patientin trennten sich, als die Patientin 12 Jahre alt war. Sie wuchs bei der Mutter auf, wurde aber sehr streng beaufsichtigt und hatte wenig Freunde und Freundinnen. In der Schule zeigte sie gute Leistungen. Die Mutter lehnte jedoch den Vorschlag des Lehrers und den Wunsch der Tochter ab, auf das Gymnasium zu wechseln. Sie absolvierte eine Lehre als Bankkauffrau und machte anschließend einen raschen Aufstieg zur Abteilungsleiterin. Vor 5 Jahren war sie Zeugin eines versuchten Banküberfalls, eine Situation, in der sie sich hilflos und ohnmächtig fühlte. Von einem der Täter erhielt sie einen Schlag in den Rücken und war kurzzeitig mit anderen Angestellten in einem engen Raum eingesperrt. Über diese Erlebnisse hatte sie noch mit keinem Arzt gesprochen.

Bei zwei weiteren Terminen mit der Psychotherapeutin des Schmerzzentrums kamen weitere Konfliktbereiche zur Sprache: Die Kinderlosigkeit und ihre sexuelle Unlust im Rahmen einer depressiven Symptomatik hatten immer wieder zu schweren Ehekrisen geführt. Auch bestanden finanzielle Probleme.

Falldiskussion Die Angaben aus der psychosozialen Anamnese erlauben es, eine starke psychosoziale Komponente bei der Entstehung und Aufrechterhaltung der Rückenschmerzen anzunehmen.

Dazu gehört die erhöhte Stressvulnerabilität durch negative Kindheitserfahrungen wie Scheidung der Eltern, Einsamkeit und das unverarbeitete psychische Trauma durch den Banküberfall, der eine typische Auslösesituation für somatoforme Beschwerden darstellt. Bei der bisherigen Behandlung wurde versucht, allein mit somatischen Mitteln ein psychisches Problem zu behandeln, was nicht erfolgreich sein konnte. Die Rückenschmerzen waren für die Patientin die einzige Möglichkeit, ihre bisher kaum bewusste Angst und Wut im Rahmen des Banküberfalles auszudrücken. Schmerzmittelabusus, Schlafstörungen und depressive Symptomatik sind typische Folgezustände bei chronischen Schmerzen und weisen auf einen zunehmenden psychophysischen Erschöpfungszustand der Patientin hin. Die Rückenschmerzen hatten aber im Laufe der Zeit auch eine beziehungsregulierende Funktion gegenüber Nähewünschen des Ehemanns und gegenüber unangenehmen gesellschaftlichen Verpflichtungen in ihrer Position als Abteilungsleiterin.

Durch die vertrauensvolle und warmherzige Atmosphäre bei der Psychotherapeutin des Schmerzzentrums gelang es der Patientin schon in den ersten beiden Gesprächen, ihre Stärken und psychosozialen Belastungen mitzuteilen. Diese frühen positiven Erfahrungen sind wichtige Prädiktoren für das Gelingen einer Psychotherapie. Differenzialdiagnostisch ist auch an eine verzögerte Posttraumatische Belastungsstörung zu denken, wobei dafür hier nicht alle Kriterien erfüllt sind.

- **Diagnose**
- Anhaltende somatoforme Schmerzstörung (ICD-10: F 40.4).
- Leichte depressive Episode mit somatischen Symptomen (ICD-10: F 32.01).
- Analgetikaabusus vor dem Hintergrund chronifizierter psychosozialer Belastungen (ICD-10: Y 57).
- Differenzialdiagnose: Posttraumatische Belastungsstörung (ICD-10: F 43.1).

Übungsfälle

Therapie und Verlauf Nach einem weiteren Gespräch in der Schmerzambulanz war die Patientin zu einer ambulanten Psychotherapie bereit. In dieser therapeutischen Beziehung erfuhr sie das erste Mal die Wertschätzung und Anerkennung, die sie in ihrem Elternhaus und in ihrer Ehe schmerzlich vermisste bzw. die sie glaubte, nur durch Leistung zu erreichen. Im geschützten therapeutischen Rahmen konnte sie zum ersten Mal in den 5 Jahren ihre heftigen Ängste, ihre Hilflosigkeit und ihre Wut ausdrücken und auch auf schmerzliche Weise von ihrem unerfüllten Kinderwunsch Abschied nehmen. Nach 40 Sitzungen ambulanter Psychotherapie waren die Rückenschmerzen bis auf ein gelegentliches Ziehen ohne sonstige medikamentöse oder physikalische Behandlung abgeklungen, ebenso die Schlafstörungen und die depressive Symptomatik. Die Patientin war mit sich und ihrer Partnerschaft wesentlich zufriedener.

Eine Katamnese nach 3 Jahren ergab, dass sie nur sehr selten noch unter Rückenschmerzen leidet und nur 5 Tage wegen eines grippalen Infektes krankgeschrieben war.

- **Übungsfall zu Kapitel 12**

Fallbericht Der 32-jährige kurdische Patient Herr P. lebt seit 2 Jahren in Deutschland. Ein Antrag auf Asyl ist gestellt. In den letzten 3 Monaten war er zweimal wegen Ein- und Durchschlafstörungen in der Praxis. Daneben hat er über zunehmende Rückenschmerzen geklagt. Die körperliche Untersuchung, das Routinelabor, EKG und das Röntgen der Wirbelsäule waren unauffällig. Wegen Verdacht auf eine depressive Symptomatik erfolgte die medikamentöse Behandlung mit einem Antidepressivum.

Jetzt kommt der Patient erneut in die Sprechstunde. Er berichtet, dass die Schlafstörungen zunehmen und die Rückenschmerzen nicht besser werden. Dem Arzt fällt auf, dass er bisher wegen der schlechten Deutschkenntnisse des Patienten keine psychosoziale Anamnese erhoben hat. Er bietet dem Patienten an, mit seinem Onkel, der seit über 10 Jahren in Deutschland lebt und über genügend Sprachkenntnisse verfügt, wiederzukommen.

Psychosoziale Anamnese Der Patient lebte in einer anatolischen Kleinstadt und hatte Kontakte zur verbotenen kurdischen Partei PKK.

Vor über 2 Jahren seien nachts Soldaten in sein Haus eingedrungen, hätten ihn und andere Mitglieder der Familie verschleppt. In den folgenden 2 Wochen im Gefängnis sei er wiederholt körperlich und seelisch gefoltert worden. Er wurde geschlagen und mit den Füßen an der Decke aufgehängt. Bei greller Beleuchtung, unter Angst und Schmerzen habe er kaum schlafen können. Nach 14 Tagen sei er aus der Haft entlassen worden, mit der Auflage, sich jeden Tag bei der Polizei zu melden. Mit all seinen Ersparnissen gelang ihm die Flucht zu Verwandten in Deutschland. Seine Frau und die Kinder blieben gefangen. Für sie fürchtet er das Schlimmste.

Der Patient spricht stockend. Er zittert und schwitzt. Am Ende erzählt er noch, dass er zurückgezogen lebt. Mit vielen Menschen im Raum zu sein macht ihm Angst. Manchmal sei er wie gelähmt. Albträume mit Folterszenen peinigen ihn, er sei schon schreiend erwacht.

Der Onkel übersetzt erschüttert. Er berichtet, wie schwer das Zusammenleben mit dem reizbaren und aufbrausenden Neffen sei. Dieser bestätigt eine grenzenlose Wut. Manchmal möchte er alles in Stücke hauen.

- **Leitfragen**
- Welche Reaktionen lösen solche Patienten aus?
- Warum tritt die Symptomatik erst nach einer Latenzzeit auf?
- Was sind die weiteren Behandlungsschritte?

Falldiskussion Die Schilderungen des Patienten erschienen dem Hausarzt glaubhaft. Er kam zunächst wegen Schlafstörungen, später wegen Rückenschmerzen in die Sprechstunde. Er hat nie nach einem ärztlichen Attest für das Asylverfahren gefragt. In dem ersten Gespräch war er misstrauisch und wich den Fragen des Arztes aus. Der Arzt musste sich bemühen, das Gespräch so zu gestalten, dass es nicht zu einer Retraumatisierung führte. Offensichtlich hatte der Patient große Teile seiner Erlebnisse verdrängt. Nach seiner Flucht hatte er keine Möglichkeit, über die Foltererfahrungen zu sprechen, zudem waren die erlittenen Demütigungen schambesetzt. Er machte sich Vorwürfe, durch die Flucht seine Familie im Stich gelassen und weiteren Misshandlungen ausgesetzt zu haben.

Eine frühzeitige Behandlung der psychischen Traumatisierung hätte wahrscheinlich Schlimmeres verhindert.

Diagnose Verzögerte Posttraumatische Belastungsstörung (ICD-10: F 43.1).

Therapie und Verlauf Der Patient wurde zur Traumatherapie an eine psychosoziale Beratungsstelle für Geflüchtete vermittelt. Nach einem halben Jahr besserte sich sein Zustand und er konnte wieder am sozialen Leben teilnehmen. Als politisch Verfolgter erhielt er ein dauerhaftes Aufenthaltsrecht.

- **Übungsfall zu Kapitel 13**

Fallbericht Die 20-jährige Medizinstudentin Frau E. kommt in Begleitung ihrer Mutter zur Hausärztin. Sie habe innerhalb eines Jahres von 58 kg auf 42 kg abgenommen, bei einer Körpergröße von 168 cm. Wegen starker Verstopfung nehme sie Abführmittel.

Bei der körperlichen Untersuchung zeigt sich ein kachektischer Ernährungszustand. Der Blutdruck liegt bei 100/70 mm Hg, der Puls bei 64/min. Hypokaliämie und Schilddrüsenparameter sind verringert. Eine sekundäre Amenorrhö liegt vor.

Spontan äußert die Patientin, nachdem sie mit der Hausärztin alleine ist:

„Ich habe ein Problem mit dem Essen. Mir fällt es schwer, etwas zu essen. Ich habe dann Angst, nicht mehr aufhören zu können."

„Nach dem Essen muss ich erbrechen. Anfangs habe ich mir den Finger in den Hals gesteckt, jetzt geht es ohne."

- **Leitfragen**
- Was könnte der Auslöser für die Essstörung gewesen sein?
- Welche weiteren psychosozialen Informationen sind für die Diagnosestellung wichtig?
- Hat es eine Bedeutung, dass die Patientin in Begleitung ihrer Mutter kommt?
- Wie gehen Sie bei der Patientenaufklärung bei Essstörungen vor?
- Gibt es eine Indikation für eine stationäre Behandlung?
- Welche Schwierigkeiten könnten bei der Behandlung auftreten?

Psychosoziale Anamnese Die Essstörung sei nach dem Abitur aufgetreten. Sie sei aus der Kleinstadt, wo sie aufgewachsen war, zum Studium in die Universitätsstadt umgezogen. Sie habe das Gefühl, dass sie dieser Schritt überfordert habe. Mit der neu gewonnenen Freiheit könne sie nichts anfangen. Sie habe auch Probleme gehabt, Leute kennenzulernen. Schon in der Grundschule habe sie Magenschmerzen vorgetäuscht, um Aufmerksamkeit zu erreichen. Sie sei schon immer schüchtern gewesen. Der Vater sei Leiter der örtlichen Sparkasse, die Mutter Grundschullehrerin. Der Vater sei sehr ehrgeizig, betreibe auch Leistungssport und erwarte von ihr hohe Leistungen. In der Schule habe sie immer zu den Besten gehört. Das Studium mache ihr jedoch Mühe, da sie in ihren Gedanken zu häufig mit sich selbst und dem Essen beschäftigt sei.

Falldiskussion Ausgelöst wurde die Essstörung durch die Aufnahme des Medizinstudiums und die damit verbundene Ablösung vom Elternhaus. Zu den Eltern besteht eine ambivalente Bindung: Einerseits fühlt sie sich stark kontrolliert und leistungsmäßig unter Druck gesetzt, andererseits kann sie mit ihrer neu gewonnenen Freiheit in der Universitätsstadt wenig anfangen und sehnt sich nach der Sicherheit des Elternhauses. Es bestehen Ängste in Beziehungen mit anderen Menschen, insbesondere eine starke Selbstunsicherheit über ihre Frauenrolle und ihre Sexualität.

Diagnose Anorexia nervosa, aktiver Typ (bulimischer Typ/Maßnahmen zur Gewichtsreduktion) (ICD-10: F 50.01).

Therapie und Verlauf Die Hausärztin informiert die Patientin und ihre Mutter über das Vorliegen einer behandlungsbedürftigen Magersucht. Während die Mutter auf eine therapeutische Behandlung drängt, ist die Patientin noch unentschlossen, da sie sich nicht als so krank empfindet. Nach einem weiteren Gespräch alleine mit der Patientin, in dem sie die oben geschilderten Einblicke in ihre innere Lebenswelt gibt, ist sie zu einer ambulanten Psychotherapie bereit.

Nach 2 Monaten zweimal wöchentlicher Einzeltherapie hat sich die Symptomatik jedoch nicht gebessert, sodass auf Drängen der behandelnden Psychotherapeutin eine stationäre Aufnahme in einer Psychosomatischen Klinik erfolgt. Nach einer 4-monatigen stationären Behandlung mit einem kombinierten Therapieprogramm hatte die Patientin ihr Basisgewicht von 51 kg erreicht und wurde zur Fortsetzung der ambulanten Psychotherapie entlassen.

In einem **Nachgespräch** berichtet sie 2 Jahre später, dass sie ihr Gewicht von ca. 50 kg halten konnte. Sie habe erfolgreich das Physikum absolviert und sei jetzt im ersten klinischen Semester. Seit einem Jahr habe sie eine freundschaftliche, nicht-sexuelle Beziehung mit einem ein Jahr jüngeren Mann. Mit dem Essen beschäftige sie sich nicht mehr so stark, anderes sei wichtiger.

- **Übungsfall zu Kapitel 14**

Fallbericht Bei dem 48-jährigen LKW-Fahrer Herrn C. hat sich ein jahrelanger „Raucherhusten" seit 2 Monaten verstärkt. Mehrmals hat er auch blutigen Auswurf bemerkt. Er raucht seit jungen Jahren täglich 40–60 Zigaretten. Seit einem halben Jahr hat er 10 kg Gewicht verloren auf jetzt 85 kg bei 180 cm Körpergröße. Röntgen-Thorax, Ultraschall des Abdomens und das Thorax-CT zeigen ein bereits in die Leber metastasiertes inoperables Bronchialkarzinom des linken Lungenflügels.

Der Patient kommt „zur Besprechung der Befunde". Spontan äußert er:

„Die vielen Untersuchungen machen mir Angst. Schon als ich Blut gespuckt habe, wusste ich: Du hast Krebs!"

„Aber ich habe mir und meiner Frau immer Mut gemacht: Ist doch nichts. Aber das Dünnerwerden hat mir noch mehr Angst gemacht! Aber ich kann doch jetzt Chemo kriegen, nicht wahr, Herr Doktor? Und wenn Sie mir das Rauchen verbieten, höre ich sofort damit auf."

„Wie lange darf ich noch meinen Brummi fahren? Werde ich lange krankgeschrieben sein?"

„Ist das mit dem Gewichtsverlust schlimm? Soll ich mehr essen?"

„Warum kann ich nicht operiert werden?"

- **Leitfragen**
- Welche Abwehrmechanismen zur Bewältigung der Befundmitteilungen setzt der Patient ein?
- Wie viel Aufklärung über seine Prognose verträgt der Patient?
- Wenn der Arzt zum Patienten sagt: „Das mit dem Rauchen können Sie machen, wie Sie wollen!", wie könnte der Patient das verstehen?

- Wie könnte der Arzt adäquat auf die anderen Fragen des Patienten antworten?
- Wie könnte der Arzt den Patienten über die begrenzten therapeutischen Möglichkeiten der Chemotherapie informieren?

Falldiskussion Der Patient hat seine Diagnose wohl schon seit Längerem geahnt. Er schwankt zwischen der Krankheit ins Auge sehen, sich Mut machen und Verleugnung und Resignation. Der Arzt akzeptiert diese scheinbar widersprüchlichen Bewältigungsstrategien als individuelle Antwort des Patienten auf eine lebensbedrohliche Situation. Der Kommentar zum Rauchen könnte vom Patienten als Resignation des Arztes verstanden werden, etwa in dem Sinne: „Machen Sie, was Sie wollen, es gibt sowieso keine Rettung mehr für Sie." Der Arzt könnte wahrheitsgemäß die Fragen des Patienten beantworten, dabei aber auch immer auf seine emotionalen Reaktionen eingehen. Dabei sollte er aber nur Informationen über Behandlung und Prognose vermitteln, die vom Patienten auch gewünscht werden. Umgekehrt sollte er nach Wünschen des Patienten fragen und sie bei der Behandlung berücksichtigen. Wichtig ist, ausführlich auf Fragen der Schmerzbehandlung einzugehen, da dieser Patient das Bild eines schmerzhaften und qualvollen Todes vor Augen hat.

Diagnose Probleme der Krankheitsverarbeitung bei inoperablen metastasierten Bronchialkarzinomen mit geplanter palliativer Behandlung.

Therapie und Verlauf Die Chemotherapie musste nach 2 Monaten wegen starker Nebenwirkungen wie Übelkeit und Erbrechen, Appetitlosigkeit, Gewichtsverlust und schlechtem Allgemeinzustand des Patienten abgebrochen werden. Der Patient ist ein halbes Jahr später im Kreis seiner Familie verstorben. Während dieser Zeit wurde er engmaschig von seinem Hausarzt besucht.

■ **Übungsfall zu Kapitel 15**

Fallbericht Die 28-jährige Patientin Frau P. hat seit Weihnachten vor 3 Jahren „Herzanfälle", verbunden mit Atemnot und linksthorakalem Druckgefühl. Mehrere EKGs, ein Belastungs-EKG, ein Langzeit-EKG, 2-fache kardiologische mehrtägige stationäre Untersuchungen sowie häufige ambulante klinische Untersuchungen ergaben bisher keine pathologischen Befunde. Ein jährlich durchgeführter Laborstatus zeigte normale Werte. Die Patientin beharrt immer wieder auf einer „Herzerkrankung", die „leider" von den Ärzten nicht gefunden, das heißt, nicht erkannt wird.

Im Sonntagsdienst musste wieder ein Arzt nachts kommen, der ihr eine Spritze gab. Außerdem empfahl er, „alles noch einmal gründlich untersuchen zu lassen."

Die Patientin kommt am Montag um 8 Uhr erneut in die Praxis. Bei der körperlichen Untersuchung zeigen sich keine auffälligen Befunde. Der Blutdruck liegt bei 110/80 mm Hg, der Puls ist 88/min, das EKG ist unauffällig.

Spontan äußert die Patientin:

„Der Notarzt hätte mir ja wohl kaum gesagt, dass ich mich nochmals gründlich untersuchen lassen soll, wenn da nichts wäre!"

„Ich spüre doch, dass da mit meinem Herzen was nicht stimmt. Wollen Sie etwa behaupten, ich bilde mir das nur ein? Sie hätten mal sehen sollen, wie schlecht es mir gestern ging."

„Ich jogge ja kaum noch, aus Angst, ich krieg gleich einen Herzanfall. Und Sie nehmen das hier so auf die leichte Schulter. Ich möchte auf jeden Fall ein EKG wegen gestern Nacht!"

Zur aktuellen Situation vor Auftreten der Herzbeschwerden berichtet die Patientin: „Am Samstagabend hatte ich Streit mit meinem Freund, der seit 2 Jahren bei mir wohnt. Ich sei eine hysterische Kuh, hat er geschrien, es reiche ihm. Er ist abgehauen und wohnt jetzt bei seinen Eltern."

Übungsfälle

- **Leitfragen**
- Welches diagnostische Vorgehen ist angebracht?
- Warum ist die kurze orientierende körperliche Untersuchung notwendig?
- Warum könnte der Streit mit dem Freund eine Auslösesituation für die Herzbeschwerden darstellen?
- Was war vor 3 Jahren, als die Patientin den ersten Herzanfall hatte?
- Warum ist es wichtig, die Lebensgeschichte zu thematisieren und zurückliegende Erfahrungen mit der Gegenwart zu verknüpfen?
- Warum erleben Patienten körperbezogene Symptome, wenn sie seelische Belastungen haben?
- Wie unterscheiden Sie eine Angina-pectoris-Symptomatik bei Koronarer Herzerkrankung von einer herzphobischen Symptomatik?
- Wie sollte die Arzt-Patienten-Interaktion gestaltet werden?

Psychosoziale Anamnese Der Vater der Patientin ist verschwunden, als er erfahren hatte, dass ihre Mutter schwanger war. Ihren Vater kennt sie nicht. Die Mutter musste nach der Geburt, um Geld zu verdienen, ganztags in der Fabrik arbeiten und hatte keine Zeit für die Tochter.

Die Patientin ist bei ihren Großeltern aufgewachsen. Beide Großeltern hatten sie sehr liebevoll behandelt und gefördert. Entgegen dem Willen der Mutter – die Patientin sollte Geld verdienen – haben die Großeltern sie auf die Realschule geschickt. Auf diese Weise konnte sie Buchhalterin in einem Möbelhaus werden. Der Großvater ist vor 10 Jahren gestorben, die Großmutter vor 3 Jahren.

Die Großmutter wurde 78 Jahre alt und war immer gesund. An einem Freitagabend hatte die Patientin die Hausärztin gerufen, weil sich die Großmutter so schlapp und schlecht fühlte. Die Hausärztin sagte, das sei das Alter, und ist wieder weggegangen. Am Samstag wurde es schlimmer und die Patientin rief den Notarzt. Der veranlasste die sofortige Einweisung ins Krankenhaus wegen Verdacht auf Herzinfarkt. Die Großmutter ist am Sonntag im Krankenhaus verstorben. Bei der Beerdigung der Großmutter hat die Patientin ihren ersten „Herzanfall" erlitten.

Falldiskussion Es besteht ein inhaltlicher Zusammenhang zwischen dem plötzlichen Herztod der Großmutter vor 3 Jahren, dem Streit mit dem Freund am vergangenen Wochenende und dem Auftreten der Herzbeschwerden.

Bei abwesendem Vater und abwesender Mutter konnte die Patientin in ihren ersten Lebensjahren keine sicheren Bindungserfahrungen machen, die ihr Sicherheit und Kontrolle von Ängsten ermöglichten. Eine positive persönliche und berufliche Entwicklung war dennoch mithilfe der Großeltern möglich. Als nach dem Tod des Großvaters auch die Großmutter plötzlich verstarb, traten unkontrollierbare Verlustängste auf, die über eine psychovegetative Aktivierung des Herz-Kreislauf-Systems zu Herzbeschwerden führten. Der Streit mit dem Freund und dessen Auszug aus der gemeinsamen Wohnung war eine **Reaktualisierung** dieser vorangegangenen Verlusterfahrung.

Bei den Beschwerden der Patientin handelt es sich um körperliche Äquivalente einer Angststörung. Die körperlichen Beschwerden treten als **Affektäquivalente** anstelle der sehr schmerzhaften Verlustängste auf. Körperliche Symptome entwickeln sich in psychosozialen Konfliktsituationen, wenn die psychische Verarbeitung in Form von psychischen Symptomen wie Angst, Zwangsgedanken und -handlungen oder depressiver Symptomatik nicht mehr möglich ist. Über psychophysiologische Verbindungen wird der Körper in Alarmbereitschaft versetzt und reagiert mit Herzbeschwerden. Die Art des Symptoms hängt mit dem Tod der Großmutter an Herzinfarkt zusammen und drückt noch einmal die enge Verbindung mit ihr sowie ihren unverarbeiteten Verlust aus.

Da die Patientin in ihren emotionalen Grundbedürfnissen nach Bindung und Sicherheit früh verletzt wurde, ist es wichtig, dass die Ärztin mit ihr eine stabile und zuverlässige therapeutische Beziehung aufbaut, in der die Patientin sich mit ihren Ängsten und Sorgen ernst genommen fühlt.

Eine Koronare Herzerkrankung mit Angina pectoris ist aufgrund des Alters der Patientin, der unauffälligen Vorbefunde und der typischen Auslösesituation eher unwahrscheinlich. (Zur Abgrenzung zwischen primär organischen Schmerzen und Schmerzen nicht organischen Ursprungs s. ▶ Kap. 11 Chronische Schmerzen).

Diagnose Somatoforme autonome Funktionsstörung des Herzens (Herzphobie) vor dem Hintergrund eines aktuellen Partnerschaftskonfliktes und unbewältigter Verlusterlebnisse in der Vergangenheit (ICD-10: F 45.30).

Therapie und Verlauf Es fanden 3 Gespräche à 20 min im Rahmen der psychosomatischen Grundversorgung statt. Diese umfassten die Erhebung einer vollständigen psychosozialen Anamnese, die gemeinsame Entwicklung eines alternativen Krankheitsverständnisses zur Erklärung der Beschwerden, die Aufarbeitung von Zusammenhängen zwischen dem Weggang des Freundes und dem Auftreten der Herzbeschwerden vor dem Hintergrund der Lebensgeschichte und die Motivierung für eine ambulante Fachpsychotherapie.

Je akuter die Symptomatik, desto höher der Leidensdruck und die Einsicht in psychosoziale Zusammenhänge und desto besser die Prognose. In diesem Fall hat eine ambulante Psychotherapie zur Verbesserung des Selbstwertgefühls und zur Kontrolle der Ängste vor Verlassenwerden geführt. Herzbeschwerden in psychosozialen Belastungssituationen treten weiter auf, aber ohne dass die Patientin panikartig die Hausarztpraxis oder eine Notfallpraxis aufsuchen muss.

- **Übungsfall zu Kapitel 16**

Fallbericht Eine 39-jährige Bauingenieurin klagt in der psychotherapeutischen Sprechstunde ihrer Hausärztin darüber, dass sie seit der Geburt ihres ersten Sohnes vor 2 Jahren keine Lust mehr verspüre, mit ihrem Partner sexuell intim zu werden. Seine Nähe wünsche sie sich manchmal, aber mehr als eine Umarmung brauche sie dann nicht. In einer körperlichen Untersuchung der Gynäkologin zeigten sich keine somatischen Ursachen für die Problematik.

Psychosoziale Anamnese Die Patientin hat sich nach einer kurzen, sehr „heftigen" Beziehung im Alter von 20 Jahren mit ersten sexuellen Erfahrungen voll auf ihr Studium konzentriert. Während dieser 5 Jahre habe ihr die Zeit für Sexualität gefehlt, sie habe sich aber einen Partner sehr gewünscht. Daraufhin ging sie eine über 8 Jahre andauernde Beziehung mit einem verheirateten Vorgesetzten an ihrer ersten Arbeitsstelle ein. Dieser Partner stellte hohe Forderungen an die Frequenz der sexuellen Kontakte sowie die Ausgefallenheit der sexuellen Praktiken und ging wenig auf die emotionalen Bedürfnisse der Patientin ein. Mit 34 Jahren lernte die Patientin an ihrer Arbeitsstelle ihren jetzigen Partner kennen. Die beiden teilten viele gemeinsame Interessen. Zu sexuellen Kontakten kam es erst ein halbes Jahr später, nachdem sich das Paar verlobt hatte. Da der Partner sexuell sehr unerfahren war, musste Frau B. häufig die Initiative für sexuelle Kontakte übernehmen. Da ein Jahr nach der Hochzeit trotz großem Kinderwunsch keine Schwangerschaft eintrat, begab sich das Paar zur Sterilitätsbehandlung in ein Kinderwunschzentrum. Nach mehreren Inseminationen und zwei In-vitro-Fertilisationen war die Sexualität des Paares stark vom Kinderwunsch geprägt. Es kam selten zu spontanen sexuellen Begegnungen. Nachdem das Paar nach 2 Jahren der Behandlung den Kinderwunsch aufgegeben hatte, trat eine spontane Schwangerschaft ein. Sexuelle Kontakte zwischen dem Paar blieben während der Schwangerschaft ganz aus und fanden erst ein halbes Jahr nach der Geburt wieder statt. Das Paar hat aktuell einmal im Monat Sex, der jedes Mal vom Mann initiiert wird. Frau B. verspürt aktuell keinerlei Bedürfnis, sexuell aktiv zu werden, ihrem Mann zuliebe willigt sie aber meistens ein, auch da sie befürchtet, dass ihr Mann sich sonst nach anderen Frauen umsehen könne, wie sie es aus den Erzählungen ihres Exfreundes kennt. Sexuelle Fantasien und Träume sind ausgesprochen selten, Selbstbefriedigung hat die Patientin nie ausprobiert. Mit dem Partner hat sie bisher nicht über die Probleme gesprochen. Zur sexuellen Erregung und zum Orgasmus kommt sie nur selten und eher „mühsam". Sie fühlt sich nicht mehr als vollwertige Frau. Sie hat 18 Monate voll gestillt und stillt jetzt noch morgens und abends. Sie fühlt sich müde, wiegt aktuell 10 Kilo mehr als vor der Schwangerschaft. Ihr Partner wird als sehr liebe- und rücksichtsvoll geschildert, sei aber beruflich sehr stark gefordert und daher selten zu Hause. Seit der Geburt des Sohnes vor 2 Jahren hat das Paar keinen Abend allein ohne das Kind verbracht. Die Patientin fühlt sich mit dem Kind alleingelassen und teilweise überfordert, das Paar streitet sich häufig über die Verteilung der Haushaltsaufgaben und die Betreuung des Kindes am Abend, dabei fühlt sich die Patientin in ihrer Not von ihrem Partner nicht gesehen. Sie halte es zu Hause nicht mehr aus, fühle sich frustriert und schuldig. Sie würde gern beruflich wieder aktiv werden, fühlt sich dazu jedoch zurzeit nicht in der Lage.

- **Leitfragen**
- Welche Gründe könnte die Patientin haben, sich alleine vorzustellen, und ist es sinnvoll, ein gemeinsames Gespräch mit dem Partner anzubieten?
- Welches Sexualverhalten ist normal/ideal für die Patientin?
- Welche Motive hat die Patientin für Sexualität in ihrer Partnerschaft?
- Welche Veränderungen könnte sich die Patientin wünschen und welche hat oberste Priorität?
- Was sind die weiteren Behandlungsschritte?
- Warum wendet sich die Patientin gerade jetzt an Sie?
- Was genau macht den Leidensdruck der Patientin aus?

Falldiskussion Aus der Sexualanamnese können mehrere Faktoren und deren Interaktionen als Gründe für die Lustlosigkeit entnommen werden.

Die beiden wichtigsten Bereiche der Veränderung sind für diese Patientin ihr Selbstwertgefühl und die Interaktion mit ihrem Mann.

Zunächst sind die körperlichen und hormonellen Veränderungen während und nach der Geburt zu beachten, die das sexuelle Verlangen senken und das Körperbild der Frau so verändern können, dass sie sich selbst als wenig attraktiv und begehrenswert wahrnimmt.

Die Patientin fühlt sich aufgrund der Gewichtszunahme seit der Geburt nicht mehr so wohl in ihrem Körper. Die Wahrnehmung der eigenen Attraktivität beeinflusst wiederum das Bedürfnis nach Sex und den Selbstwert in negativer Weise, da sie sich „nicht mehr als vollwertige Frau" fühlt.

Durch die Konzentration und Reduktion auf ihre Mutterrolle gerät die Patientin in einen Rollenkonflikt, da sie sich auch Selbstverwirklichung im Beruf wünscht. Auf diesen Konflikt reagiert die Patientin mit Inaktivität, Selbstzweifeln und Müdigkeit.

Die Beziehung zu ihrem Ehemann scheint durch verschiedene Faktoren belastet zu sein. Die gravierendsten Auswirkungen haben mangelnde Kommunikation und die eingeschränkte Verfügbarkeit des Partners. Dadurch fühlt sich die Patientin mit ihren Aufgaben und in der Verantwortung als Mutter alleingelassen und kann ihren Stress nicht in Gesprächen mit dem Partner abbauen. Die emotionale Qualität der Beziehung und das erhöhte Stresslevel können für die Erregungsstörungen verantwortlich sein. Die beschriebene Schwierigkeit, zum Orgasmus zu kommen, könnte auch auf ein untaugliches erotisches Repertoire des Partners zurückzuführen sein, das er aus Unsicherheit oder Unwissenheit (noch) nicht an den veränderten Körper seiner Partnerin angepasst hat. Dies hängt wiederum mit den Kommunikationsproblemen des Paares zusammen, denn die Patientin hat ihr Problemerleben ihrem Partner gegenüber nicht geäußert. In einem Paargespräch kann dieser Zusammenhang besprochen werden und beiden Partnern die Gelegenheit gegeben werden, zu lernen, sich über ihre Sexualität, aber auch allgemeine Wünsche und Erwartungen auszutauschen.

Darüber hinaus ist sich die Patientin vermutlich nicht im Klaren, welche Motive für Sex sie nun hat, nachdem der Fokus der Sexualität jahrelang auf dem Kinderwunsch lag. Diese Unklarheit könnte auch auf ihre Erfahrungen mit den Wünschen und Ansprüchen ihres Exfreundes zurückzuführen sein, da sie ihre Sexualität eher an äußeren Vorgaben orientiert hat. Die Erfahrungen zu Beginn der Beziehung zu ihrem jetzigen Partner könnten bei der Beantwortung der Frage hilfreich sein, um ihre damaligen Motive herauszuarbeiten und auf Aktualität zu prüfen. Dass sie „ihrem Mann zuliebe" in den Sex einwilligt, deutet darauf hin, dass ihre Motive auf der Beziehungsebene liegen.

Diagnose Mangel oder Verlust von sexuellem Verlangen (ICD-10: F52.0).

Therapie und Verlauf Es fanden eine Basisberatung und mehrere Individualgespräche sowie Paargespräche statt. In den Paargesprächen wurde die Kommunikation zwischen dem Paar über Wünsche und Sorgen im Allgemeinen verbessert. Sie vereinbarten eine feste „Verabredung" für gemeinsame Unternehmungen wie Theater, Ausstellungen oder Abendessen. In Bezug auf das Sexualleben des Paares wurde in der Beratung angeregt, sich Zeit für Nähe und Intimität ohne Geschlechtsverkehr zu nehmen, um die eigenen Bedürfnisse und die des Partners (wieder) zu entdecken und dabei den verbalen Austausch über Sex zu etablieren.

Für die Patientin lag die Lösung ihres Rollenkonflikts darin, sich Zeiten ohne Kind zu erlauben. Sie organisierte sich an einem Nachmittag in der Woche eine Kinderbetreuung und nahm an einem Tanzworkshop teil, was ihr Selbstwertgefühl steigerte.

Nach einem halben Jahr stellt sich die Patientin wieder vor. Sie habe ihr Selbstwertgefühl wiedererlangt, unter anderem da sie wieder einen Teilzeitjob ausübe. An 2 Abenden im Monat unternehme das Paar etwas gemeinsam ohne Kind. Die Patientin berichtet weiter, dass sie zu der Erkenntnis gelangt sei, dass Sexualität nicht das Wichtigste in der Beziehung sei und dass sie sich in ihrer jetzigen Situation zufrieden fühle. Dies habe sie auch mit ihrem Partner besprochen und gemeinsam erarbeitet, welche Aspekte von Intimität und Sexualität beiden für die Beziehung wichtig seien.

■ **Übungsfall zu Kapitel 17**

Fallbericht Herr S. ist 64 Jahre alt und wird bei seiner Hausärztin vorstellig. Herr S. arbeitete vor seiner Berentung als Mechaniker in einem mittelständischen Betrieb. Vor ca. 2,5 Jahren begannen seine Probleme beim Ein- und Durchschlafen. Bis zum Beginn der Schlafprobleme stand er täglich um 6 Uhr auf und arbeitete oft mehr als 10 Stunden. Er schien dieser Belastung gewachsen zu sein, da er sich selten müde oder erschöpft fühlte. Ein Herzinfarkt veränderte sein Leben grundlegend. Freunde und seine Hausärztin machten ihm klar, wie wichtig ausreichende Erholung sei, um einen weiteren Herzinfarkt zu vermeiden. Seitdem hat das Thema Schlaf einen festen Platz in seinem Leben eingenommen. Er versucht, mehr zu schlafen, und richtet sein Leben darauf aus, ausreichend Schlaf zu bekommen. Aus diesem Grund bittet Herr S. seine Hausärztin, ihm Schlafmittel zu verschreiben. Seine Hauptmotivation ist die Sorge, einen weiteren, potenziell tödlichen Herzinfarkt zu erleiden. Trotz seiner Bemühungen schläft Herr S. meist erst spät ein und wacht während der Nacht regelmäßig wieder auf. Tagsüber leidet er unter starken Konzentrationsproblemen und Müdigkeit.

Psychosoziale Anamnese Herr S. wurde von seinem Betrieb in den Vorruhestand entlassen, da seine Abteilung umstrukturiert wurde. Seit dieser Kündigung leidet Herr S. unter starken Stimmungsschwankungen und Ärger, da er Spaß an seinem Beruf hatte und gern weitergearbeitet hätte. Er hatte über 25 Jahre lang in dem Unternehmen gearbeitet und viel Selbstvertrauen aus dem Beruf gezogen. Er selbst empfand sich als geachteten Mitarbeiter, der immer zufriedenstellende Arbeit geleistet habe. Er berichtet zudem von einem Streit mit dem Sohn seines Chefs, der auch im Betrieb arbeitete. Laut Herrn S. war dieser Streit der Auslöser für seine Kündigung. Herr S. überlegt oft, wie er sich an seinem alten Chef rächen könnte. Seine Wut und sein Grübeln rauben ihm den Schlaf. Durch seine Konzentrationsstörungen am Tag hat er schon einige wichtige Verabredungen mit Freunden und Verwandten verpasst. Bei großer Müdigkeit am Tag legt er sich für eine Stunde hin, von diesem Schlaf erwacht er jedoch noch erschöpfter und mit dem Gefühl, „neben sich zu stehen". Zudem sagen seine Freunde, er sei häufig geistig abwesend. Einige Freunde hätten sich daher von ihm zurückgezogen.

- **Leitfragen**
– Wie ist die tatsächliche Schlafeffizienz von Herrn S.?
– Welche schlafhinderlichen Verhaltensweisen haben eventuell zur Chronifizierung der Schlafprobleme geführt?
– Welche Alternativen gibt es zur Einnahme von Schlafmitteln, um Herrn S. bei seinen Schlafproblemen zu helfen?

Falldiskussion Nach der Veränderung in seinem Leben durch die Kündigung litt Herr S. unter einer Anpassungsstörung mit depressivem Grübeln. Herr S. definierte sich selbst zu großen Teilen durch seine Leistungen im Beruf. Die für ihn grundlose Kündigung hat ihn stark getroffen. Nach seinem Herzinfarkt kamen zudem Ängste auf, sein Schlafmangel könnte einen erneuten und dann tödlichen Herzinfarkt auslösen. Schlafhinderliche Verhaltensweisen wie die übertriebene Beschäftigung mit dem Schlaf, das nächtliche Grübeln und der Mittagsschlaf führten unter anderem zur Verstetigung und Aufrechterhaltung der Insomnie. Die Angst, nicht schlafen zu können und dadurch an einem Herzinfarkt zu sterben, hielt ihn ebenso wach wie die Wut auf seinen ehemaligen Arbeitgeber.

Eine psychologische Aufarbeitung der Kündigung ist notwendig, um Herrn S. von seiner Wut zu befreien. Eine Behandlung sollte die folgenden Elemente enthalten: Psychoedukation, Entspannungsverfahren, kognitive Umstrukturierung, Regeln zur Schlafhygiene und Stimuluskontrolle. Bei ausreichender Motivation des Patienten könnte auch eine Bettzeitrestriktion gute Erfolge erzielen. Die Einnahme von Schlafmitteln sollte nur zu Beginn der Behandlung oder nach unzureichendem Erfolg der psychotherapeutischen Behandlung erfolgen.

Diagnose Nichtorganische Insomnie (ICD-10; F51.0).

Therapie und Verlauf Insgesamt erschien Herr S. zu 10 Behandlungsterminen. Zu Beginn führte Herr S. ein Schlaftagebuch, mit dem die Schlafeffizienz geschätzt werden konnte. Die Hausärztin arbeitete mit Herrn S. parallel an der psychologischen Aufarbeitung seiner Wut auf den ehemaligen Arbeitgeber, einem neuen Selbstwertgefühl und an seiner Schlafhygiene. Außerdem lernte Herr S. positiv in die Zukunft zu schauen und sich neue Ziele zu setzen, anstatt sich grüblerische Gedanken über die Vergangenheit zu machen. Um die Schlafhygiene zu fördern, wurde Herr S. motiviert, sich nachts seiner Modelleisenbahn zu widmen, wenn er nicht einschlafen könne, und tagsüber den Mittagsschlaf sein zu lassen. Entspannungsverfahren und der Aufbau eines leichten Sportprogramms waren ebenfalls Teil der Therapie. Bei der Katamnese ein Jahr nach Therapiebeginn berichtete er über gelegentliche Schlafprobleme, die allerdings deutlich reduziert waren. Herr S. war erleichtert, als er von seiner Ärztin hörte, dass sich seine Herzprobleme nicht verschlimmert hatten, obwohl er nachts teilweise wach war, um sich mit seiner Modelleisenbahn zu beschäftigen.

Serviceteil

Stichwortverzeichnis – 259

© Springer-Verlag GmbH Deutschland, ein Teil von Springer Nature 2020
K. Fritzsche und M. Wirsching (Hrsg.), *Basiswissen Psychosomatische Medizin und Psychotherapie*,
https://doi.org/10.1007/978-3-662-61425-9

Stichwortverzeichnis

A

Adipositas 164
Affektäquivalent 124
Agoraphobie 105
Aktives Zuhören 62
Akute Belastungsreaktion 147
Allostase 13
Allparteilichkeit 39
AMDP-System 24
Angst 183
Anhaltende somatoforme Schmerzstörung 121
Anhaltende Trauerstörung 147
Anorexia nervosa 155
Anorexie 156
– bulimische oder aktive 156
– restriktive 156
Anpassungsstörung 147
Arterielle Hypertonie 186
artifizielle Erkrankungen 74
Arzt-Patient-Beziehung 50
– Dienstleistungs- oder Konsumentenmodell 53
– partnerschaftliches Modell 53
– paternalistisches Modell 52
Autonomieprinzip 53

B

Bettzeitrestriktion 207
Beziehung, therapeutische 42
Bindungsverhalten 16
– sicheres 16
– unsicher-ambivalentes 16
– unsicher-vermeidendes 16
Binge-Eating-Disorder 162
Biopsychosoziales Modell 4, 59, 91
Bodily Distress Disorder (BDD) 121
Bulimia nervosa 160
Burn-out-Syndrom 89

C

Coenaesthetische Psychose 137
Cognitive Behavioral Analysis System of Psychotherapy (CBASP) 97
Coping 19
Coping-Strategien 169

CRH 11

D

Depressive Episode 88
Depressivität 183
Desensibilisierung, systematische 37
Diagnosesystem 24
– dimensionales 24
– kategoriales 24
Dissoziation 21
Dissoziative Störungen 122
Dyspareunie 195
Dysthymia 88

E

Echoing 64
Ejakulation 194
– verzögerte/ausbleibende 194
– vorzeitige 194
Empathie 50
Endomorphine 138
Erschöpfung, vitale 182
Erwartungsangst 110
Evidence Based Medicine 7
Exposition 37, 110
Eye Movement Desensitization and Reprocessing (EMDR) 151

F

Fatigue 172
– chronische 172
Fibromyalgiesyndrom 137
Fort- und Weiterbildung 78
Funktionelle Herzbeschwerden 186
Funktionelle Körperbeschwerden 121
Funktionelles Schmerzsyndrom 136
Funktionsstörungen 121

G

Gate-Control-Theorie 138
Generalisierte Angststörung 106
Generalisierung 110

Genmutationsträger 171
Genogrammarbeit 41
Genregulation 12
Gesprächsführung, zirkuläre 40
Gesprächspsychotherapie 41

H

Habituation 110
Herzinsuffizienz 185
Herzrhythmusstörungen 185
Hilflosigkeit, erlernte 92
Homöostase 13
Hyperarousal 146
Hyperarousal-Konzept 205
Hypochondrie 137
Hypochondrische Störung 107, 122
Hypothalamus-Hypophysen-Nebennierenrinden-Achse 11

I

ICD-10-Klassifikation 31
Insomnie 204
– medikamentöse Stufentherapie 208
Integratives Modell 6
Intellektualisierung 22
Interner Kardioverter/Defibrillator (ICD) 185
Interpersonelle Therapie (IPT) 97
Interviews, standardisierte 24
Intrusion 146

K

Ketamin 98
Klientenzentrierte Gesprächspsychotherapie 41
Kognitionen 19
Kognitive Verhaltenstherapie 36, 38
– Definition 38
Konditionierung 110
Kongruenz 50
Konversionsstörung 122
Koronare Herzerkrankung (KHK) 181
– Akutphase 183
– Postinfarktphase 184
– Psychotherapie 185

Körperdysmorphe Störung 122
Körperlich begründete
    Schmerzen 136
Körperschemastörung 155
Kortisol 11
Krankheitsangststörung 123
Krankheitstheorien,
    subjektive 170
Krankheitsverarbeitung
    (Coping) 169
Krankheitsverarbeitung 19
– Abwehrmechanismen 20
– affektive 19
– auf der Verhaltensebene 20
– kognitive 19
– soziale Unterstützung 20
Krebs 170
– Erkrankungsphasen 170
– psychische Reaktionen 170
– psychotherapeutische
    Behandlung 175
– Sterbebegleitung 176
Krebsentstehung 168

M

Medically unexplained symptoms
    (MUS) 120
Mehrdimensionale Psycho-
    dynamische Traumatherapie
    (MPTT) 151
Mentalisierung 16

N

Neuromatrix 138
Neuroplastizität 43, 138

O

Operante Konditionierung 37
Operationalisierte Psycho-
    dynamische Diagnostik
    (OPD) 31

P

Panikstörung 104
Persistent physical symptoms
    (PPS) 120
Phantomschmerz 138
Phobien 105

– Agoraphobie 105
– soziale 106
– spezifische 106
Posttraumatische Belastungs-
    störung (PTBS) 137, 147
– Einwirkungsphase 150
– Erholungsphase 150
– komplexe 147
– Schockphase 149
– verzögerte 150
Projektion 22
Psychoanalytisch begründete Ver-
    fahren 35
Psychoneuroimmunologie 12
Psychopharmaka 112
Psychosomatik 4
Psychosomatische Grundver-
    sorgung 72
– Allgemeinmedizin 72
– Chirurgie 75
– Dermatologie 74
– Geburtshilfe 73
– Gynäkologie 73
– Hals-Nasen-Ohren-Heil-
    kunde 74
– hausärztliche Innere
    Medizin 72
– Kinder- und Jugendmedizin 73
– Neurologie 74
– Orthopädie 74
– Urologie 75
Psychosomatische Medizin
– Definition 4
Psychotherapie
– Behandlungsformen 44
– Definition 34
– Grundformen 34
– Wirksamkeit 43

R

Rationalisierung 22
Regression 21
Resonanzkörper 51
Ressourcenorientierung 39, 40
Retraumatisierung 149
Risikoverhalten, sexuelles 196
Rogers, Carl R. 50

S

Salutogenese 17
Schlafdruck 207
Schlafeffizienz 207

Schlafhygiene 206
Schlaftagebuch 206
Schmerzmatrix 138
Schmerzstörung 136
– anhaltende somatoforme 136
– chronische 136
Schmerztypen 140
Sender-Empfänger-Modell 67
Sense of Coherence 18
Sexualanamnese 200
Sexualität 190
– Beziehungsdimension 190
– Fortpflanzungsdimension 190
– Lustdimension 190
– und Psychopharmaka 197
Sexualmedizin 190
Sexuelle Schmerzstörungen 195
Somatische Belastungs-
    störung 121, 122
Somatisierung 121
Somatisierungsstörung 121
Somatisierungsstörung mit Leit-
    symptom Schmerz 136
Somatoforme autonome
    Funktionsstörung des
    Atmungssystems 107
Somatoforme autonome
    Funktionsstörung des Herz-
    und Kreislaufsystems 107
Somatoforme Störungen 121
SORKC-Modell 30
Spielmann-Modell 205
SPIKES-Schema 173
Sterbebegleitung 176
Stimuluskontrolle 206
Stressmodell 13
Stressreaktion 14
Stressverarbeitungssystem 14
Stressvulnerabilität 17
Subjektivität 51
Suizidalität 99
Symptomtagebuch 129
Systemische Therapie 38

T

Teufelskreis der Angst 110
Trauma 148
– akzidentielles 148
– man-made 148
– Typ I 148
– Typ II 148
Typ-D-Persönlichkeit 181

Stichwortverzeichnis

U

Umstrukturierung, kognitive 110

V

Vaginismus 195
Verkehrung 22

Verleugnung 20
Vermeidungsverhalten 146
Verschiebung 22
Visuelle Analogskala (VAS) 139

W

Wertschätzung 50

Z

Zwanghafte Sexualverhaltensstörung 196
Zwangsstörung 115

MIX
Papier aus verantwortungsvollen Quellen
Paper from responsible sources
FSC® C105338

If you have any concerns about our products,
you can contact us on
ProductSafety@springernature.com

In case Publisher is established outside the EU,
the EU authorized representative is:
**Springer Nature Customer Service Center GmbH
Europaplatz 3, 69115 Heidelberg, Germany**

Printed by Libri Plureos GmbH
in Hamburg, Germany